全国医药院校高职高专规划教材

护理、助产及其他医学相关专业使用

护理伦理学

HULI LUNLIXUE

主　编　田莉梅　崔香淑

副主编　江婵娟　朴永春　卫晓娅

编　者　（以姓氏笔画为序）

卫晓娅　平顶山学院医学院

王　虹　青海卫生职业技术学院

王　珊　甘肃卫生职业技术学院

王爱君　河西学院

孔　伟　安徽省淮北卫生学校

田莉梅　河西学院

朴永春　延边大学政法学院

江婵娟　湖北职业技术学院

崔香淑　延边大学护理学院

U0319241

科学技术文献出版社

SCIENTIFIC AND TECHNICAL DOCUMENTATION PRESS

·北京·

图书在版编目（CIP）数据

护理伦理学 / 田莉梅，崔香淑主编. —北京：科学技术文献出版社，2017.5
ISBN 978-7-5189-2415-8

Ⅰ.①护⋯　Ⅱ.①田⋯　②崔⋯　Ⅲ.①护理伦理学—教材　Ⅳ.① R47-05

中国版本图书馆 CIP 数据核字（2017）第 042471 号

护理伦理学

策划编辑：朱志祥　　责任编辑：马永红　成　洁　　责任校对：张吲哚　　责任出版：张志平

出　版　者	科学技术文献出版社
地　　　址	北京市复兴路15号　邮编 100038
编　务　部	(010) 58882938，58882087（传真）
发　行　部	(010) 58882868，58882874（传真）
邮　购　部	(010) 58882873
官方网址	www.stdp.com.cn
发　行　者	科学技术文献出版社发行　全国各地新华书店经销
印　刷　者	北京京师印务有限公司
版　　　次	2017 年 5 月第 1 版　2017 年 5 月第 1 次印刷
开　　　本	787×1092　1/16
字　　　数	345千
印　　　张	14.25
书　　　号	ISBN 978-7-5189-2415-8
定　　　价	36.00元

全国医药院校高职高专规划教材
编审委员会

出版说明

"十三五"期间，我国职业教育全面启动现代职业教育体系建设，进入了"加快发展"的新阶段。为了全面贯彻落实习近平总书记有关职业教育一系列讲话精神和国务院《关于加快发展现代职业教育的决定》，在"十三五"开局之年，科学技术文献出版社专门组织全国50余所医药院校300多位专家、教授编写《全国医药院校高职高专规划教材》，供临床医学、护理等专业使用，并成立了全国医药院校高职高专规划教材编审委员会。

课程改革和以教材为主的教学资源建设一直是高职高专教育教学改革和内涵建设的重点，也是提高人才培养质量的重要抓手。教材是为实现不同层次的人才培养目标服务的，体现了不同培养层次人才培养目标的教学内容和教学要求（知识、技能、素质）。

科学技术文献出版社在深入调研的基础上，结合当前的教育改革形势和各院校的教学成果，在2016年分别召开了教材的主编会议、定稿会议，明确了编写思路、编写规则、编写要求和完成进度，保证了教材的编写顺利完成及教材的出版质量。

综观该教材具有以下特点：

1. 以加快发展现代职教为先导，体现了新的职教理念。根据加快发展现代职业教育的要求和卫生事业发展的需要，进一步明确了两个专业的人才培养目标和培养规格，融入全国执业（助理）医师、执业护士资格考试大纲的内容和要求，构建了新的课程体系，优化了课程结构，精选教学内容，进行了课程内容的优化重组，并补充了近几年临床医疗、护理学科的新知识、新技术、新进展，使其更具科学性、先进性。

2. 以实践动手能力为主线，培养提高学生的岗位胜任力。教材以案例导入，设疑解惑，重视临床思维能力的培养，突出案例的临床诊疗路径方法的教育；重视护理评估工作能力的培养，突出护理工作措施方法的教育，来提高启发学生引发新的思考和解决问题的具体方式、方法。既要重视基础理论、基本知识的学习，更要重视基本技能的训练，增加基本技能训练课时和考核比重，以及毕业实习前多项实践技能综合考核等教学环节，并编写与教材相匹配的实训教材，夯实基础，提高学生的岗位胜任力和就业竞争力。

3. 以"三贴近"为原则，培养高素质技术技能型人才。"三贴近"，即贴近临床、贴近岗位、贴近服务对象。根据新构建的课程体系，围绕未来就业岗位的实际需要，制定课程标准和明晰教学要求，彰显任务引领、项目驱动、过程导向等新的课程观，充分利用校内、校外实训基地，设计仿真情境或利用合作医院真实情境中的病例实施教学，把人文关怀贯穿于反复的教学实践中，陶冶学生高尚的道德情操，使学生真正成为高素质技术技能型人才。

4. 以纸质教材为基础，结合当今互联网＋的技术。综合运用互联网＋的技术优势融入纸质教材，采用网络电子教材、教学资源、互动教学、操作视频、教学管理、课后训练等内容的网络平台配套纸质教材使用，以期达到教师教学、学生自学、课后训练等多种学习形式的交融，极大地丰富了教材内涵，提高了学生学习、实践的能力。

5. 以创新性教材编写形式，提高学生自主学习能力及临床实践能力。该套教材以"授人以鱼不如授人以渔"的思想，采用"案例引入"形式，案例要求与临床知识结合，创新性地加入了"临床思维"及"护理措施"，引导学生在初学阶段即进入临床工作思维的角色，灌输学生以职业目标为导向的实践能力和工作能力的训练，结合基础知识的理解，强化学生综合能力的运用。教材以"学习目标""重点提示""考点提示""知识链接""课后练习""综合模拟测试"等栏目形式提高学生理解所学内容，促进学生理论联系实际和提高学生独立思考的能力。

教材建设是一项长期而艰巨的任务，是一项十分严谨的工作。我们希望该套教材在各位主编、编委的辛勤耕耘下，发扬教材的特色及优势，引领教材改革发展的趋势，为卫生职业教育的教学改革和人才培养做出应有的贡献。

特别感谢该套教材在编写过程中各卫生职业院校及相关领导、专家的大力支持及辛勤付出，希望各院校及各位编委在使用教材过程中，继续总结经验和教学成果，使我们的教材能够不断地完善提高，并更好地融入到学校的教学改革中，出版更多、更好的精品教材来回报和服务于学校和学生。

前　言

随着我国医疗卫生事业的发展及社会文明的进步，科学领域乃至整个社会对专业技术人员的职业态度与技能、职业素质与作风的要求越来越高。培养具有良好职业道德、优秀专业素养及精湛执业能力的高素质护理人才是广大护理教育工作者共同的责任，而《护理伦理学》知识体系的构建与完善就成为顺应护理人才培养目标不可缺少的重要内容。因此，我们在科学技术文献出版社的指导下组织编写了《护理伦理学》，以适应护理教育理念的转变及护理知识的更新。

本教材共计13章，包括绪论、护理伦理学的基本理论、护理人际关系伦理、基础护理伦理、临床护理伦理、临终关怀与死亡护理伦理、公共卫生与社区保健伦理、护理科研与护理管理伦理、现代生殖技术与性伦理、器官移植与护理伦理、多元文化与跨文化护理伦理、护理伦理评价、教育与修养及护理伦理与卫生法规。为适应全国医药院校大、中专三年制护理、助产专业教学使用，教材编写着力体现以下特点。

1. 注重理论简明、内容实用　护理伦理学是一门复杂的学科，内容涉及多个领域，如哲学、医学、伦理、社会、文化及法律等。因此，本教材的整体架构涵盖了以上理论基础，以体现护生应掌握的伦理学知识点。为促进护生对理论知识的理解及运用，本教材在重点章节中设置案例伦理分析及实践训练，注重伦理思维的训练，强化提出问题与解决问题的能力。

2. 力求贯彻教材思想性与科学性及临床性统一的原则　护理伦理学的理论虽然复杂且多元，归根结底是为了培养学生高尚的职业情操及护生解决临床伦理问题的能力。因此，本教材各章节以案例导入，引导护生探索解决问题的方法与策略。此外，各案例编写力求紧密结合临床，突出正面、积极引导，避免过多负面信息对护生职业信念的影响。

3. 内容覆盖面广、新颖实用　本教材编写的内容紧扣现代医学特点和护理学科进展，通过知识链接介绍学科研究的一些新进展及新知识，使教材更加丰富、新颖实用，如多元文化、舒缓疗护、器官移植等护理伦理与实践。

本教材的编者来自全国7所高等职业院校，他们本着严谨、认真、负责的态度，广泛收集、查阅相关资料，反复修改书稿，最终完成全书内容。由于时间仓促和编者水平有限，本教材难免有疏漏之处，敬请各位专家、同行和广大师生不吝赐教，使之得以完善，并致谢意！

编　者

目　录

第一章　绪论

学习目标

1. 掌握　护理伦理学概念，护理伦理学研究对象及内容，以及学习和研究护理伦理学的意义和方法。

2. 熟悉　护理伦理学与相关学科的关系。

3. 了解　护理伦理学的历史与展望。

案例引入

叶欣，1956 年在广东徐闻出生，1974 年被招入广东省中医院卫训队，1976 年毕业留院工作，1983 年担任该院急诊科护士长。2003 年春节前后，传染性非典型肺炎在广州地区流行。随着"非典（SARS）"患者的急剧增多，叶欣身先士卒，冲在第一线。面对肆虐的"非典"，死亡那么真切地走向医护人员。"这里危险，让我来吧！"既是叶欣同志的肺腑之言，又是她人生的座右铭。在工作期间，叶欣同志做出了一个真情无悔的选择——尽量包揽急危重"非典"患者的检查、抢救、治疗、护理工作，有时甚至把同事关在门外，声色俱厉，毫无协商的可能。她深知，也许有一天自己可能倒下，但能够不让或少让自己的同事受感染，她也心甘情愿！3 月 24 日凌晨，因抢救非典型肺炎患者而不幸染病的叶欣同志光荣殉职！2003 年 5 月，叶欣获得第 39 届南丁格尔奖章。2009 年 9 月，叶欣被评为 100 位新中国成立以来感动中国人物之一。

讨论分析：

（1）你怎样理解叶欣的座右铭"这里危险，让我来吧！"这句话？

（2）结合本章内容，评价分析道德在职业行为中的作用。

（3）护理学科的发展为什么离不开伦理学的支撑及影响？

解析路径导航：

（1）在理解职业道德及护理道德特点的基础上分析叶欣座右铭对其职业行为的约束及崇高职业道德的体现。

（2）从道德的概念、功能及结构方面认识道德对社会人行为的影响。

（3）准确把握伦理学及护理学的概念，分析伦理学与护理学的内在联系与区别，从护理实践中认识伦理学知识体系对护理学科的支撑作用。

护理伦理学是研究和探讨护理职业道德的一门学科，它是伦理学的一个分支，也是护理学的重要组成部分。伦理学在护理工作中起着导航作用，护士的行为抉择从来都没有离开过伦理的考量。学习和研究护理伦理学，不仅能知道护理专业服务内涵、控制专业服务水准，还能明确自己的价值观及角色责任，加强职业道德修养，更好地为维护和促进人类健康服务。护理伦理学对于推动护理事业的全面发展，进一步弘扬社会主义核心价值观具有重要的现实意义。

第一节　道德与伦理

一、道德与职业道德

（一）道德

1. 道德（morality）的概念　在中国最早的古籍中，"道德"二字是分开使用的。"道"的原意为"路"，后引申为事物运动和变化的规则；"德"与"得"相通，指的是人们对"道"的认识、践履而后有所得。春秋战国时代开始，人们将"道""德"两字连用，意指在道德生活中形成的道德品质、道德境界及调整人与人关系的道德原则与规范。在西方古代文化中，"道德"一词起源于拉丁语的"mores"，意为风俗、习惯、风尚。柏拉图认为，道德来源于神，道德是神的意志和对人们思想行为的规范。

历经几千年的发展，道德一词最终成为伦理学的核心概念。在伦理学中，道德是指人们在一定社会历史条件下对实践活动中形成的人际关系、利益分配、法律制度和思想行为等进行价值判断、价值追求、价值选择、价值实现的总和，是通过社会舆论、风俗习惯、内心信念等特有形式，调整人与人之间、人与社会之间关系的行为规范和行为准则。

2. 道德的本质　道德的本质是道德区别于其他事物的根本性质。

（1）道德的一般本质：道德属于上层建筑，由经济基础决定。道德受社会关系特别是经济关系的制约，经济结构的性质直接决定各种道德体系的性质；社会经济关系所表现出来的利益，直接决定着道德的基本原则和主要规范；经济关系的变化必然引起道德的变化。

（2）道德的特殊本质：道德是一种特殊的调节规范体系，其特殊性主要体现在以下两个方面。第一，道德是一种非制度化的规范体系。它不像法律、政治等具有一整套完善的规章制度及执行机构，而主要是通过社会教育、宣传及个人的自觉努力而起作用。第二，道德是一种非强制性的规范体系。它不像法律、政治具有强制性，而主要是通过社会舆论、传统习俗及内心信念等形式对人的行为进行调节与约束。

（3）道德的深层本质：道德既具有精神性，又具有实践性。道德通过其价值方式，形成人们正确的价值取向，从而具有精神性；同时，道德通过调节人的行为，达到协调人与人、人与社会之间的关系的目的，从而具有实践性。

3. 道德的特点　道德的本质决定了道德的特点。

（1）社会性：一方面，道德贯穿于人类社会的始终，只要人类社会存在，维系社会发展的道德就存在；另一方面，道德贯穿于每一种社会形态的方方面面。每个社会都是由各种人际关系网络交互形成的，只要有人与人关系的存在，调整他们之间关系的道德就存在。可以说，道德起源并服务于人们的社会生活实践。

（2）规范性：道德对人与人关系的调节作用主要表现在规范人的行为上，它以守则、公约、准则等形式倡导人们践行善、远离恶，并以此评价人们行为的道德与不道德。

（3）稳定性：道德随着经济基础的发展而不断变化，有些道德规范渗透到文化传统、风俗习惯中而世世代代得以保留。虽然文化传统、风俗习惯也会随着时代的变迁而发生改变，但这些改变有时微乎其微，因而使得道德有相对的稳定性。例如，医学道德，它在很长的时间保持了相对的稳定性。

（4）层次性：不同历史发展阶段道德体系的建立，除建立一个基本的道德原则外，还会在这一原则的支配和指导下形成不同层次的、众多具体的道德规范，以调节公众在各个领域的思想、意识和行为，这体现了道德的层次性的特点。

4. 道德评价的标准及方式　道德评价是客观存在的，人们依据一定的标准对自己或他人的行为做出善恶的评价，因而善与恶是道德评价的一般标准。所谓善就是在人与人关系中表现出来的对他人或社会有价值的行为；所谓恶就是对他人或社会有害的、产生负价值的行为。可见，善行是符合社会道德原则的行为，恶行则相反。在评价方式上，道德是依靠社会舆论、传统习惯和内心信念三种形式进行的。

5. 道德的结构及功能　道德是由道德意识、道德关系和道德活动所构成的系统。道德意识是人在对一定的社会道德关系、道德活动的认识和理解基础上形成的，并影响道德活动的心理过程和观念。道德关系是指人们基于一定的道德原则规范而进行的，可以用善恶观念进行评价的群体活动和个体行为。三者相互制约、相互联系，进而使道德具有认识、调节、导向、激励、辩护及沟通等功能。

（二）职业道德

1. 职业道德的概念　职业道德（profession morality）是指从事一定职业的人们在职业生活中应该遵守的具有职业特征的道德要求和行为准则。在社会生活中，不同的职业有不同的职业道德；而同一种职业在不同的时代会有不同的道德要求。无论何种职业道德，都会受到其所处社会主流道德的影响和制约。

2. 职业道德的特点

（1）专属性和局限性：职业道德是以调整职业活动中的各种关系为目的，对专门从事该职业的人群提出的道德要求。这一特点导致专属于某一职业领域的道德只对该领域人群发生作用，即在适用范围上具有局限性。

（2）时代性与继承性：由于不同时代的人们在职业生活中的地位、作用不同，各种职业利益与社会利益关系不同，导致职业道德在不同时代有不同的要求，体现了职业道德的时代性。同时，职业道德是以职业特征为主要标识的行为规范，因为职业内容的相似性与继承性，职业精神的一贯性与相袭性，导致职业道德具有相对稳定性与历史继承性。

二、伦理与伦理学

（一）伦理

1. 伦理（ethic）的概念　在中国古代，伦的原意为"辈"，现代伦理中的"伦"是指人与人的关系；而理的原意为"治玉"，要顺其纹路之意，在现代则指条理、道理或规则。伦理本意是指人伦之理，即血缘亲属之间的礼仪关系和行为规范，泛指人们处理人与人、人与社会关系时应遵循的道理和准则。现代意义上的伦理还包括人在处理人与自然关系时应当遵循的道理和准则。总的来说，伦理是一种理念，是从概念角度对道德现象的哲学思考，其作用是指导人们的思想和行为。

2. 伦理与道德的关系　现代意义的伦理与道德在本质上是没有差异的，都是指调整人们关系的行为规范，因而许多情况下可以互换使用。但在实际使用过程中，两者又存在着差异。第一，伦理侧重于理论，道德侧重于实践。伦理是系统化、形式化的道德规范与准则，道德则是具体的规范与准则。第二，伦理侧重在社会层面上使用，具有社会性和客观性，道德则侧重在个体层面上使用，具有主观性。第三，伦理强调的是人与人之间的"应然"关系，道德强调的是人与人、人与事、人与物之间的"实然"关系。如伦理学探究人与人的关系应该是什么样的，这一"应该"带有理想的色彩，而评价某人是有道德的或某行为是合乎道德的，是对某人的具体行为做出的道德评价。第四，伦理是伦理学中的一级概念，而道德则是伦理学中的二级概念，是伦理学研究的对象。

（二）伦理学

1. 伦理学（ethics）的概念　伦理学又称为道德哲学、人生哲学，是研究道德的学问，它以道德的发生、发展及规律为研究对象，是对道德的理论化、系统化和规范化。

在人类历史上，伦理学是一门既古老又有时代气息的学科。公元前4世纪，古希腊哲学家亚里士多德（Aristoteles）对古雅典城邦社会的道德生活进行了系统的思考和研究，其弟子整理其言论而著的《尼科马克伦理学》是西方最早的伦理学专著。中国古代没有使用伦理学一词，但却有大量记载伦理思想的文献，代表作主要有《尚书》《周礼》《论语》《孟子》《大学》《中庸》等。19世纪末叶，随着社会的发展，以及人与人、人与社会、人与自然关系的复杂化，伦理学进入大众视野，成为人们关注的对象。在现代社会，伦理学是人们生活中不可或缺的人生哲学。

2. 伦理学的基本问题　伦理学的基本问题是道德和利益的关系问题，它包含两方面的内容。第一，经济利益与道德的关系问题，即经济关系决定道德，还是道德决定经济关系，以及道德对经济关系有无反作用的问题。对这些问题的不同回答，是区分唯物主义伦理学与其他伦理学流派的基础。辩证唯物主义认为，道德是社会历史的产物，是一定社会经济关系的反映；利益决定道德，道德反作用于利益。第二，个人利益与社会整体利益的关系问题，即是个人利益服从于社会整体利益，还是社会整体利益从属于个人利益的问题。对这些问题的不同回答，决定着各种道德体系的价值取向和伦理原则。辩证唯物主义认为，个人利益应该服从于社会整体利益，而社会整体利益应是无数个人利益的集合体，应代表绝大多数人的个人利益。

3. 伦理学的类型　伦理学可分为规范伦理学和非规范伦理学两大类型。

（1）规范伦理学：围绕道德价值、道德义务及道德品质进行研究，目的在于指导人们在现实生活中如何应用恰当的理论、原则和规范，以何种标准来判断是非、善恶，为各种正当的行为提供行动指南。规范伦理学是一种应用伦理学，又分为义务论和价值论两类。

（2）非规范伦理学：非规范伦理学通常是哲学家对目前或以后的社会情形进行叙述，并以道德和不道德的理由来阐述之，它包含描述伦理学和理论伦理学两类。

描述伦理学主要对道德进行经验性描述和再现，又称记述伦理学。描述伦理学不具体研究行为的善恶与标准，也不制定行为的准则或规范，它作为经验基础性学科，主要研究或调查道德的行为与信仰，并研究某种行为在社会间的差异。

理论伦理学主要分析伦理学名词和概念的意义，以及分析某种行为是否符合逻辑，又称分析伦理学。理论伦理学只对道德进行逻辑分析，不制定任何道德规范和价值标准，对任何道德规范及价值标准均采取"中立"立场。理论伦理学作为一门基础性学科，揭示了道德概念的意义，分析了道德判断的功能，设立了道德逻辑规则，从而丰富和深化了伦理学的研究内容。

第二节　护理伦理学概述

一、护理道德与护理伦理学

（一）护理道德

1. 护理道德（nursing moral）的概念　又称护理职业道德，是一般社会道德在护理实践活动中的具体体现。护理道德是护理领域中各种道德关系的反映，是一种特殊的职业道德，受一定社会经济关系、社会道德及护理学科发展水平的影响和制约。它通过调节、认识、教育等职能，指导护理专业行为，促进护理人员更好地为增进人类健康提供服务。

2. 护理道德的内容

（1）职业态度：是指劳动态度。它反映了护士对待服务对象的心理准备状态与表现出来的行为倾向。护士的职业态度将会影响护理执业活动的方式和护士对职业的认知。

（2）职业理想：是护士依据社会要求和个人条件，借助想象而确定的职业奋斗目标及渴望在从事护理职业活动的过程中所达到的理想境界与成就。

（3）职业责任：是指护士在护理职业活动中所承担的特定职责，包括其应该做的工作和应该承担的义务。

（4）职业技能：是指护士完成职业活动所需要的护理技术和能力。

（5）职业纪律：是指护士在护理执业活动范围内必须共同遵守的行为准则。

（6）职业良心：是指护士在从业过程中，对职业责任的自觉意识，对道德责任的自我感知能力和对道德行为的自我评价能力。职业良心的实质是自律。

（7）职业荣誉：是指护士在完成好自己的职责义务后所获得的社会肯定、赞许与褒奖，以及由此而感受到的对护理职业的满足感。

（8）职业作风：是指护士在其职业实践和职业生活中所表现出来的一贯态度。

在现代社会，职业成为体现人际平等、人格尊严及人生价值的重要舞台。因而爱岗敬业、诚实守信、办事公道、服务群众和奉献社会成为新时代各行各业职业道德的

考点提示

伦理是人们处理人与人、人与社会关系时应遵循的道理和准则，其作用是指导人们的思想和行为。伦理学以道德的发生、发展及规律为研究对象，是对道德的理论化、系统化和规范化；主要分为规范伦理学和非规范伦理学。

基本要求。

3. 护理道德的特点

（1）社会性和广泛性：与传统护理相比，现代护理在工作内容、工作场所及服务对象上都发生了巨大变化。护理的任务和目标不仅是维护和促进个体的健康，而且是面向家庭、社会及全人类，维护和提高整个人类的健康水平。护理工作的这些特点决定了护理道德具有社会性和广泛性。

（2）人本性：护理是在尊重人的需要和权利的基础上，提高人的生命质量，它通过"促进健康，预防疾病，恢复健康，减轻痛苦"等措施来实现。这充分体现了护理道德的人本性特点，发扬救死扶伤的人道主义精神是护理道德原则中极其重要的价值体现。

（3）规范性：护理工作涉及人的生命和健康，这就需要有严格的行为规范和细致具体的操作要求来指导和规范护理行为。在护理活动中，为规范护理行为，制定了各种规章制度、职责要求、操作规程等。护理道德的这种规范性充分体现了护理人员对患者尽职尽责的高尚道德情操及全心全意为人类健康服务的崇高品质。

（4）自觉性：由于护理工作的特殊性，护士独立工作的机会非常多。另外，护理对象的成长经历、文化背景、生活习俗、经济状况、个人信仰等情况各不相同，病情也千差万别。要保证护理质量，使护理对象得到最优质的服务，就要求护士必须严格遵守各项规章制度和行为规范，有"慎独"精神，依靠医德信念和工作的自觉性，切实做好护理工作。

4. 护理道德的意义与作用

（1）塑造护士完美人格：对于一个护士来说，优化人格是圆满完成"增进和保持患者健康"职责的前提。护士的人格是指在履行护士角色职责和义务中自觉形成的，相对稳定的行为规范和行为模式。护士的一言一行往往是其人格的外化，如护士的勤奋、勇敢、坚韧、细心、诚实、进取等人格特征都是在护理道德的指导下长期护理实践中锻炼的结果。有完美人格的护士应该是：坚定而不固执；勇敢而不鲁莽；好强而不逞强；自信而不自负；谦让而不软弱；谨慎而不胆怯。

（2）指导护理专业服务：在医疗护理技术飞速发展的今天，现代诊疗、护理技术运用的成功与否不仅取决于护士的专业知识与技能水平，还取决于护士的职业道德水平和职业责任感的高低，在服务对象或服务环境特殊的情况下更是如此。因此，只有具备良好护理道德的护士才能妥善处理好工作中的复杂人际关系，从而圆满完成各类治疗、护理任务。

（3）促进护理质量的提高：护理服务质量受多种因素影响，除要求护士具备丰富的专业知识、高超的操作技术、良好的沟通能力外，还需要有正确的职业道德观念作为行为的指南。护理道德可使护士自觉规范自己的职业意识和执业行为，做出正确的护理行为决策并及时进行自我行为调节，不断地提高自身专业素质，从而提供高品质的符合伦理道德的综合服务。

（4）有助于提升护理专业的社会地位：护理道德不仅是提高医疗护理质量的有力保障，更是不断提升护理专业社会地位的关键。护理学科需要凭借能使护理从业者自觉遵守的明确、实用和有效的道德规范，通过提供高品质护理服务、兼顾服务对象及社会公众利益的职业行为树立起值得公众信赖的职业形象，并逐步获得更高的社会认同度和社会地位。

（二）护理伦理学

1. 护理伦理学（nursing ethics）的概念　护理伦理学是研究护理职业道德的科学，是运用一般伦理学的原理去解决护理科学发展中，特别是护理实践中护士与他人、护士之间、护士与社会之间关系的护理道德意识、规范和行为的科学。护理伦理学是伦理学的一个分支，是护理学和伦理学相交叉的边缘学科。

2. 护理伦理学与护理实践　护理伦理学与护理实践关系紧密。护理伦理学的原理、概念等来源于护理实践，在护理实践中得以发展，并受到护理实践的检验。护理伦理学是一门应用科学，它必须运用到护理实践中才能获得生机和活力。同时，护理伦理学对护理实践有巨大的指导作用，它一旦为护士所掌握，就会促使其行为转变为自觉的行为、道德的行为，从而把护士造就成为高尚的人，纯洁的人，脱离低级趣味的人，有益于人民的人。

3. 聚焦高新科技时代的医护伦理问题

（1）护患关系"物化"趋势引发的伦理问题：高新技术带来的自动化、信息化和远程化的设备和诊疗手段，使得医务人员可以借助各种仪器、设备在计算机的终端获取信息，不再单纯依赖视、触、叩、听、嗅等传统手段来收集患者资料和信息。目前，护理领域已出现了"机器人护士"。这些新设备、新技术在带来便利的同时也引发了医患和护患沟通交流和接触减少的问题。但这并不意味着传统的医患和护患职业道德关系弱化现象的合理，反而凸显了医护人员在新时代忽视服务对象情感，淡化护患直接交流，降低患者的情感依赖与安全感。护理人际关系被人机关系所阻隔或替代，最终带来护患关系疏远的弊端，这种人际关系的"物化"趋势不仅不符合现代医学模式的发展，更有悖于伦理道德。

（2）高新技术带来的医护伦理困境：科学技术的飞速发展在为患者带来福音的同时，也带来了一系列的伦理难题，甚至导致新的护理道德危机出现。人工授精、试管婴儿、克隆技术等现代人类辅助生殖技术打破了传统的婚姻、家庭、生殖观念，加剧了家庭多元化倾向，引发家庭、社会冲突。随着器官移植技术的广泛开展，器官商品化、克隆器官及异种器官的应用、待移植器官的分配，以及昂贵的新型生物医学工程治疗的使用范围和权限问题、基因治疗技术的滥用可能导致新物种的产生等一系列问题所引发的伦理道德困境是前所未有的，这一系列冲突和问题是新时代医护道德规范需要关注和研究的新焦点和新课题。

（3）生态环境恶化引发的护理道德思考：造成全球生态恶化的原因是多方面的。在激烈的全球经济现代化发展中，普遍存在片面追求经济增长，忽视甚至牺牲环境利益。许多国家和地区面临着过度开采、森林被毁、土地沙化、水土流失、物种减少、全球变暖、空气水质污染等严重问题。大量调查研究表明，癌症等疾病发病率的上升与环境污染密切相关。环境污染不仅影响人类健康，还影响胎儿发育，导致某些胎儿先天畸形，这些畸形儿不仅给家庭带来巨大痛苦，给国家和社会造成负担，同时也降低了人口质量。残酷的现实迫使人类认识到，自然界是人类赖以生存的基础，是人类健康之源。以维护人类健康为宗旨的护理科学不得不关注生态环境问题。正确处理人

▶ **考点提示**

护理伦理学是运用一般伦理学的原理去解决护理科学发展中的护理道德意识、规范和行为的科学，属于规范伦理学范畴。

与自然的关系，使自然环境朝着有利于人类生存、有利于人类健康的方向发展，不仅需要生态学家的关注，也应该成为护理伦理学研究的重要内容。

二、护理伦理学与相关学科的关系

（一）护理伦理学与护理学

护理学与护理伦理学互相影响，既有区别又紧密联系。护理学是医学科学领域中的一门独立学科，是研究有关预防保健与疾病康复过程中护理理论与技术的综合性应用科学，其研究对象是整体的人以及人的健康问题；护理伦理学是研究护理实践中各种护理关系的道德原则和规范的一门学科，以护理道德为研究对象。护理伦理学是护理学与伦理学相互渗透、相互结合的产物，它围绕护理学进行研究，对护理学理论和实践的发展起着指导和推动作用；同时，护理学的发展又不断深化和丰富着护理伦理学的内容。二者的研究对象不同，但目的一致，都是为了维护和增进人类的健康。

（二）护理伦理学与法学

法律与护理道德都是调整护理行为规范的，是护理行为控制的重要手段。二者联系紧密，法律为护理道德建设提供有力保障，护理道德又为法律的有效施行起着辅助作用。但在研究对象、调控力量、作用范围等许多方面，护理道德与法律存在着差别。在调节范围上，护理道德适用于护理活动的一切领域，而法律仅限定在违法的情况卜适用，护理道德比法律发挥作用的范围更广泛；在调控力量上，护理道德依靠自觉性、社会舆论、人们的信念、传统习俗及教育的力量来调节，而法律依靠强制力推行。总之，法律与护理道德相互渗透、相互补充、相互包含，共同调节护理活动中的各种关系。

（三）护理伦理学与护理心理学

护理心理学将心理学知识、原理和方法运用到现代护理学领域，认识和研究疾病对人心理活动的影响、心理因素对健康的作用及患者的心理特点和心理护理的方法，以解决患者现存的或潜在的心理问题或心理障碍，恢复或促进患者的心理健康，促使患者早日全面康复。对患者心理现象的研究及心理护理的实施必须以良好的护患关系为前提，要建立良好的护患关系就要求护理人员具备高尚的护理道德水准。护理伦理学的发展给护理心理学的研究和应用提出了新的课题，推动了护理心理学的发展；同时，护理心理学的发展又丰富和深化了护理伦理学的内容。

（四）护理伦理学与社会学

社会学主要研究社会协调发展的条件和机制，包括护理领域内的各种社会现象和社会关系，当然也涉及护理伦理道德问题；而护理伦理学的研究内容也涉及许多社会性问题，如患者与社会的利益关系、卫生资源分配等。因此，护理伦理学与社会学是紧密相连的，尽管二者的研究对象和内容不同，但二者的研究相互补充、相互支持，都以维护和促进人类的和谐与健康为目的。

三、护理伦理学的回顾与展望

（一）我国护理伦理学的形成与发展

1. 古代中国护理伦理学的形成与发展　我国护理伦理学起源于远古时代，历经了一个漫长的历史过程，经过各个时期医护实践的不断补充完善，形成了自己独特的护理伦理学体系。

（1）护理伦理学的起源：原始社会，生产力水平低下，人们在劳动生活中不免受伤、感染疾病、食物中毒等，人们在与疾病做斗争的过程中，经过长期的尝试，积累了一些简单的治疗疾病的方法和药物知识。《通鉴外纪》记载："民有疾病，未知药石，炎帝始味草木之滋味，尝一日而遇七十毒，神而化之，遂作方式，以疗民疾，而医道立矣。"其中反映了当时人们的自我牺牲精神、自救和互救的医护行为，是萌芽状态的护理道德，是我国传统护理道德的源泉。

（2）护理伦理学的形成：奴隶社会，随着生产力的发展，医生作为一门独立的职业产生。这一时期我国建立了医疗考核制度，包括医护道德的要求。《黄帝内经》是我国第一部医学典籍，分为"素问""灵枢"两部分，其中提倡"不治已病，治未病"，重视疾病的防治；还有重视人的生命的思想，认为"天覆地载，万物悉备，莫贵于人"，强调医务人员应博学多闻、品德为重，医术要专精、诊治要认真，重视医护道德。标志着护理伦理学初步形成。

（3）护理伦理学的发展和完善：封建社会，医学有了较大的发展，护理道德也得到了发展。东汉时期张仲景除了具备精湛的医术外，还有高尚的医德医风，宣扬仁术济世的主张。隋唐时期的大医孙思邈编著《千金要方》，提出医家必须具备"精"和"诚"，"精"是指精湛的医术，"诚"是指高尚的医德，只有具备了"精""诚"的医生才是大医。宋、元、明、清时期，医护伦理学得到进一步丰富和发展：如宋代张杲所著《医说》、明代陈实功所著的《外科正宗·医家五戒十要》、龚廷贤的《医家十要》、李梴的《习医规格》、清代喻昌所著的《医门法律》等都对我国医护道德的发展做出了重要贡献。近代中国沦为半殖民地半封建社会，但医护道德思想并没有脱离古代医德的影响。民国时期，宋国宾著的《医业伦理学》，是我国第一部医学伦理学著作，为我国医护伦理学的发展做出了积极的贡献。

2. 社会主义护理伦理学的形成与发展　社会主义护理道德是对历史上传统医护道德的扬弃，在新民主主义时期初步形成，这个时期的医护道德与政治密切结合，体现了社会主义的伦理原则和对医护道德的指导。1939 年毛泽东写的《纪念白求恩》，高度评价了白求恩"毫不利己，专门利人"人道主义精神，始终激励着广大医护工作者在医疗实践中刻苦学习、勇于奉献。1941 年毛泽东给延安医大题词"救死扶伤，实行革命的人道主义"，这是对新民主主义革命时期医护道德的概括。

新中国成立后，社会主义医护道德逐步完善和发展。这一时期我国的医疗卫生政策主要是为人民大众服务、预防为主和实行中西医结合。20 世纪我国实行改革开放以来，党和政府制定了一系列卫生政策，对我国的护理伦理学提出了更高的要求，护理伦理学的研究受到重视。各大、中专医护院校相继开设医护伦理学课程，从整体上提高了护理工作者素质，促进了我国医疗卫生事业的发展。目前，社会主义护理伦理学的主要特征是：以唯物史观为理论基础，以全心全意为人民服务为根本宗旨，以实践为根本目的。

（二）国外护理伦理学的形成与发展

1. 国外古代护理道德的形成　国外传统护理道德最具影响，主要包括古希腊护理道德、东方阿拉伯护理道德和古印度护理道德。

古希腊最杰出的医学家希波克拉底被誉为"西方医学之父"，他既是西方传统医学的创始人，又是西方医德的奠基人。希波克拉底在其《论医生》《医理》《医律》，特别是《希波克拉底誓言》中全面而生动地论述了医生与患者、医生与患者家属、医生与社会之间的关系，他非常重视医生的品行和道德水平。《希波克拉底誓言》是西方最早的经典医德文献，把"为病家谋福利"作为医疗行为的最高标准。

古罗马护理伦理学是在继承古希腊医学和护理道德的基础上发展起来的。这一时期最著名的医学家是盖伦。在护理医德方面，他提出了"轻利"的道德要求。他说："作为医生，不可能一方面赚钱，一方面从事伟大的艺术——医学。"

古印度是古代东方护理道德的代表。印度医家关于医德的论述最早见于公元前5世纪名医、印度外科鼻祖妙闻的医学著作《妙闻集》，其中提出"医生要有一切必要的知识，要洁身自持，要使患者信仰，并尽一切力量为患者服务。"他还指出："正确的知识，广博的经验，聪明的知觉和对患者的同情，是为医者四德。"

古阿拉伯医德形成于公元6—13世纪。阿拉伯名医迈蒙尼提斯是当时倡导医德的杰出代表。他所著的《迈蒙尼提斯祷文》是医德史上堪与《希波克拉底誓言》媲美的重要医德文献。祷文中提出："启我爱医术，复爱世间人""愿绝名利心，尽力医患者""无分爱和憎，不问富与贫""凡诸疾病者，一视如同仁"等一系列医德规范，对医护伦理学的发展产生了积极的作用。

2. 国外近代、现代护理伦理学的发展　国外古代医护伦理学有许多优秀的内容，例如，重视医术、为患者服务、尊重患者、对患者一视同仁、为患者保守秘密等，但是也有明显的局限性，渗透着浓厚的宗教神学色彩。

近代随着医学科学的进一步发展，护理学逐渐成为一门相对独立的学科，使护理伦理学日益社会化、规范化和系统化。南丁格尔的《护理札记》（1946年改名为《护理的艺术》）中还对护士提出了具体的要求："一个护士必须不说别人闲话，不与患者争吵。除非在特殊情况下或有医生允许，不与患者谈论关于病情的问题。……有敏锐的观察力和充分的同情心。她需要绝对尊重自己的职业。"还说："护理工作是一门艺术，护士要有一颗同情的心和一双愿意工作的手。"这为护理伦理学的形成打下坚实基础。《南丁格尔誓言》是护理史上第一个国际性的护士伦理准则。1953年国际护士协会制定了《护理伦理学国际法》，1965年国际护士会公布《护士守则》，在此基础上1973年又公布了新的《国际护士守则》，使护理伦理学逐步规范化。

随着医学模式的转变，护理伦理观念也发生着转变，更加关爱患者，更重视人性化的服务意识。护理伦理学教育越来越受到重视，有助于提高护理工作者的伦理修养，有利于他们更好地为人民的健康服务。

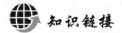 **知识链接**

南丁格尔誓言

余谨以至诚，于上帝及会众面前宣誓：

终身纯洁，忠贞职守。

勿为有损之事，勿取服或故用有害之药。

尽力提高护理之标准，慎守患者家务及秘密。

竭诚协助医生之诊治，务谋病者之福利。

谨誓！

第三节　学习和研究护理伦理学的意义和方法

一、护理伦理学的研究对象和内容

（一）研究对象

护理伦理学以护理领域中的道德现象和道德关系为研究对象，而道德现象又是道德关系的具体体现。因此，护理伦理学的研究对象主要包括以下几个方面。

1. **护士与患者之间的关系**　在护理工作中，护士与患者之间的关系是最基本、最首要的关系，只要存在护理活动，就必然发生护患关系。从总体上说，这种关系是服务与被服务的关系，这种关系和谐、正常与否，直接制约着临床护理实践活动的进行。护患关系的好坏能够直接影响护理质量、医院或社区的护理秩序、医疗质量和社会的精神文明建设。现代护理伦理学在重视护士道德素质的同时亦规定患者的就医要求，认为护患关系是双方的责任。

2. **护士与其他医务人员之间的关系**　护士与其他医务人员之间的关系，包括护士与医生、医技、行政管理人员及后勤人员之间的多维关系。在护理活动中，护士与上述人员之间有着广泛的联系，构成医院人群的有机整体，彼此之间相互尊重、支持与密切协作，既保护患者的利益，也是护理工作正常开展及医院诊疗护理质量的重要保障。目前，护士与其他医务人员之间的关系需要探讨研究的问题涉及诸多方面，包括如何协调医护之间的分工与协议，如何界定医疗差错中的医、护、技的责任等问题。

3. **护士与社会的关系**　护士是医务人员的一员，也是社会的一员，医疗卫生单位是社会的组成部分。社会对护理工作的重视，对护士工作的认同和尊重，护士对护理工作在社会医疗卫生服务事业发展中意义的认识，以及护士不仅要照顾患者的个人利益，更要照顾整个社会的公共利益。当患者的个人利益与社会的公共利益发生矛盾时，诸如灾难和特殊情况下卫生资源的分配，重大疫情发生时可疑致病菌携带者的隔离等，要从国家、社会的公共利益出发，个人利益要服从公共利益。护理伦理学研究因此产生的大量的伦理问题。

（二）研究内容

护理伦理学研究内容涉及所有与护理职业相关的伦理道德问题，主要包括以下几个方面。

1. 护理伦理学的基本理论 护理伦理学研究护理人道主义理论、生命价值论、生命质量论、社会公益论和公共论等基本理论。护理伦理学的概念体系、护理道德和护理伦理概念的含义等都是护理伦理学有待深入研究的内容。

2. 护理职业道德规范 护理伦理学研究和规范护理职业道德，包括护理职业道德的基本原则（尊重原则、不伤害原则、有利原则与公正原则），以及护理职业活动中的权利与义务、情感与理智、良心与功利以及胆识和审慎等。

3. 护理道德教育与评价 包括护理道德教育的原则和方法，护理道德教育评价标准、依据、方式和方法。通过护理道德评价不仅使护理工作者从价值判断的角度认识到什么是善，什么是恶，还能引导他们在护理实践中能做出正确的行为选择。

考点提示 ▶▶

护理伦理学研究的对象包括护士与患者、护士与其他医务人员，以及护士与社会之间的关系，护士与患者之间的关系是最基本、最首要的关系。具体内容包括伦理学基本理论、护理职业道德规范及护理道德教育与评价。

二、学习和研究护理伦理学的意义

1. 有利于提高护士的护理伦理水平，培养高素质的护理人才 高素质的护理人才既要努力学习护理专业知识，熟练地掌握护理技能，还要有高尚的道德素质。护理工作的服务对象是有思想有感情的人，护理工作直接涉及患者身心的健康和生命安危。护理工作的这种特殊性要求护士必须把患者的利益放在首位，视患者如亲人，全心全意为患者服务。这就对护士的道德素质提出了极高的要求。广人护生是我国卫生事业的后备力量，加强护理伦理学教育，能够使学生系统的、全面的了解护理伦理学的理论知识，从思想上重视加强护理伦理修养，对于推动我国护理卫生事业的发展具有深远的意义。

2. 有利于提高医疗护理质量，建立和谐的护患关系 对护士和护理专业学生进行护理伦理学教育，对于他们养成严谨的工作态度及良好的职业素质具有积极的意义。医德高尚的医护人员能够自觉提高专业技能水平，以精湛的护理技术、满腔的热情、美好的语言、和蔼可亲的态度给患者提供满意周到的服务，赢得患者及其家属的信任和治疗上的配合，有利于建立和谐的护患关系，使患者具有良好的心理状态。良好的治疗和护理环境，有利于疾病的康复，提高治疗效果。相反，如果医护人员缺乏医德修养，言行不正，不能赢得患者及其家属的信任，就会影响甚至破坏患者正常的心理状态，加重患者紧张、恐惧、焦虑等消极情绪，甚至影响治疗效果，同时也会引发一些不必要的医患、护患纠纷。

3. 有利于提高医院的护理管理水平，推动医疗护理事业的发展 对护士和护理专业学生进行护理伦理学教育，可以规范护士的护理行为，提高护士的行为决策能力，使护士懂得如何在遵循护理伦理的前提下从事护理工作。提高医院的医护人员和管理人员对医护工作高度的责任感、事业心和严格遵守并执行各项规章制度和操作规程的自觉性。保证护理质量和护理水平的不断提高，减少医疗纠纷。提高医院的医疗管理水平和社会效益，推动医疗护理事业的发展。

三、学习和研究护理伦理学的方法

1. 坚持辩证分析、批判继承的方法 护理伦理学与护理实践紧密联系，在内容上有较强的稳定性和连续性。因此，要对祖国传统护理道德和国外护理道德坚持辩证分析、批判继承的方法。我国的护理道德遗产十分丰富，不少医家把治病救人、维护患者的生命看作崇高的医德信条，提倡对患者不分怨、亲、善、友，一视同仁，不分贵贱，不为钱财所动摇，也不为威武所屈服，值得医护工作者继承和发扬。但是，祖国医学道德由于受封建生产关系和封建道德、宗教迷信的影响，必然存在一些消极伦理观念。国外护理道德随着医学科学的发展，取得一些新的成果，如人工授精、试管婴儿等领域伦理方面问题的探索等都值得借鉴。但是，由于社会制度、宗教信仰的不同，对此也不能照搬照抄。因此，对传统医德和国外的医德要进行辩证分析，取其精华，剔其糟粕，批判继承。

2. 坚持理论联系实际的方法 理论联系实际是学习本门课程的基本方法。首先，要认真学习和研究护理伦理学的基本理论，并以相应的职业规范指导自己的护理行为，在实践中自觉地加强伦理修养，不断锻炼培养自己的道德情感、意志和信念，全心全意为人民的身心健康服务，使自己成为德才兼备的护理工作者。其次，要坚持从实际出发，注意观察在护理实践中出现的各种伦理问题，把理论和实际有机地结合起来，进行科学的分析，从而揭示护理道德关系发生发展的规律，以适应护患模式转变带来的新要求，推动护理科学的发展。

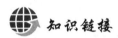 **知识链接**

《论语》伦理道德思想的精神哲学诠释

《论语》的伦理道德思想展现为何种"'精神'形态"？开辟了何种"中国传统"？通过对《论语》进行精神哲学诠释可以发现，《论语》以"礼""仁"为基本概念，呈现具有"精神"气质的伦理道德话语；建构了以"克己复礼为仁"为基本模式、"礼"的伦理世界与"仁"的道德世界辩证互动，透过"克己"扬弃两个世界矛盾的精神哲学；开辟了伦理－道德一体，伦理优位的精神哲学的"中国形态"；个体至善与社会至善的矛盾是内在于其中的"中国问题"。精神哲学诠释不仅是关于《论语》的精神哲学发现，而且可以演示其对于中国伦理道德的"'精神'家园"意义。

（崔香淑）

课后练习

一、选择题

A₁ 型题

1. 护理伦理学的学习方法中，比较提倡的做法是（　　　）

  A. 逻辑分析的方法　　　　B. 社会调查的方法　　　　C. 案例分析的方法

  D. 学科交叉的方法　　　　E. 识记的方法

2. 道德的评价标准是（　　　）

　　A. 对与错　　　　　　　B. 美与丑　　　　　　C. 真与假

　　D. 善与恶　　　　　　　E. 是与非

3. 医学模式的转变在护理伦理学方面的重要性是指（　　　）

　　A. 促进了护理思维的转变

　　B. 提高了社会防治疾病的地位

　　C. 加速了我国医学水平的提高

　　D. 实现了在更高层次上对人健康的全面关怀

　　E. 促进了护理人员知识结构及内容的现代化

4. 西方医学道德的奠基人是（　　　）

　　A. 南丁格尔　　　　　　B. 希波克拉底　　　　C. 迈蒙尼提斯

　　D. 盖伦　　　　　　　　E. 白求恩

5. "……无论至于何处，遇男或女，贵人及奴婢，我之唯一目的，为病家谋幸福，并检点吾身，不做各种害人及恶劣行为……。"此语出自（　　　）

　　A. 南丁格尔誓言　　　　B. 希波克拉底誓言　　C. 孙思邈

　　D. 张仲景　　　　　　　E. 华佗

二、思考题

1. 护理伦理学的研究对象是什么？

2. 怎样理解伦理学基本问题？

三、案例分析

【案例资料】

某骨折患者，手术顺利结束后被送回病房。护士按医嘱为其补液，数分钟后，患者全身瘙痒、发热，当班护士闻讯立即带体温计赶到，发现患者口唇发绀，意识到可能是输液导致的病情变化，于是护士停止输液，并让同班护士通知当班医生。之后护士立即回到患者身边，与赶来的医生一起投入抢救工作，给患者吸氧、进行心电图监护并换其他药液。最终，患者病情好转。由于忙于抢救且该护士性格内向，在此过程中对患者家属的多次催问未加理会，甚至连医生的抢救行为也未告知患者家属。1周后，患者因其他并发症病情恶化，其家属以护士未通知医生以致患者病情恶化为由，要求护士承当责任。请问：

1. 护士的行为是否符合伦理道德？

2. 通过对本案例的分析，你认为该护士应怎样做才能满足患者的要求？

【伦理分析】

1. 从职业道德层面上分析，该护士的行为不符合伦理道德；从法律层面上分析，护士履行了自己的职业职责，对患者病情恶化的结果不承担后果。护理道德是一般社会道德在护理实践活动中的具体体现，在护理工作中，护士与患者及其家属建立彼此信任、相互尊重的关系是护理职业素质的最基本体现。该案例中，护士有较强的执业能力及水平，切实履行了救死扶伤的基本职责，但忽略了为患者及其家属给予安全、方便及关爱、同情的人文关怀。人文关怀是医学专业精神之所在，需要护士用平易近人的姿态去感受和抚慰患者及其家属的脆弱性，用心、用言行真正做到"以患者为中心"，这也是护理伦理学研究及实践的真正意义所在。

2. 转变该护士的职业服务理念，提升护理人文精神，加强护理人文管理是该护士在今后工作中能够满足患者健康需求的根本。此外，应鼓励该护士自觉提高专业技能水平，以精湛的护理技术、满腔的热情、美好的语言、和蔼的态度在今后工作中建立和谐的护患关系，从思想上重视及加强个人的护理伦理修养，从而减少医疗纠纷，提高社会效益。

四、实践训练

1. 训练目的　在理论学习的基础上，通过实践训练引导同学们在临床护理情景中领悟伦理的价值及道德的作用。调动护生学习《护理伦理学》的兴趣及积极性，期望他们在今后的护理生涯中能不断提高职业修养，始终遵守护理伦理规范，更好地履行护理的责任和义务。

2. 活动形式　以"假如我是一名护士"或"假如我是一位患者"为主题，以小组为单位组织演讲比赛。

3. 活动步骤

（1）各小组课后查阅相关资料，准备演讲材料。

（2）课堂成立演讲评议小组，各组派代表上台演讲，时间不超过 6 分钟。

4. 实践评价

（1）过程评定：演讲结束，授课教师进行现场定性评价并组织同学们进一步展开讨论，拓展实践教学成效。

（2）结果评定：由评议小组各成员量化评定（100 分值）为基础，演讲者、表演者及参与者给予酌情加分，最终计入平时成绩。

第二章 护理伦理学的基本理论

学习目标

1. 掌握　生命论、人道论、道义论、功利论及美德论的概念，以及对护士行为的指导意义和局限性；能够灵活运用护理伦理学的基础理论，辩证分析护理实践活动中的伦理案例。

2. 熟悉　护理伦理学基本规范和基本范畴。

3. 熟悉　护理伦理学具体原则。

案例引入

患者，女，20岁，未婚，因阴道持续出血入院。医生询问病史，患者主诉出血原因是月经量过多。在该科实习的某护士和她关系密切，两人在一次闲聊中谈及病情时，患者问实习护士："你能为我绝对保密吗？"得到实习护士保证为她保守秘密后，她才道出实情，自己是因为服用了堕胎药物才造成的出血不止。

讨论分析：

（1）在此案例中，实习护士到底要不要遵守承诺为该患者保密？

（2）对此类案例进行伦理抉择时，我们伦理学的依据是什么？

（3）如果你是该实习护士，除为患者保密外，还能为她提供哪些支持和帮助？

解析路径导航：

（1）认识护理伦理学基本范畴中权利与义务的概念，从护士应承担的义务及患者应享有的权利两方面分析实习护士是否应遵守承诺。

（2）护理伦理学基本原则及具体原则是护士行为决策的基本依据，准确理解护理伦理学具体原则的内涵及实践要求，分析此案例伦理决策依据。

（3）以护理伦理学基本规范的具体内容为指导，体会和认识护士为患者所提供的健康帮助及护理支持，以促进患者生理－心理－社会方面健康需求的满足。

护理学既是一门解决人类健康问题的应用科学，又是一门维护与促进生命健康的艺术。因此，护士不仅要有丰富的专业知识和娴熟的操作技能，还要有高尚的护理伦理道德，以及灵活运用护理伦理学理论的能力，才能在理性的自然学科和感性的人文学科之间架起一座美丽的桥梁。帮助护士在护理实践活动中做出适当的抉择，走出纷繁复杂的伦理困境，才能使现代护理成为人性化、艺术化的完美体现。

第一节　护理伦理学的基础理论

伦理学在其漫长的发展过程中，形成了生命论、人道论、美德论、道义论、功利论等各种理论体系。护理伦理学是伦理学的分支学科，作为一门研究护理职业道德的学科，它以伦理学的这些基本理论作为构建学科理论体系的基石。

一、生命论及护理伦理实践

生命论是围绕如何看待人的生命而确立的理论。随着社会的进步和医学科学的发展，人们对生命有着不同的认识和看法，围绕如何认识人的生与死、如何处理人的生与死的矛盾问题，形成了生命神圣论、生命质量论及生命价值论的观点。

（一）生命神圣论

1. 生命神圣论的含义及理论观点　生命神圣论是强调人的生命具有至高无上、神圣不可侵犯的道德价值的一种伦理观念。其基本内容是无条件地保存生命，不惜任何代价维护和延长生命，一切人为终止生命的行为都是不道德的。

生命神圣论的观点起源于人类社会早期，古今中外、宗教的或非宗教的伦理思想莫不推崇备至。不可否认，世间一切事物中，人是最可宝贵的，当人的生命遭到疾病侵袭或面临死亡威胁时，医护工作者应该利用其掌握的医疗知识和技术努力恢复健康，挽救生命。"医乃仁术"的观念正是生命神圣论思想的体现，该观念为传统医德的重要思想。

2. 生命神圣论的局限性　生命神圣论在伦理学的发展史上起到过积极作用，但将生命神圣论绝对化的趋势在一定程度上并不符合社会发展的实际，存在弊端。

首先，这种生命观片面强调生命至上，主张对人的生命应不惜一切代价进行抢救，甚至不惜耗费大量的人力、物力去保护丧失社会意义的生命，延长人的濒死过程。这一行为必然导致人口数量膨胀，而忽视人口质量，最终导致人口素质下降。

其次，随着医学科学的发展，生命神圣论的观点与高新技术的发展及运用发生冲突。如计划生育中所采用的先天缺陷儿的流产，以及脑死亡者的器官移植等新技术在研发中受到生命神圣论观点的阻碍，在一定程度上影响了医学的发展和进步。

最后，现代医学技术可以长期维持脑死亡者的心跳和呼吸，但这些已失去自身、家庭和社会价值的生命，给家庭及社会带来沉重的负担。绝对化的生命神圣论往往产生这样的矛盾，一方面强调不惜一切代价维持"无效生命"；另一方面对缺医少药地区的基本医疗保健需要却无能为力。

3. 生命神圣论的护理伦理与实践　随着社会资源利用和生态保护之间冲突的显现，现代医学技术保护下"无效生命"的存在与社会资源合理分配之间的矛盾更加激化；现代生物医学技术操纵生命、优化生命能力的提高，使生命神圣论受到了严重的挑战。这些伦理难题只有突破绝对的生命至上的传统观念，才能促使护理人员从更宽广的视角思考问题，并对护理实践困境做出正确抉择，解决护理难题。

（二）生命质量论

1. 生命质量论的含义及理论观点　生命质量论是以人的自然素质的高低、优劣为依据，衡量生命对自身、他人和社会存在价值的一种伦理观念。生命质量论是 20 世纪 50 年代提出来的，它弥补了生命神圣论的部分缺陷。它强调人的生命价值不在于生命存在本身，而在于生命存在的质量；人们不应单纯追求生命的数量，而应关注生命的质量，增强和发挥人的潜能。

2. 生命质量的评价指标　一般从以下三个方面来衡量人的生命质量。

（1）主要质量：指个体的身体和智力状态，它是区别人健全与否的标准。生命质量论认为，无脑儿、严重先天心脏畸形患儿，其主要生命质量非常低，已经没有必要进行生命的维持。

（2）根本质量：指个体在与他人、社会相互作用的关系中，体现出的生命的目的、意义等生命活动的质量。诸如极度痛苦的晚期肿瘤患者、不可逆的昏迷患者等，这些严重的疾病往往使患者生命的根本质量低下或完全丧失。这些患者已经失去了生命的意义和目的。

（3）操作质量：指利用量表、诊断学标准等客观手段测定的生命质量。例如，有的生命质量论者认为，用智力测定法测定人的智商时，智商高于 140 者是高生命质量的人才，智商在 70 以下者属于智力缺陷的人，智商在 30 以下者是智力缺陷较为严重的人，而智商低于 20 者则不能称为真正意义上的人。

3. 生命质量论的局限性　生命质量论只就人的自然素质谈论生命存在的价值，有其局限性。事实上，有的个体生命质量很高，但其存在的社会价值很小，甚至是负价值；有的个体生命质量虽然较低，但其存在的社会价值却很大，甚至超过常人。因此，有学者认为必须把生命质量与生命价值结合在一起进行研究。

4. 生命质量论的护理伦理与实践　生命质量论的产生，标志着人类生命观已经发生历史性转变，顺应人类自我认识和自我优化的新趋势。生命质量论的形成与发展为人们认识和处理生命问题提供了重要的理论依据，为长久以来困扰着人们的生死权利及生死选择问题，提供了新的标准和理论依据；同时，也为避孕、节育、绝育等计划生育措施的采用提供了新的理论支持；此外，还为很多国家的人口政策、环境政策、生态政策及更合理、公正地分配卫生资源策略提供了重要的理论支撑。

（三）生命价值论

1. 生命价值论的含义和理论观点　生命价值论是以人具有的内在价值与外在价值的统一来衡量生命意义的一种伦理观念。生命价值论认为，判断人生命价值的高低和大小主要取决于两个方面：一是生命本身的质量，二是生命对他人、社会和人类的意义。前者决定生命的内在价值，后者判断生命的外在价值。生命价值论认为一个人的生命素质越高，创造的物质和精神财富越多，对社会的贡献越大，其生命的价值就越高。生命价值论主张对这样的人的生命给予更多的权利。相反，对生命质量低劣、维持其存在所花费的代价过于昂贵，或给他人、社会带来沉重负担甚至危害的，则无过度保护的义务。此外，判断人的生命价值也不应只看其现存的生命价值，还应该考虑其潜在的生命价值，用发展的眼光去审视一个人的生命价值，才能做出更加符合护理伦理原则的决策。

2. 生命价值论的护理伦理与实践　随着高新技术在医学领域的广泛应用，患者权利运动等人道主义的觉醒，人们的价值观念发生了显著的改变。要求护士以患者的生命质量为前提，使患者的生命价值与社会价值相统一，具体表现在以下几个方面。

（1）并不是所有生命都具有无上的神圣价值：生命价值论帮助人们清醒地认识到，不惜一切代价延长一个毫无价值的生命，不仅会加重家庭和社会不必要的负担，也会延长患者的痛苦，这种做法缺乏道德意义。而某些确实对家庭及社会具有积极意义的特殊患者，则应根据其内在与外在、现存与潜在的价值进行综合的伦理考量，最终做出符合伦理道德的行为决策。

（2）需从社会公益和长远利益出发判断生与死的道德价值：以生命神圣论为基础的价值论，以关心患者个体生命、促进医护学科发展为价值目标。价值论并不否定生命的神圣性，它认为生命的价值在于注重生命质量、实现生命的目的与意义、把生命的内在价值转化为外在价值。随着社会发展，社会公共利益的价值成为生命价值论的价值目标和落脚点。

（3）自然界也有其自身存在的价值和尊严：人类在经济发展与城市化的过程中，不可避免地会对生态环境产生污染和影响。自然界的污染与生态平衡的失调，又影响着人类的生存与健康。因此，在人与自然之间，同样存在着协调与和谐发展的价值观。护士也应当将保护自然环境作为护理伦理规范的一部分。

生命质量论、生命价值论是对生命神圣论的超越，但它并不否定人的生命权利，而是在更高层次上肯定人的生命神圣性。现代生命观就是从生命神圣论、生命质量论和生命价值论的辩证统一中去看待生命，把这种神圣性建立在生命质量和生命价值的基础上，在注重生命质量和生命价值的前提下去维护生命的神圣和尊严。

现代生命观的提出是生命伦理观的飞跃。它使医学观念从传统的维护生命，上升到提高生命质量和生命价值；使医学的目标从关注人的生理价值和医学价值，扩展到对人的社会价值的关注，从而为计划生育、优生优育的国策提供了道德依据，同时为处理临床工作的一系列难题，如不可逆转患者的抢救、缺陷儿处置、节育技术的推广、安乐死的运用等提供了新的思路。

考点提示

生命论围绕如何看待人的生命形成了生命神圣论、生命质量论及生命价值论的现代生命观，使医学观念上升到提高生命质量和生命价值，医学目标扩展到对人社会价值的关注，为医护人员处理临床工作的难题提供了新的思路。

二、人道论及护理伦理实践

（一）人道论的含义和理论观点

人道论也就是人道主义，原指欧洲文艺复兴时期新兴资产阶级用以反对封建制度和宗教神学，争取人权自由的一种思想和文化运动。后泛指一切主张维护人的尊严、权利和自由，重视人的价值，要求人能得到充分自由的发展等思想。

医学人道主义属于广义人道主义范畴，是指在医学领域中爱护、关心患者，重视患者生命，尊重患者的权利和尊严，维护患者的利益和幸福的伦理思想和原则。医学人道主义的发展经历了古代朴素的医学人道主义、实验医学时期的医学人道主义和社会主义医学人道主义三个阶段。护理人道主义是医学人道主义的一部分，它以实现人类的健康为出发点，其核心内容是爱护、关心患者，对所有患者一视同仁，重视患者的生命，尊重患者的权利，尊重患者的人格。

考点提示 ▶

医学人道主义属于广义人道主义范畴，是指在医学领域中爱护、关心患者健康，重视患者生命，尊重患者的权利和尊严，维护患者的利益和幸福的伦理思想和原则。

（二）人道论的护理伦理与实践

1. 坚持社会主义的医学服务方向　社会主义卫生工作的根本目的是为了满足人们日益增长的卫生保健需要，提高全社会的健康水平，为社会主义现代化建设服务，这是医疗卫生工作的最大社会效益。同时，通过高质量、高效率的医疗护理工作达到社会经济的高收益。

2. 扩大服务内容　对广大人民群众生命的尊重和爱护不应局限于医护人员与患者个体之间，还应扩展到防病、治病、保障人民群众身心健康的整体层面。

3. 尊重服务对象的生存价值与人格　护士在护理活动中，首先应尊重患者本身的生存价值，不论其社会地位、职业、民族、亲疏等都应平等相待，通过救死扶伤，挽救其生命，促进其康复。此外，患者都有自己的人格，都享有医疗权利，不论对意识清醒者，还是对意识有缺陷者，都应尊重他们的人格。

4. 尊重患者的正当愿望　护士应充分尊重和满足患者的正当愿望，关心、体贴患者的疾苦。对于患者的不合理要求，如为了镇痛而要求增加麻醉性镇痛药剂量等，护士应给予耐心解释，以理服人，以情动人，赢得患者的理解和配合。

5. 发扬无产阶级国际主义精神　社会主义医学人道主义是没有国界的，在医务活动的国际交往中，应发扬白求恩精神，热忱为全世界人民的身心健康服务，为提高世界人民的健康水平做出贡献。

6. 坚决反对不人道的行为　社会主义医学人道主义坚决反对各种形式的不人道行为。对待战俘、囚犯、精神病患者、智力障碍患者等特殊人群，也应一视同仁，尊重其人格和尊严。反对法西斯主义、恐怖主义对人的残害，保障人的健康权利。

三、美德论及护理伦理实践

（一）美德论的含义和理论观点

美德论又称德性论、品德论，也有人称之为善的理论，它旨在研究作为人所应该具备的品德、品行、品性、品格及如何成为道德完人的理论。该理论强调应以理想的人格典范作为道德的核心，而不仅只要求行为合乎义务；重视人自身具有的良好能力的发挥，并强调道德判断能力的培养及实践智慧的养成。

（二）美德论的护理伦理与实践

在长期的护理实践中，护士继承和培养了许多高尚的道德品质，主要包括以下内容。

1. 仁慈　即仁爱慈善，仁慈是人的基本美德，也是护理人员应努力培养和履行的首要的职业道德品性。仁慈要求护士必须对患者富有爱心，对人及其生命有高度的仁爱精神，这是作为一名护士必须具备的品德。把护士的仁慈品行上升到世界观、人生观的高度去考察，护士仁慈品德的内核是医学人道主义。

2. 诚挚　是指护士应热爱并忠诚于护理事业，忠诚于服务对象，说真话，办实事。诚心诚意对待患者，努力与患者及其家属建立和谐的护患关系，取得他们的信任与配合，积极维护患者的利益和权利，敢于同损害患者利益的现象做斗争。

3. 严谨　是指护士在工作中应具备严肃认真的科学态度、缜密周详的思维方法、审慎负责的工作作风。护理工作的服务对象是人，其面临的健康问题及健康需求千差万别。因此，要求护士能够根据每位患者的具体情况，客观而有针对性地分析并解决其健康问题；以严肃认真的工作作风，审慎处理工作中的各种问题。

4. **公正**　是指护士应一视同仁的对待患者，合情合理的处理公私关系和分配卫生资源，尤其是稀缺的卫生资源，这是护士重要的道德品质之一。

5. **进取**　是指护士刻苦钻研业务，不断更新知识并持续提升技能，虚心向同行学习，不断提高护理质量。

6. **奉献**　是指护士在护理实践中表现出的不怕苦、不怕累、不嫌脏、不畏困难，对提高社会公众的健康具有高度的社会责任感和爱护生命的纯朴情怀，为保护患者利益与集体利益勇于牺牲个人利益的高尚情操和品质。护理是一种圣洁而崇高的职业，忠于护理事业，就要有奉献和献身精神。

7. **协作**　是指护士在护理实践中，能与其他科室的医护人员甚至是院外人员密切配合，互相尊重、互相支持、齐心协力，为患者提高健康水平而共同努力。医疗和护理虽然是两门独立的学科，但却息息相关、密不可分，只有医护人员密切配合，通力合作，才能提高医疗服务水平。

8. **廉洁**　是指护士应办事公道，作风严谨正派，不图谋私利。

护理实践对护士的美德要求十分严格，具备高尚道德品质是护理工作、护理学科发展的前提和关键。高尚的护理伦理品质的培养和形成是一个长期的、循序渐进的过程，它不仅需要整个社会物质、文化、精神环境的熏陶，还需要获得护理行业内部持续不断的护理伦理教育和护理实践环境的陶冶，更需要护士发自内心的认同和自觉培养及塑造。因此，护士的道德品质不仅要以护理实践为基础，更应以自觉的意志选择为凭借，才能在众多护理行为上自觉地做出最符合伦理道德的行为选择。

四、道义论及护理伦理实践

（一）道义论的含义和理论观点

道义论又称义务论、非效果论或道义主义，是关于道德义务、责任和应当的理论。它以道德义务、责任和应当为中心，研究和探讨人应该做什么，不应该做什么。即人应该遵守怎样的道德规范，并对人的行为动机和意向进行研究，以保证人的行为合乎道德。道义论可分为行为道义论和规则道义论两种类型。行为道义论是指个人的行为是否符合道德，完全靠直觉、良心和信仰来判断。规则道义论是根据道德原则和规范来确定一个人应该做什么，不应该做什么。规则是道德的唯一基础，遵循这些规则就符合道德，而与行为的结果无关。

（二）道义论的护理伦理与实践

1. **道义论可确定护士的行为准则和规范**　护理伦理学以研究护理伦理义务和责任为中心，主要运用于确定护士的行为准则和规范，对护士的行为给予限定。即明确护士的道德责任，护士应该做什么，不应该做什么及如何做才符合道德。虽然随着社会的进步及医学和护理学科的飞速发展，护士的道德义务在与时俱进地发生着变化，但是"护士应当奉行救死扶伤的人道主义精神，履行保护生命、减轻痛苦、增进健康的专业职责"一直被视为护士的第一要务。

2. 道义论可促进护士道德责任感的转化 道义论有他律和自律特点。道德责任只是护理伦理原则和规范对护士的要求，在护理实践中并不一定能用实际行动切实履行。因此，护士必须把它变成行为的动机，上升为道德责任感，即完成道德责任的他律向自律的转化。在道德领域，他律指个人被外界施加在身上的约束，可以对人的行为起到规范和指导作用；自律可简单地理解为自己对自己的约束，是道德的自觉性，从责任上升到责任感的层次。如果说道德义务是他律的集中表现，那么道德良心就是自律的集中表现。达到自律阶段的个体就是自由的人。

3. 道义论有利于护士明确自己的职业责任 在护理职业领域注重护理伦理义务，提出社会对护理界的职业道德要求，有利于护士明确自己的职业责任。在护理伦理学中，道义论强调了护士对患者个体的道德责任感，认为护理行为要遵循一定的道德原则，即要有纯正的动机。这对护理伦理建设能产生积极影响。在该理论的指导下，培养出了一代又一代具有高尚护理伦理的护士，在维护和促进人类健康及护理学科的发展中做出巨大贡献。

4. 道义论在护理实践中存在局限性 道义论体现着护理伦理学的核心内容，但是它绝对化的道德要求，使它在护理实践中的局限性日渐显现。第一，道义论强调护理行为的纯正动机，忽视护理行为本身的价值及可能导致的后果，这种忽视行为动机与效果统一性的做法往往导致好心办坏事。第二，道义论强调以护患关系为基础，以对患者负责为中心，而忽视了护理对他人、对整个社会的道德责任，可能导致对社会公众利益的侵害。第三，道义论过分强调护士对患者尽责任的绝对性和无条件性，却忽视了患者应尽的道德责任和义务及护士自身的权益，即忽视护患义务的双向性。

五、功利论及护理伦理实践

（一）功利论的含义和理论观点

功利论又称功利主义，是一种以人们行为的功利效果作为道德价值的基础或基本的评价标准，强调行为实际效果价值的普遍性和最大现实的伦理学说。功利主义的著名原则是"最大多数人的最大幸福"。功利主义分为行为功利主义和规则功利主义。行为功利主义将效用原则直接应用于特定条件的特定行为，以判断哪一种行为是正确的；规则功利主义主张人的行为应以社会公众的利益为目的，将效用原则应用于行为的规则系统，由规则来判断行为道德与否。

（二）功利论的护理伦理与实践

在护理伦理中，功利主义主张护士的行为应以满足患者和社会大多数人的健康利益为标准。这有助于护士树立正确的功利观念，既坚持满足患者、社会人群的健康功利与医护人员、医疗卫生单位功利的统一，又坚持经济效益与社会效益的统一；有助于合理利用卫生资源，避免不必要的浪费。因此，功利主义对发挥医学的整体效益，调动护士的积极性等方面具有积极的意义。当然，功利主义也存在一定的局限性，如功利主义容易导致以功利的观点看待生命，滋生利己主义思想。

传统护理伦理规范侧重维护患方利益，回避医学界的利益。实际上，护患关系是护理伦理学的基本伦理关系，护理伦理学最基本的使命就是合理调整护理学科与服务对象的利益关系。护理伦理学发展到今天，制定护理伦理规范的主体是整个社会，护理学科的利益必须得到维护，这是护理伦理学"社会"主体的责任。因此，从社会道德治理的高度，不仅仅应该维护服务对象的个体、整体利益和当前、长远利益，还应该维护护理学科的利益。只有这样，才能既维护患者的利益，又保证护理学科的正常发展，从而更好地维护患者的利益。

第二节 护理伦理学的基础原则

护理伦理学的基本原则贯穿于护理实践全过程，是社会道德要求在护理职业中的体现。它是护理执业中具体伦理原则、伦理规范和范畴的总纲和精髓，在护理伦理规范体系中起主导作用。它是护士进行伦理决策、评价、监督、教育、修养所应遵循的根本准则，也是衡量护士道德水平的最高标准。

一、护理伦理学的基本原则

（一）基本原则的含义

护理伦理学基本原则是调整护理实践中护士与他人、护士与社会之间关系的行为准则。它既反映了护理学发展阶段及特定社会背景下的护理伦理精神，也是护士执业生涯中必须遵循的伦理准则和最高要求。

（二）基本原则的内容

1. 救死扶伤，防病治病 救死扶伤、防病治病是我国社会主义医疗卫生工作的指导思想，也是我国社会主义医疗卫生工作的主要内容和根本任务。护士的四个基本职责是：促进健康、预防疾病、恢复健康及减轻痛苦。这充分体现了新时期护理服务的特点和要求。护士要正确认识护理职责，树立正确的护理伦理价值观，在实践中真正做到把临床护理和预防保健护理相结合，躯体护理和精神护理相结合。不仅要重视治疗，更要重视预防，有效控制疾病的发生、传播和流行，承担起对社会的职业责任和道德义务。

2. 实行社会主义的人道主义 实行社会主义的人道主义，体现了医学道德继承性和时代性的统一。社会主义人道主义继承了传统医学人道主义的精华，在新的历史阶段得到了丰富和发展，并注入了新的内涵。新的医学模式的出现，对实行社会主义的医学人道主义提出了更高的要求，要求我们不仅要充分重视患者的生命，还要重视患者的生命质量，尊重患者的人格、尊严和权利。

3. 全心全意为人民的身心健康服务 全心全意为人民的身心健康服务，是社会主义护理伦理的根本目的和最终目标，也是护士执业的根本宗旨，它包含着深刻的含义。首先，护理的服务对象是广大人民群众，不是特定阶层；其次，护理的目标是全方位的，既要关注患者的躯体健康，又要兼顾其心理健康；再次，服务态度要全心全意，即工作中要一丝不苟、任劳任怨。它要求我们必须与一切有损于人民群众身心健康的行为进行坚决抵制和斗争，以保障人民群众的身心健康。

重点·考点·笔记

考点提示

在护理伦理中，功利论主张护士的行为应满足患者和社会大多数人的健康利益。

二、护理伦理学的具体原则

护理伦理学的基本原则属于纲领性的指导原则，缺乏可操作性。因此，在护士执业活动中，还需借助一些具体的伦理原则指导护理行为。学习并理解这些具体原则，无论是对哲学层面上护理终极目标的反思，还是对脚踏实地的护理行为的规范与调整，都具有重要意义。

（一）尊重与自主原则

1. 尊重原则 狭义的尊重原则是指护士应尊重患者及其家属独立而平等的人格尊严。广义的尊重原则是指护士不仅要尊重患者的人格尊严，还要尊重患者的自主权利。护士尊重患者，可以增强患者对护士的尊重和信任，有利于建立和谐的护患关系。

2. 自主原则 是指医护人员要尊重患者及其做出的理性决定。医护人员尊重患者的自主性，绝不意味着要放弃自己的责任。医生要帮助患者选择诊治方案，必须向患者提供正确、易懂、适量、有利于增强患者信心的信息。当患者充分了解和理解了自己的病情信息后，患者的选择和医生的建议往往是一致的。当患者的自主选择有可能危及其生命时，医生应积极劝导患者做出最佳选择。当患者的自主选择与他人或社会的利益发生冲突时，医生既要履行对他人、社会的责任，也要使患者的损失降低到最低。对于缺乏或丧失选择能力的患者，其自主选择权由其家属或监护人代理。

3. 医疗护理自主权和患者自主权

（1）医疗护理自主权：即医护人员在医疗护理工作中的自主权。

在医疗护理工作中，遇到某些特殊情况时，由医务人员代替患者做主，又称医疗父权主义。它分为全医主和半医主。全医主是指在做重大医疗决策时，事先不征求患者的意见，完全由医护人员为患者做出决定，实施必要的诊治护理。半医主是指在做重大医疗决策时，在征得患者或其家属的同意或授权下，由医护人员做出原则性决定。

（2）患者自主权：即患者自己做决定的权利。患者有权选择接受或者拒绝医护人员的医疗护理方案，这是患者自主性的体现。

在自主原则中，最能代表患者自主权的是"知情同意"。"知情同意"是指某人被告知事实后，自愿同意或应允某事。在医疗护理实践中，具有法律功效的同意是知情同意，即患者或其法定代理人在获得医护人员提供足够的信息及完全了解的情况下，自愿同意或应允某些检查、治疗、手术或实验。为了使患者能充分行使同意权，医护人员应以患者或法定代理人能理解的用词，详细地向其解说必要和重要的资料或信息。

医主和患者自主似乎是彼此不相容的，是相互冲突的。事实上，在医疗照护上，"患者自主"不仅不排斥"医主"，有时候还需要"医主"来消除困扰。因为在很多情况下，患者对疾病的了解程度是无法与受过正规医疗教育和临床训练的医护人员相比的。而且，当一个人生病的时候，不但其行动的自主能力会降低，其情绪、判断力与正确的理性思考也常受影响。此时，医护人员使用医主方式，协助患者恢复健康，在伦理上应该可以被接受。若一味强调患者的自主权，有时不但会耽误治疗，甚至可能会危及生命。

（二）不伤害原则

1. **含义** 不伤害原则是指不给患者造成本来完全可以避免的肉体和精神上的痛苦、损伤、疾病甚至死亡。不伤害原则要求除了注意保护患者的安全，还要能够预见伤害发生的可能性。避免患者因医疗上的不慎、疏忽而受到伤害，如为意识障碍患者预防性的使用床档。

2. **不伤害原则的意义**

（1）不伤害原则不是"绝对不伤害"原则：因为有些诊治手段不可避免地要给患者带来一定的损害。例如，肿瘤化疗的副作用，侵入性操作给患者带来的不适，但这些诊疗手段为患者带来的益处显而易见，所以在伦理上是可以接受的。

（2）不伤害原则是"权衡利害"原则：不伤害原则要求医护人员对诊疗照护措施进行危险与利益或伤害与利益分析。仔细评估，审慎考虑，选择利益大于危险或伤害的方式行事。例如，为乳腺癌患者行乳房切除术，虽然手术会给患者带来身心损伤，但是可以降低死亡的危险。此种情况下，施行手术应算是权衡利弊后做出的最佳选择。

（3）不伤害原则是"双重影响"原则："双重影响"是指某一行动结果产生一利一害的影响，其有害影响是间接的且事先可以预知，但不是恶意或故意造成的，完全是为了正当的行动所产生的附带影响。例如，妊娠危及孕妇生命时，可允许人工流产或引产。虽然可以预知胎儿会因此死亡，但此结果并非恶意，且对孕妇而言不得不采用此种措施，这种情况可以被伦理道德和法律所接受。

3. **不伤害原则对护士的具体要求** 强化以患者为中心的动机和意识，坚决杜绝有意和责任伤害；恪尽职守，尽可能预防无意但却可知的伤害及意外伤害的出现；正确处理审慎与胆识的关系，选择最佳诊治方案，并在实施中尽最大努力，把不可避免但可控的伤害控制在最低限度之内。

（三）公正原则

1. **含义** 公正原则是指在医疗护理服务中公平、正直、没有偏私地对待每一位患者的伦理原则。

2. **公正原则的意义** 公正原则作为护理伦理学的具体原则，是现代医学服务高度社会化的集中反映和体现，其价值主要在于合理协调日趋复杂的护患关系，合理解决日趋尖锐的健康利益分配的基本矛盾。医疗护理服务中公正是指每一个社会成员都具有平等享有卫生资源合理或公平分配的权利，且对卫生资源的使用和分配具有参与决定的权利。

3. **公正原则的具体要求** 从现代护理伦理观分析，公正主要包括以下内容。

（1）平等地对待患者：一是从服务态度上，护士要对患者的人格尊严予以同等的尊重，要以同样热忱的态度对待每一个人；二是要以同样认真负责的医疗作风对待每一位患者，对患者的正当愿望及合理要求予以尊重和满足；三是尊重和维护患者平等的医疗照护权。

（2）合理分配医疗资源：护士在参与医疗资源分配决策的过程中，应按照医学标准、社会价值标准、科研价值标准、余年寿命标准等方面，综合权衡，确保医疗资源分配的公平性与合理性。

（3）公正的处理事故和纠纷：当出现护理差错、事故或纠纷时，护士要站在公正的立场上，实事求是，不偏不倚。

（四）行善原则

1. 行善原则的含义 行善原则，即有利原则，是指医护人员对患者直接或间接履行仁慈、善良或有利的德行。

2. 行善原则的意义 行善原则主张医护人员的诊治行为以保护患者的利益、促进患者健康、增进其幸福为目的。它分为积极和消极两个方面：积极方面是指促进或增进患者的健康和福祉；消极方面是预防或减少对患者的伤害。由此可见，行善原则比不伤害原则内涵更加广泛。行善原则包括 4 个原则：一是不应施加伤害；二是应预防伤害；三是应去除伤害；四是应做或促进善事。医护人员应努力使患者受益，尊重医学科学，实事求是。这就要求医护人员必须忠诚于患者的利益，一切行为都要从维护患者的利益出发，根据疾病的性质、程度及其发展规律，恰当地选择治疗手段和措施。

3. 行善原则的具体要求 行善原则要求护士的行为对患者确实有益，在利害共存的情况下权衡利害。护士的一切工作都应该努力让患者受益；努力预防或减少难以避免的伤害；对利害的得失，要全面权衡，选择受益最大而伤害最小的实施方案；既要关心患者的利益，又要考虑他人和社会的利益。

第三节　护理伦理学的规范和范畴

护理伦理学规范是对护士在护理实践中道德关系的普遍规律的概括和反映，是护理伦理学基本原则指导下的具体行为准则及具体标准。护理伦理学范畴是道德规范在护理活动中的具体运用，是护理伦理现象的总结和概括。

一、护理伦理学的基本规范

（一）护理伦理学规范的含义

规范，就是约定俗成或明文规定的标准或准则。护理伦理学的基本规范是指依据一定的护理伦理理论和原则而制定的，用以调整护理工作中各种人际关系，评价护理行为善恶的具体标准。

（二）护理伦理学规范的形式

护理伦理学的规范以"哪些应该做，哪些不应该做"的形式，将护理伦理学的理论及原则转换成护理实践中可遵循的具体标准。多采用简明扼要，易于理解和接受的"戒律""宣言""誓言""誓词""法典""守则"等形式表现出来，由国家和医疗行政管理部门颁布。

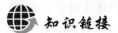知识链接

（三）护理伦理学规范的内容

1. 救死扶伤，恪尽职守　救死扶伤是医护人员的神圣天职和最高宗旨，恪尽职守是医护人员应有的敬业精神和职业操守。救死扶伤、恪尽职守是医护人员正确对待护理事业的基本准则，是医疗卫生事业和人民健康利益的根本要求。

2. 刻苦钻研，精益求精　刻苦钻研、精益求精是护士在学风方面必须遵循的伦理准则，也是保障人民身心健康的需要。医学发展日新月异，护理新技术层出不穷，护理观念的变革，护理内容和范围的不断扩大，人民群众的健康需求不断提高，对护士的知识结构、专业技能、综合素养提出了新的挑战。护士必须刻苦钻研、勤奋进取，不断更新知识，熟练掌握各种护理技术和技能，做到精益求精，才能适应医学科学和护理专业的发展，才能为患者提供优质的护理服务。

3. 尊重患者，一视同仁　尊重患者、一视同仁是护士处理护患关系时必须遵守的准则之一。主要表现在两个方面：一是护患双方平等相处，体现的是人际交往中社会地位和人格尊严的平等；二是对患者的人格尊严、权利的尊重和关心。以同样的服务态度对待有同样需要的服务对象，这也是公正的根本所在。

4. 举止端庄，文明礼貌　举止端庄、文明礼貌是护士处理护患关系时必须遵守的基本伦理准则。护士举止端庄、文明礼貌，不仅是自身良好素质和修养的体现，也可以赢得患方信赖与合作，有助于患者的康复。举止端庄指护士态度和蔼可亲、举止稳重、动作轻盈敏捷，遇到紧急情况沉着冷静、有条不紊；在着装、服饰上与职业相适应，即规范整洁，朴素大方，又不刻意"包装"。

5. 廉洁奉公，遵纪守法　廉洁奉公、遵纪守法是指医护人员必须清正廉洁、奉公守法。我国《医务人员医德规范》第4条规定医务人员应该"廉洁奉公，自觉遵纪守法，不以医谋私。"当前医疗护理行业内，存在少数收取患者财物、过度医疗等以医谋私的现象，这是违背职业道德的丑恶行为。护士要始终保持清醒的头脑，始终坚持以奉献为核心的职业道德和行业规范，以自身的廉洁行为维护白衣天使的社会信誉和形象。

6. 诚实守信，保守医密　诚实守信是医护人员对待患者的基本原则。倡导和践行诚实守信准则，必须同弄虚作假、背信弃义、欺诈取巧的不良风气进行坚决斗争。保守医密有两层含义：一是为患者保密，主要是对患者不愿他人知道的决定及患者不愿公开透露的信息如病因、特殊疾病的诊断、进展及预后等进行保密；二是对患者保密，包括暂不宜告知的不良诊断及预后。

7. 互尊互学，团结协作　互尊互学、团结协作是正确处理护际关系的基本准则。恪守这一准则，处理好护际关系是现代医学发展高度分化、高度综合、高度社会化的客观需要，也符合现代社会强调集体主义、团队精神的要求。互尊互学、团结协作这一准则，要求医护人员共同维护患者利益和社会公益；彼此平等，互相尊重；彼此独立，互相支持；彼此信任，互相协作和监督；互相学习，共同提高。

二、护理伦理学的基本范畴

在哲学中，范畴是反映事物本质属性和普遍联系的基本概念。护理伦理范畴是指在护理实践中护士与他人、社会之间道德关系中某些本质方面的概括和反映，即表现护理伦理关系中某些侧面的一些基本概念。护理伦理学的基本范畴主要包括权利与义务、情感与良心、审慎与胆识、荣誉与幸福等。

（一）权利与义务

1. 权利　权利是指道德行为主体所拥有的正当权力及利益。护理伦理范畴的权利主要包括两个方面的内容：一是患者在护理关系中所享有的权利；二是护士在护理关系中所享有的权利。

（1）患者的权利：是指患者患病期间所拥有的且能够行使的权力和应该享受的利益。患者的权利是公民基本权利的一部分，主要包括下列内容。

1）平等享受医疗的权利：我国民法通则中规定："公民享有生命与健康的权利。"当人的生命受到疾病的折磨时，患者就有要求医疗照顾的权利，即要求继续生存的权利。任何人，任何医护人员，任何医疗单位都不得拒绝患者的求医要求，否则就违背了最起码的道德准则。

2）知情同意的权利：在护理实践中知情同意既是为了取得患者的配合，提高疗效，更是为了尊重患者的自主原则和权利。患者有权知道自己所患疾病的性质、严重程度、治疗进展及预后等。护士在不损害患者健康利益的前提下，应如实告诉患者。患者对医生的诊治手段有知道其作用、成功率或可能发生的并发症及其危险的权利，医生应在征得患者同意后方可实施诊治手段。患者在了解自己的病情后，有权要求治疗，也有权拒绝治疗，医护人员应尊重患者的意见。

3）要求保守秘密的权利：患者的这一权利源于公民的隐私权，患者对于自己生理的、心理的及其他隐私，有权要求医护人员为其保密；患者的病历及各项检查报告、资料等不经本人同意不能随意公开或使用。

4）享有免除一定社会责任和义务的权利：患者在获得相应医疗机构的证明后，有权根据病情的实际情况，暂时或长期免除如服兵役、献血等社会责任和义务。

5）获得赔偿的权利：如发生由于医疗机构及其工作人员行为不当，造成患者身体损害后果的，患者有权通过正当程序获得赔偿。

（2）护士的权利：护士有维护和保证患者医疗护理权利的实现、促进患者身心健康的权利。护士的权利可以分为护士的职业权和自身权利两个方面，具体内容见第十三章相关内容。

2. 义务　义务是指个人对他人、家庭、集体、社会应尽的责任。在护理实践中，它表现为护士义务和患者义务两个方面。

（1）护士的义务：护士不仅对患者负有责任和义务，同时也对社会负有责任和义务。护士的义务包括依法进行临床护理服务，紧急救治患者，正确查对、执行医嘱，保护患者隐私，积极参加公共卫生应急事件救护的义务。

（2）患者的义务：患者在享有权利的同时，也应对自身的健康负责，对他人和社会负责，履行自己应尽的义务。

1）积极配合医疗和护理的义务：健康不仅是个人的私事，而且与他人、社会都有密切的关系。在治疗过程中，患者有责任积极配合医疗和护理，避免将疾病传播他人。

2）保持和恢复健康的义务：事实证明，某些疾病的发生与人们的生活方式和生活习惯密切相关。因此，患者有责任选择合理的生活方式，养成良好的生活习惯，以保持健康，减少疾病的发生。反之，是对自身健康不负责任的表现，必将给社会和家庭带来负担。

3）遵守医院各项规章制度的义务：医院的各项规章制度是保证医院正常医疗秩序、提高医护质量的有力措施，其中对患者及其家属也有相应的要求。自觉遵守这些规定，是每个患者的义务。

4）支持医学科学发展的义务：医学的发展，离不开医学科学研究，而医学科学研究在很多时候需要患者的理解与支持。发展医学科学是一项造福人类、造福子孙后代的事业，每一位患者都有义务支持这项事业的发展。

（二）情感与良心

1. 情感　情感是人们内心世界的自然流露，是人们对客观事物和周围人群喜怒哀乐的外在表现，是人们对外界刺激肯定或否定的心理反应。

（1）护理情感的含义：护理伦理情感的含义是指护士对患者、他人、社会所持态度的内心世界的外在表露。护士的道德情感是建立在对人的生命价值、人格和权利尊重的基础上的，是一种高尚的情感。

（2）护理伦理情感的主要内容

1）同情心：这是每个护士应具备的最基本的职业道德情感，表现为护士对患者的遭遇、痛苦和不幸的怜悯与同情。在这种感情的驱使之下，护士会自觉地关心、体贴、帮助患者。

2）责任心：护士把恢复患者健康，挽救患者生命视为自己崇高的职责，是在同情心基础之上的升华。在这种情感的驱使下，护士会满腔热情地对待患者，不是亲人胜似亲人。

3）事业心：这是护士最高层次的道德情感，护士把自己的本职工作与发展医学科学事业及人类进步的伟大事业联系起来。在这种情感的驱使之下，护士会达到忘我的境界，真正做到视职业如生命，为救死扶伤的崇高事业而奋斗终生！

2. 良心 良心是人们在履行对他人、对社会义务的过程中，对自己行为应负的道德责任的一种主观认识和评价能力，是道德情感、观念、意志、信念在个人意识中的内在统一。

（1）护士良心的含义：护士的良心是指护士在履行对患者、集体和社会义务过程中，对自己行为应负道德责任的自觉认识和评价能力，是护理伦理原则、规范在个人意识中形成的稳定的信念和意识。良心的实质就是自律，是护士发自内心深处的情感呼唤、道德律令、自我监督、自我调节、自我评价的自律过程。

（2）护士良心的作用：良心是护士不可缺少的道德情感，它对护士行为的自觉调控作主要表现为三个方面：

1）行为前的自觉选择作用：在行为选择之前，良心起着自我检查作用。护士在选择某种行为之前，良心总是会根据道德原则和规范的要求，对行为的动机进行自我检查，对符合道德要求的动机给予肯定，对不符合道德要求的动机予以否定。这可促使护士确立正确的动机，做出有利于患者、有利于社会的行为选择。

2）行为过程中的自觉监督作用：医疗职业的特殊性要求护士时刻用职业良心来约束自己的行为，对符合道德要求的情感、意志、愿望予以鼓励，对不符合道德要求的情感、私欲、杂念予以克服和纠正，达到扬善抑恶的效果。

3）行为之后的自觉评价作用：费尔巴哈说："良心是自己审判自己的法官。"良心是护士内心的道德法庭，当自己的行为后果符合道德要求时，就会感到心理上、精神上的满足，从而力量倍增；当自己的行为后果违反了道德要求时，就会感到内疚、悔恨，受到良心的谴责。护士正是在良心的自我评价中自觉反省，不断提高自身的道德修养。

（三）审慎与胆识

1. 审慎 审慎，即周密细致，是指人们在行动之前的周密思考与行动过程中的小心谨慎。审慎是一种道德作风，是良心的外在表现。

（1）护理审慎的内容：护士的审慎，包括语言审慎和行为审慎。

1）语言审慎："语言能治病，也能致病。"护士的语言审慎主要要求护士在日常护理中重视患者心理变化，加强对保护性医疗和护理的理解。与患者交谈时注意语言表达技巧和肢体语言的运用，使患者感到温暖、心情愉悦，促进患者早日康复。

2）行为审慎：是指护士在护理工作中，始终保持认真谨慎的态度，严格遵守各项规章制度和操作规程，行为过程小心谨慎、细心周到。在遇到复杂病情和危重患者时，能够果断处理并能预防各种意外情况的发生。

（2）护理审慎的意义：护理审慎有着非常重要的实践意义。

1）有利于提高护理质量：护士时刻保持审慎的工作状态，可以避免由于疏忽大意造成的护理差错和事故，确保患者身心健康和生命安全。

2）有利于医护人员确定最优的治疗和护理方案：在对患者病情做出判断之后，往往存在多种治疗和护理方案的选择，这就要求医护人员根据病情需要、现有医疗条件、患者个体差异及患者经济承受能力等多种因素综合考虑，审慎选择。

3）有利于建立良好的护患关系：面对患者，护士审慎的言行可以稳定患者情绪，增强其治疗疾病的信心，达到互相信任，互相配合，提高医疗质量的目的。如护士言行过于随意，则会引起患者的误解、不安甚至不信任，进而影响疗效和护患关系。

4）有利于护士不断提高自身的道德修养：护士在审慎的自律过程中不仅能逐渐养成良好的行为习惯，还能不断提高道德修养。即使是在无人监督的时候，也能自觉坚持道德要求，尽职尽责的为患者服务。

2. 胆识 胆识，即胆量和见识。护士的胆识是指护士在具有崇高的医德品质、广博的专业知识和精湛的护理技术的前提下，具有不畏困难，敢于承担风险和化解风险的勇气和能力。首先，胆识可以帮助医护人员在抢救急危重症患者时把握有效的时机；其次，在患者损伤不可避免时，医护人员可以凭借胆识做出最大善果和最小恶果的合理选择。

强调审慎，并不否定胆识。作为医护人员，需要胆大心细，尤其面对危重患者抢救或手术时，时间就是生命。这就要求医护人员把患者利益放在首位，迅速、果断的抢救，力争达到风险最小、损伤最轻、安全有效的结果。只有把胆识与审慎统一起来，才能发挥最佳效果，这也是护士的高度责任感和科学精神的体现。

（四）荣誉与幸福

1. 荣誉 荣誉是人们在履行了社会义务之后得到的道德上的褒奖和赞许。它包括两个方面的内容，从客观方面来讲，荣誉是指人们履行了社会责任，对社会做出贡献之后，得到社会舆论的认可和赞许；从主观方面来讲，荣誉是自我意识中对社会客观评价所产生的一种荣誉感。荣誉是鼓舞推动人们自觉的为社会尽义务、做贡献的内驱动力。

（1）护士的荣誉的含义：护士的荣誉是指护士履行了自己的职业义务之后，获得他人、集体、社会的赞许、表扬和奖励，以及个人感到的自我满足和欣慰。

（2）树立正确的荣誉观应处理的关系：

1）荣誉与义务相一致：医疗卫生工作的根本目标，是为了保障和维护人民群众的身心健康，而不是为了猎取个人荣誉。荣誉是对护士辛勤工作的肯定和激励，护士在荣誉面前应始终保持谦虚谨慎的作风，更加努力地工作，回报社会的厚爱。

2）个人荣誉与集体荣誉的统一：个人荣誉与集体荣誉是密切相关的，集体荣誉是个人荣誉的基础和归宿，个人所获得的每一点成绩与进步，都离不开集体的关心、帮助与支持；个人荣誉是集体荣誉的组成部分。因此，每个医护人员都应自觉关心集体荣誉，维护集体荣誉。当两者发生矛盾时，应顾全大局，不惜牺牲个人荣誉，保全集体荣誉。

3）护理伦理荣誉的重要作用：主要表现在两个方面，一是荣誉对护士行为的发挥有引导作用；二是荣誉对护士的行为起着激励作用。护士一旦树立了正确的荣誉观，就会把履行护理伦理原则、规范变成内心的信念和要求，同时也会将这种信念和要求通过相应的护理伦理行为表现出来，从而形成一种内在的精神力量。

2. 幸福 幸福就是人们在创造物质生活条件和精神生活条件的实践中，由于感受和理解到目标和理想的实现而得到的精神上的满足。

（1）护理伦理幸福的含义：护理伦理幸福是指护士在为患者健康服务的过程中，以自己的辛勤劳动，实现从事护理事业的人生价值而感受到的精神上的满足。

（2）追求护理伦理幸福的方式：

1）把个人幸福与集体幸福统一起来：个人离不开社会，护士只有在为患者、社会做出贡献并得到赞扬时，才会产生强烈的幸福感。集体幸福是个人幸福的基础，没有集体幸福，个人幸福也难以实现。当然，我们并不否认或忽视护士追求个人幸福的权利，而是强调在国家、人民幸福的前提下，关心和维护护士的个人幸福，保障护士能够自由发挥个人才能和智慧，实现个人幸福，并达到个人幸福与集体幸福的高度统一。

2）把物质生活幸福与精神生活幸福统一起来：一定的物质生活水平是实现幸福生活必不可少的条件，但人们的生活需要并不局限于物质生活的享受，精神生活的充实也是幸福的重要方面。因而，护士在为患者健康服务的过程中，既获得了应有的物质报酬，又从患者的康复中感受到工作的意义和自身的价值。因此，护理伦理幸福强调精神生活的充实应高于物质生活满足。

3）要把创造幸福与享受幸福统一起来：对于人类社会来说，劳动与创造具有首要意义；而对于个人来说，只有劳动才能不断地创造物质财富和精神成果。劳动创造幸福，人们在创造物质财富和精神财富的过程中既体会到劳动的艰辛又感受到劳动的幸福。护士也正是在为人民健康服务的过程中，精心护理使患者康复，得到社会的肯定，从中体会到护理工作的意义，从而在心理上得到莫大的欣慰和幸福。

（卫晓娅）

课后练习

一、选择题

A_1 型题

1. 不属于生命质量论中衡量人的生命质量的标准是（　　）

　A. 智力状态　　B. 身体状态　　C. 操作质量　　D. 心理质量　　E. 根本质量

2. 护理道德审慎范畴要求护士首先应（　　）

　A. 自觉钻研业务　　　　B. 自觉努力学习　　　　C. 养成良好的工作作风

　D. 具有良好的心理素质　　E. 达到慎独境界

A_2 型题

3. 为了研究不同护理方法对降低留置导尿管患者尿路感染率的影响，护士小李未告知患者就按照自己的研究设计对多名患者实施不同的护理措施，她的行为侵犯了这些患者的（　　）

　A. 自主权　　　　　　B. 参与决策权　　　　　C. 基本医疗权

　D. 知情同意权　　　　E. 隐私权

A_3 型题

患者女性，23岁，某高校学生。因每月阴道分泌棕黑色黏液来医院就诊。初步诊断为子宫内膜息肉，拟行宫腔镜子宫内膜息肉切除术。术前护士向患者及家属介绍了病情及预后，而患者也要求医护人员不要将真实情况告知看望她的同学，患者在了解病情后签字同意手术治疗。

  4. 护理人员为患者介绍病情及预后体现了她们的 （　　　　）

   A. 保证患者权益的义务

   B. 及时救治患者的义务

   C. 维护患者治疗安全的义务

   D. 保护患者隐私的义务

   E. 认真执行医嘱的义务

  5. 患者在手术单上签字同意手术体现了患者的 （　　　　）

   A. 不伤害原则   B. 自主原则   C. 公正原则

   D. 行善原则   E. 有利原则

二、思考题

1. 简述护理伦理学基本原则及其对护士的具体要求。

2. 试析护理伦理学的基本范畴及其在护理实践中的应用。

三、案例分析

【案例资料】

  两位内科消化病学专业研究生，选择了胰腺癌早期诊断的科研项目进行研究。此课题需要在患者身上抽 200 ml 血做抗体测定。能否在晚期胰腺癌患者身上抽 200 ml 血，两位研究生发生了争执。甲认为这样做不人道，在生命垂危的患者身上抽血，无疑会增加患者的痛苦，而且可能加速其死亡，这不符合医生救死扶伤的职责，所以此做法不妥；乙的观点与甲相反，认为此科研项目的研究成果对大多数人有利，况且晚期癌症患者原本不久于人世，为科研做点贡献也未尝不可。

  1. 结合本章学习内容对案例中两位研究生的观点进行伦理分析。

  2. 组织模拟辩论，将理论知识转化为应用能力。

【伦理分析】

  1. 该案例最核心的伦理冲突是人道主义与功利主义。案例中研究生甲，充分践行了人道论所倡导的关心、爱护患者，尊重患者的生命、权利及人格。研究生乙推崇的是功利论所追求的"最大多数人的最大幸福"，他关注的重心是医学科学的发展所带来的医学利益和社会效益。

  2. 对于该案例，保证患者生命安全是医护人员的最基本职责，这也是医学伦理的底线。在此基础上，再去追求医学、护理学科的进步更为妥当。假设科研意义重大、势在必行，医护人员必须要征求患者意见并获得同意，最大限度维护患者的健康利益和相关权利。只有这样，才能既维护患者利益，又保证医护学科的正常发展，从而更好地满足患者及社会的需求。

四、实践训练

  1. 训练目的　通过护理伦理学基本理论的学习和感悟，使护生树立正确的人生观和价值观，并能灵活运用伦理知识指导自身行动，为培养临床思维打下基础。

2. 训练计划

（1）组织学生进行模拟辩论。将整班学生随机分为正方和反方。正方支持研究生甲的观点，反方支持研究生乙的观点。自愿或推荐产生各方一辩、二辩、三辩和四辩，其他同学为后援团，可做补充发言。

（2）辩论会后，写出心得体会。

3. 实践评价　作为辩手参与辩论的同学可加计实践成绩 20%；作为后援补充发言者，每人加计实践成绩 10%；提交辩论心得报告者由任课教师进行定量评定，总分不超过 80 分。

第三章　护理人际关系伦理

学习目标

1. 掌握　护患关系、护际关系，护理人员与社会公共关系的内容及基本模式、特征。能在实际工作中应用护理伦理规范处理好各种人际关系。

2. 熟悉　护患冲突的影响因素和调适途径，护理人员的社会责任。

3. 了解　护患关系道德的历史演变和发展趋势。

案例引入

一位14岁少年，男性，因风湿性疾病在医院门诊输注青霉素。最后一天输液时，该少年只带了注射单而未带病历，且药物是由患者自己保存带来。因护士与其熟悉，就为他进行了治疗。输液中，患者出现过敏性休克。经抢救，生命体征存在，但陷入昏迷状态。门诊治疗期间患者父母均在国外，患者昏迷后其母亲来院，双方就此事发生纠纷不能解决，医疗费用一直记账。半年后，患者进入恶病质状态，后又突发呼吸衰竭，一位医生暗示母亲，可以放弃治疗，对患者家属及各方面均好。患者母亲决定放弃治疗，患者死亡。其父亲回国后，认为医院失职，导致其子死亡，遂将医院告上法庭。

讨论分析：

（1）护士违背了哪些护患关系道德规范？

（2）她是如何理解医护关系的？

（3）试从伦理角度对上述案例中医生及患者父母的行为进行分析。

解析路径导航：

（1）掌握《医务人员医德规范及实施办法》《护士条例》等法规明确规定在护患之间护士应遵循的基本道德规范，从"认真负责，廉洁自律""热爱本职，精益求精"等方面分析该案例护士行为。

（2）一是从护理实践中认识医护之间发生矛盾的常见因素；二是理解理想医护模式的内涵及社会意义；三是以医护关系基本规范为指导分析该案例护士对医护关系的理解。

（3）在认识护理与社会公众关系的基础上，可从护医、护患及护士、医生与患者家属三方人际关系的伦理规范进行综合分析。

护理伦理学必须研究医学领域中护患之间、护际之间、护理人员和社会之间的伦理关系，即护理人际关系。社会主义护理伦理的基本原则是调整护理人际关系的根本指导原则，并贯穿于整个护理伦理的发展过程，既制约着护理人员的行为规范，又是护理行为规范的原则。护理人际关系是护士在护理工作中建立起来的人际关系，包括护患、护际（护士之间）、护医、护技（护士与药房、检验科、供应科室和技术科室等员工）、护管（护士与医院管理者、领导、护士长、护理部主任等）、护士与社会的关系等。在医疗实践当中，护理人际关系的好坏，直接影响到护理质量和医德医风。

第一节　护士与患者人际关系伦理

护患关系是指护理人员与患者（包括患者家属）在医疗护理活动中建立起来的人际关系，是护理关系中最重要的一种关系。它是进行一切医疗、护理活动的前提，是护理关系的核心；它直接涉及护理伦理基本原则的贯彻；护患关系的和谐与否直接关系到护理工作的开展和护理质量的提高，也影响着整个医疗行业医德医风的建设。所以，探索处理护患关系的伦理原则和行为规范意义重大。

一、护患人际关系的模式和特征

（一）护患关系的模式

护患关系是护理伦理的基础，它不仅决定和制约着护理伦理原则及伦理规范的价值取向，而且决定和制约着护理伦理原则及伦理规范的社会内容和要求。因此，研究和确定护患关系的模式，就成为护理伦理建设中十分重要的问题。护患双方互动的基本方式，主要包括技术性和非技术性两个方面。

1. 技术性护患关系模式　技术性护患关系是指在护理措施的执行中，护理人员和患者的相互关系。美国学者萨斯（T. Szasz）和何伦德（M. Hollender）在《医患关系的基本模式》一文中，根据护患双方在护理行为中的地位和双方主动性的大小提出，技术性护患关系模式主要有以下三种。

（1）主动－被动型：在护理活动中，这种模式的护理关系把患者置于被动地位，而护理人员则处于主导地位。其特点是护患关系双方不是建立在相互作用的基础上，而是建立在护理人员对患者作用之上，患者不能主动地起作用。这种模式对危重休克者及昏迷者、婴幼患儿、精神障碍者、智力严重低下者等是适当的。但是，对更多的患者而言，把患者的主观能动性从护理过程中全部排出去，把患者在护理活动中的主动配合和可能参与的意见看成是毫无意义的事，是有重大缺陷的。这样做不但会影响护理效果，还有可能导致差错的发生。因此，不应广泛地采用这种模式。

（2）指导－合作型：在护理活动中，这种模式的护患关系是依靠护理人员的指导，患者处于一种忠实的接受劝告和配合的地位。其特点是患者在护患关系中是"主动"的，但是这种"主动"是有条件的，是以执行护理人员的意志为前提的，护理人员的权威仍然起着决定性作用。这种模式虽有它的局限性，但可以比较广泛地适用于患者，特别是急性患者。它有助于提高护理效果，有利于及时纠正护理治疗中的某些差错，有利于建立融洽的护患关系。

（3）共同参与型：在护理活动中，这种模式的护患关系适用于目前的一种趋势："自己的生命自己负责。"护理由以医院和护理人员为中心转为"和患者共同护理"的新局面，即患者不仅是主动配合护理，还要进一步参与。其特点是护患之间的作用是双向的，护患彼此依存，双方相互尊重，对护理方法和结果双方都是满意的。这种模式较前两种模式大大前进了一步，它不仅有护理人员的积极性，也有患者的积极性，这有利于提高护理的准确性和护理效果，使患者建立良好的心理状态，消除护患间的一些紧张因素。这种模式适用于慢性病患者，特别是那些"久病成医者"，以及那些神志清楚并且有一定文化和智力水平的人。在有条件和可能的情况下，护理人员应积极主动地采用这种模式。

2. 非技术护患关系模式　以技术关系为基础和纽带，护患双方在医疗护理活动中形成的道德、利益、法律等相互关系都属于非技术方面的关系，如护患间的道德关系、价值关系、利益关系、法律关系、文化关系等。这些关系不受技术的影响，而是受社会、心理、经济等因素的影响。

（1）道德关系：道德关系是非技术关系中最重要的内容，是指在医疗护理实践中护患双方都必须按一定的道德规范及原则约束自己的行为并尊重对方的权利、人格及利益。道德关系对护士而言主要表现为医疗护理活动中的服务态度和工作作风。随着患者维权意识的增强，对护士这方面的要求也越来越高。护理人员应在建立和维护良好护患关系的过程中，承担起更多的道德责任和义务，展示出更高水平的道德修养。当然，患者也有做文明就医者的义务。

（2）利益关系：利益关系是护患双方在护患关系的基础上发生的物质利益与精神利益的关系。护患双方在相互作用的过程中都要满足各自的物质和精神方面的利益需求。护士为患者提供医疗护理服务，获得应有的物质报酬和精神满足；患者支付必要的费用，接受医疗护理服务，身心健康得以恢复。由此可见，护患双方的利益关系是双向互惠的。护患双方的利益关系是在社会主义利益原则下的平等、互助的人际关系。

（3）价值关系：价值关系是指以护理活动为中介的体现双方各自社会价值的关系。护士在运用专业知识和技能为患者服务的过程中实现了自我价值；患者得到医疗照护，恢复健康后继续服务社会，实现个人价值。护患间的价值关系也是相互作用、相互影响的。

（4）法律关系：法律关系是指护患双方在护理实践活动中，都会受到法律的约束和保护，要求他们在法律范围内行使各自的权利和义务来调整双方的关系。在医疗护理活动中，护患双方都要在法律允许的范围内行使各自的权利和义务，护患双方都受法律的保护及约束。在医疗纠纷频发的今天，卫生法规在协调护患关系中将扮演重要角色。

（5）文化关系：文化关系是指护患双方在护理活动中受到不同文化背景的影响而形成的关系。医疗护理活动是以文化背景为基础的，护患在文化修养、宗教信仰、风俗习惯等方面千差万别，要和谐相处，需要彼此尊重对方的文化。

需要指出的是，护患关系中技术方面的关系和非技术方面的关系是分不开的。现代医学模式下的"以患者为中心"的护理模式，要求护士为患者提供生理、心理、社会、文化的全方位服务。正如著名心内科专家曾昭耆所说："要预见到，总有一天患者不单会挑医生的治病本领，还要挑医生的态度。不但要治好病，而且还要求看病过程中心情愉快。"这个预见可以类推到对护士护理服务的要求。

（二）护患关系的特征

1. 平等关系 护患关系是以实施医学人道主义原则为基础建立起来的平等关系。医学人道主义在医疗工作中表现在对广大人民众生命的尊重和爱护上，体现在关心爱护患者、尊重患者平等的诊治权利上，反映在护患平等协调的人际关系中。

2. 信赖关系 护患关系是以社会法制为保障建立起来的信赖关系。社会法制的根本职能是保护民众的合法权益，患者和护士同样受到法律保护。任何超越法规允许范围的行为，都要受到社会舆论的谴责及法律的制裁。患者把自己的生命健康、隐私等都托付给护士，是护士顺利完成护理任务的必要条件。

3. 工作关系 护患关系是一种具有一定强制性的工作关系。护士与患者交往是一种执业行为，患者可以自由选择医院，也可以选择医生和护士，而医院是不能选择患者的。所以从这个角度说，护理人员一方是被选择的，不能说是完全自愿的，或者说不管护理人员愿意与否，都会建立这样的工作关系。

4. 治疗关系 护患关系是一种以护理技术为保证的治疗关系。护士的中心任务是通过对患者的尊重、沟通，通过执行护理程序，使患者能够克服病痛，生活得更加舒适并尽快地恢复健康。作为帮助者的护士处于主导的地位，这就意味着护士的行为可能使双方关系向积极健康的方向发展，有利于患者恢复健康；也有可能是消极的，使双方关系紧张，使患者的病情更趋恶化。良好融洽的护患关系也是一种治疗性的关系，护士作为帮助者有责任使其护理工作达到积极的、建设性的效果，从而起到治疗作用。

二、护患人际关系的冲突与调适

社会交往是人们社会生活中相互发生联系和接触的媒介，没有交往就没有人的文明礼貌可言，文明礼貌在交往时才有真正的价值。现代通信手段缩短了人们的距离，人际间的交往可以打破地域界限。人们通过言谈、暗示、会意等方式进行面对面的接触，通过文字、录音、电话等手段进行间接交往。在现代化社会里，如果谁把自己与他人隔绝起来，那就无疑是与文明绝缘，因此人际沟通是避免不了的。在沟通过程中可能会出现各种沟通障碍，甚至会发生冲突，护患人际沟通也不例外。

（一）引发护患冲突的因素

1. 护方因素 护患关系是一种业缘关系，其实质是护理人员要满足患者的需求。因此，作为护理服务的提供者，护士在护患关系中处于主导地位，其言行在很大程度上决定着护患关系的建立和发展。因此，一般情况下，护士既是促进护患关系向积极方向发展的推动者，也是护患冲突的主要责任承担者。

（1）业务不熟练：护理工作专业性强，如果护理人员缺乏扎实的专业知识和精湛熟练的操作技能，就不能胜任治疗、护理工作，引起患者的不满。例如，因为缺乏专业知识，护理人员无法解答患者关于治疗、护理等方面的问题，会降低患者对护理人员的信任感；又如，护理人员观察病情不能正确认识某些症状，会造成诊断和治疗的延误，引起护患纠纷；再如，因为护理技术不熟练，会直接增加患者的痛苦，在紧急情况下，更会忙中出错，引发护患矛盾。

（2）责任心不强：救死扶伤的职责要求护理人员具有全心全意为患者身心健康服务的责任感，如果护理人员缺乏这种道德情感，就会对患者态度生硬，对工作敷衍了事，使护患关系紧张。例如，护理人员对患者的痛苦冷言冷语，会使患者的心情雪上加霜；护理人员违反规章制度和操作规程，很可能造成医疗差错或医疗事故，导致医疗纠纷。

（3）沟通不到位：护患双方因为年龄、职业、文化背景、生活环境等方面的不同，在医疗、护理活动容易产生理解差异，非常需要沟通，如果护理人员沟通意识不强，沟通技巧缺乏，就容易造成护患间的误会，损害护患关系。例如，护理人员做护理操作前不做解释，会使患者心里疑虑重重；护理人员与患者交谈时，不会运用倾听、反应、核实、移情、触摸、沉默等语言或非语言的沟通策略，就不能获取患者的真实信息，也不能准确地传达自己的思想情感，造成护患沟通障碍。

（4）认识落后：随着公民文化层次的普遍提高及各项卫生法规的逐步完善，患者维权意识日益增强，对护理服务的要求也相应提高。如果护理人员不能及时跟上形势的变化，护理观片面，法律意识淡薄，就会做出有损护患关系的行为，导致护患冲突。例如，有些护理人员受生物医学模式的影响，不能全面认识整体护理模式下护理人员的多角色功能，护理工作仍以疾病为中心，对患者的情感、思想、意识等心理文化因素不重视，造成护患之间的隔膜；有些护理人员对患者的权利缺乏全面而清楚的认识，在工作中不尊重患者的知情同意权，或随意泄露患者隐私，这些侵犯患者权益的行为将直接导致护患纠纷。

2. 患方因素　作为医疗、护理活动的对象，患者是造成护患冲突的另一方重要因素。

（1）不良心理：一个健康人突然变成患者，在心理上必然有反应，容易产生抑郁、焦虑、怀疑、被动依赖等负面心理，这样的心理往往成为护患沟通的障碍。例如，有的患者悲观绝望，终日饮泣不语；有的患者怨天尤人，整日怒气冲冲；有的患者疑神疑鬼，情绪难以捉摸。这些都对护理人员的诚心、耐心、慧心提出挑战，处理不好就会引发护患冲突。

（2）期望过高：患者及其家属因缺乏医学知识，对疾病认识常常不足，对医疗、护理的期望值过高。当治疗效果与期望不相吻合时，就将责任归咎于医护人员，造成护患冲突。

（3）缺乏就医道德：有些患者道德素质不高，不清楚患者的义务，法制观念淡薄，就医行为不文明，严重影响了护患关系。例如，有的患者及其家属，不尊重医护人员的人格，稍不如其意，就出言不逊，做出过分之举；有的患者及其家属，无视医院的规章制度，不配合诊疗护理工作，无故拖欠医疗费用，护理人员干涉时，就迁怒于护理人员，出口成脏，拳脚相加。

3. 宏观因素　引发护患冲突的因素，除了护患双方当事人外，一些客观存在的宏观方面的因素也是不容忽视的。

（1）管理因素：医院建筑环境不合理、规章制度不够人性化、收费标准不按规定等，都会引起患者及其家属的不满，他们往往把怨气发泄在经常与其接触的护理人员身上，处理不好就会引起护患冲突。

（2）体制问题：由于政府对医疗卫生事业投入不足，临床上普遍存在护理人员数量不足的问题。当科室工作繁重，护理人员不能及时满足患者需要时，就会引发护患纠纷。

（3）信任危机：信任是良好护患关系的前提和基础，护患之间的信任危机必然导致护患冲突频发。护患信任危机不是一个单独的现象，它与社会主义市场经济条件下，整个社会的诚信缺失、整个医疗行业的诚信缺失密切相关。政府在卫生领域投入不足，使公立医院的公益性质有所淡化，医院的工作重心向经济效益偏移。医德医风滑坡，群众看病难、看病贵的问题长期得不到解决，群众对医疗行业普遍存在不满情绪，医护人员的社会形象也降到历史最低。在这样的大环境下，护患的信任缺失是难免的。

（二）护患冲突的调适

1. 护患冲突调节原则　护患关系的伦理调适是指消除护患之间矛盾，使护患关系和谐融洽。南丁格尔提到理想护士的标准："一个护士必须十分清醒、绝对忠诚、有适当的信仰、有奉献自己的心愿，有敏锐的观察力和充分的同情心，她需要绝对尊重自己的职业，因为上帝是如此信任她，才会把一个人的生命交付在她的手上。"一般来说，护患之间保持和谐关系要坚持以下几个原则。

（1）精益求精的原则：精益求精是搞好护患关系的重要基础。护理人员应该端正对护理工作的认识，热爱护理专业，爱惜"白衣天使"的美誉，不要过多计较个人得失，不辞辛苦，不厌其烦，不怕脏累。同时，为了适应护理模式的转变，要不断学习新知识，掌握新技术，提高护理技术水平，为建立良好的护患关系提供技术支持。

（2）平等待人的原则：护患之间能够平等相处是建立良好护患关系的前提条件。传统护患关系建立在"以疾病为中心"的医学模式之上，关系是不平等的，容易产生纠纷并激化矛盾。现代的护患关系建立在"以患者为中心"的新型医学模式之上。促进护患关系的平等，作为护理人员不要因为自己拥有专业的知识和技能就漠视患者的人格权利，不能有高高在上的施恩心理，面对不同知识背景、经济状况和社会地位的患者要一视同仁；作为患者也应该尊重、理解护理人员的劳动，平等地对待所有护理人员，不因其年龄的大小、资历的深浅而有所不同。

（3）合作共赢的原则：护患之间通过护理服务与被服务方式，共同追求高质量的护理效果。护理人员应该认真执行医嘱，精心护理患者，促进患者早日康复；患者应该积极接受治疗，与护理人员配合。护患双方密切合作，才能取得最佳的护理效果，实现双方的合作共赢。

（4）社会公益原则：护患双方都要正确处理好个人利益与社会公益之间的关系，当二者之间发生矛盾和冲突时，要无条件地维护社会公益。

2. 护患冲突调节途径

（1）全面提高护理人员的素质：护理人员在护患关系中处于主导地位。因此，全面提高护理人员的素质是解决护患冲突的根本途径，可从3个方面着力：①努力提高护理人员的业务水平，扎实的理论知识和精湛的护理技术是提供优质护理服务的前提；②努力提升护理人员的责任感，责任感在护理伦理情感中起主导作用，它能促使护理人员时刻把维护患者的利益作为自己的职责，在护理工作中做到关心体贴患者，认真负责，慎独自律；③努力增强护理人员的沟通能力，良好的沟通能力有利于创造护患间亲切、合作的氛围，有利于引导患者正确认识疾病，消除焦虑、抑郁等不良心态，有利于减少护患之间的理解分歧。

（2）加强患者就医道德的教育：护患关系是一种专业性强的互动关系，提高患者的道德素质也是减少护患冲突的有效途径。因此，加强患者就医道德教育很有必要。这种教育可以由社会、学校、医院三方承担起来。社会要加强对公民道德素质的宣传教育，倡导文明就医。高校应普遍开设医学伦理学课程，教育学生在就医过程中自觉履行患者的义务。医院的教育作用则更是特殊，首先医护人员良好的道德风貌可以同化患者，其次可以通过多种宣传手段，营造规范有序的就医秩序教育感染患者。例如，公开张贴患者就医道德规范，大力表彰文明就医行为，抨击不良的就医行为等。

（3）深化改革，搞好宏观调控：新一轮医疗改革政策明确提出要坚持公共医疗卫生的公益性质，充分调动广大医务人员的积极性。政府要加大财政投入，保证医疗卫生体制改革的顺利推进，切实解决群众看病难、看病贵的问题，为人民群众提供安全、有效、方便、廉价的医疗卫生服务。随着医疗卫生体制改革的深入，引起护患冲突的宏观因素将得到有效控制。

三、护患人际关系的伦理规范与实践

根据《国际护士守则》及我国《医务人员医德规范及实施办法》《护士条例》等的有关规定，护患关系伦理规范与实践主要包括以下内容。

1. **尊重患者，一视同仁** 尊重患者包括尊重患者的生物性生命和尊重患者的人格生命。尊重患者的生物性生命要挽救患者生命、减轻患者痛苦；尊重患者的人格生命要尊重患者的人格尊严和权利，做患者人格尊严和权利的忠实维护者。其中，要特别注意对患者知情同意权的尊重和对患者隐私的保护。一视同仁要求护理人员对待患者不分民族、性别、职业、地位、财产状况，都应一视同仁。在护理工作中，根据患者病情的轻重可以采取不同的护理级别，但要尽量避免因支付能力不同而造成的护理服务质量差异，尤其是服务态度不能因此而有差异。

2. **语言文明，举止端庄** 希波克拉底曾说："有两种东西能够治病：一是对症的药物，二是良好的语言。"护理人员应提高自己的专业性语言修养，通过礼貌、诚挚、关心、体贴的话语，为患者送去温暖、安慰、帮助和鼓励，杜绝"冷、推、硬、顶"的语风。护理人员应该按照护士仪表礼仪要求，规范自己的仪容、服饰和言行举止。端庄的举止体现着护理人员良好的文化修养及对患者的尊重与善意，容易使患者产生安全感和信赖感，有助于护患沟通的开展。

3. **认真负责，廉洁自律** 护理人员应时刻谨记自己的职业关系到患者的生死安危，工作中必须一丝不苟地照章办事，执行各项操作规程不打折扣，确保各项治疗和护理措施及时、准确、安全、有效。廉洁自律要求护理人员"不得恃己所长，专心经略财物，但作救苦之心"（孙思邈《大医精诚》）。它既是有关法律、法规对护理人员的要求，也是广大患者对医疗行业良好风气的希望，更是护理人员高尚医德境界的体现。在医德医风滑坡的今天，做到这一点需要有坚守的勇气。

4. 热爱本职，精益求精　热爱本职要求护理人员认识到护理工作平凡中的伟大，培养以护理工作为荣的职业自豪感，树立献身护理事业的信念，自觉维护"白衣天使"的美称。热爱是最好的老师，因为这份热爱，护理人员才能在工作中开拓进取，精益求精。护理人员通过积极学习新知识、掌握新技术，不断提高业务能力和整体素质，为患者提供优质服务，满足患者需要。

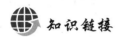 **知识链接**

胡佛兰德医德十二箴

在患者面前，该考虑的仅仅是他的病情，而不是患者的地位和钱财。应该掂量一下有钱人的一撮金钱和穷人感激的泪水，你要的是哪一个！

第二节　护士与医务人员关系伦理

在护理实践领域，护士扮演着多重角色。护际关系是指护理人员在医疗护理实践中形成的与同行之间的关系，包括医护关系、护理人员之间的关系、护理人员与医技科室之间的关系和护理人员与医院行政、后勤人员的关系。护理活动是一项集体性的活动，需要医院各个方面的协调，这种关系能否协调好，直接或间接地关系到医疗效果与患者安危。因此，在协调这些关系时，护理人员都有一些必须遵循的道德原则和行为规范。

一、护护人际关系伦理

（一）护护人际关系的特点

护理人员之间的关系指护理人员在医疗、护理活动中发生的关系，简称护护关系。护理人员之间存在年龄、学历、性格、工作经历、职责分工等差异，但为共同的护理目标而结合成一个群体，彼此之间是同事、同行的关系。

（二）护护关系的伦理规范与实践

1. 互尊互学，共同提高　人际关系是人才培养的重要外部环境，护理人员之间应形成良性竞争的氛围，通过互尊互学、教学相长，提高护理人员队伍的整体素质，推动护理事业的发展。互尊要求护理人员之间要尊老爱青，互相敬重；不能嫉贤妒能，同行相轻。互学要求教者严格要求与关心爱护相结合，不仅传授知识经验要毫无保留，还要善于接纳新思想、新观点；要求学者学思结合，虚心学习的同时又要善于思考，勇于创新。正如明代名医陈实功所说："年尊者敬之，有学者师事之，骄傲者逊让之，不及者荐拔之。"

2. 互帮互助, 责任共担 护理工作协作性强, 需要护理人员之间互帮互助, 密切配合, 共同担负起护理责任。为了患者的健康, 有不同专长的护理人员应该精诚合作, 既各司其职、恪尽职守, 又密切配合、互相支援; 不应不顾大局, 过分计较分内分外, 拈轻怕重, 耽误工作。为减少工作中的差错, 护理人员还应相互监督, 彼此提醒; 当差错出现后, 则应勇于承担责任, 而不是互相推卸责任。

二、医护人际关系伦理

(一) 医护人际关系的特点

医护关系指医生和护理人员在医疗护理实践中形成的相互关系。随着南丁格尔创立现代护理学和临床整体护理的开展, 医护关系的理想模式已经发展为并列－互补式。并列指医疗和护理贯穿整个治疗过程, 二者是平等独立的工作关系; 互补是指医疗和护理的工作侧重面和服务手段有所不同, 应该密切配合, 互为补充, 共同为患者的健康负责。并列－互补的医护关系有利于医生和护理人员各自发挥工作积极性和主动性, 形成整体合力, 提高医疗护理质量。

(二) 医护关系的伦理规范与实践

1. 彼此尊重, 相互学习 在疾病的诊疗和护理过程中, 医护双方各有自己的专业领域和业务优势, 需要通过相互学习, 增加了解, 取长补短, 共同提高。例如, 医生可多了解一下护理的等级和整体护理的模式; 护理人员可多懂得一些疾病的症状和治疗的程序。这样护患之间才能增进交流, 工作中互相帮助、互相提醒, 更好地开展协作和监督。医生一方, 要注意克服唯我独尊的优势心理, 用平易友善的态度对待护理人员; 护理人员一方, 要克服"护理工作低人一等"的自卑心理, 自尊、自爱、自信、自强, 通过努力学习和工作, 体现自身价值, 展示自我风采, 战胜世俗偏见, 赢得医生的尊重。

2. 团结协作, 相互监督 医生和护士团结合作是进行医疗工作的基础, 医疗、护理工作都应把患者的生命、健康和利益放在首位。为防止医疗差错和事故的发生, 保护患者的利益, 医护之间必须彼此制约、相互监督。尤其是护理人员对医嘱、处方有疑问时, 不能不负责任地盲目执行, 而应及时向开具医嘱的医生反馈。医护双方对待监督都应虚心接纳, 从善如流。对于已经发生的医疗差错和事故, 医护双方既不能互相推诿责任, 也不能互相包庇隐瞒, 而要实事求是, 勇于承担责任。医护双方在制订各自计划, 实施治疗和护理措施时要多考虑对方, 积极为对方排忧解难。医生在拟定医疗方案时要充分重视护理人员反映的患者情况; 护理人员既要认真执行医嘱, 又要利用与患者沟通机会多的优势, 主动为诊疗工作提供信息和建议。医护合作中产生分歧时, 应及时沟通; 遇到困难时, 应无私支援; 出现差错时应多做自我批评, 团结一致, 及时补救。

3. 有效调节, 互相配合 医护关系的调节, 要以提高医护质量为原则。医护人员不能为了照顾患者情绪, 无原则地顺应患者, 应以提高医护质量为原则, 认真总结差错事故的教训, 减少或杜绝差错事故的发生。护医双方应维持良好的同事关系, 彼此尊重、互相扶持、互相帮助、互相欣赏、互相鼓励并共同努力。

三、护士与其他医务人员关系伦理

（一）护士与其他医务人员关系的特点

护理人员与医技科室之间的关系简称护技关系。医技科室指运用专门的诊治技术和设备，协助临床各科室进行疾病诊治的技术科室，如检验科、影像科、B超室、病理科、药剂科、心电图、营养等科室。医技科室是现代化医院的重要组成部分，它面向临床各个专业科室，为疾病的预防和诊断提供科学依据，为疾病的治疗和康复提供有效的手段。在患者的诊治和康复过程中，护理人员与医技科室之间接触频繁、关系密切。一方面临床诊疗、护理需要医技科室的技术支撑，来提高治疗、护理工作的针对性和有效性；另一方面医技工作的价值要通过临床医护人员为患者的服务最终体现。由此可见，护技之间是相互依存、平等合作的关系，护技关系协调是患者得到正确诊断和及时治疗的保证。

（二）护技关系伦理规范与实践

护士与其他医务人员之间的关系是建立在社会主义经济关系和道德关系基础之上，以辩证唯物主义和历史唯物主义为思想基础，以社会主义理论原则为指导的协作型的护际关系。要建立协作型的社会主义护际关系，护理人员必须遵循以下道德要求。

1. 增进了解，彼此尊重　基于患者诊疗康复的需要，护技之间应增进了解，加强配合，彼此尊重，有效沟通。护理人员应该认识到医技工作虽然不是主动、全程地参与疾病的诊断和治疗，但他们为诊疗、护理工作提供准确、科学的依据，是诊疗、护理质量的重要保证，值得尊重。医技人员也应该认识到护理人员对患者情况更加熟悉，他们提供的信息和提出的意见值得重视。

2. 团结合作，相互把关　医技工作与临床工作是相互依存的，应该加强团结合作，密切配合、相互提醒、相互把关，共同为患者的利益负责。医技人员应经常提醒护理人员及时送检标本，把好送检标本的质量关；护理人员也应熟悉医技工作的特点，为医技人员的工作提供方便，协助他们把好质量关。当患者治疗、护理工作中出现问题时，护技之间应该本着患者利益第一的原则，各自找自己的问题，及时互通情况，找出原因，为患者赢得宝贵的救治时间；不应该互相埋怨，隐瞒实情，推卸责任，耽误患者的救治时机。

第三节　护士与社会公众关系伦理

护士与社会公众关系是指护士向个人、家庭及社区提供健康服务中形成的关系，或者说是护士服务于社会时形成的关系。当今社会，随着科学技术的发展和医学护理模式的转变，护理学也随着时代的发展而进步，护理服务对象从患者扩大到人及社会人群，服务范围从医院延伸到家庭、社区，护士的社会责任越来越重大，护士与社会的关系也越来越密切。因此，强调护士与社会公众关系的伦理道德，对护士正确履行自己的社会职责，坚持卫生保健事业的正确方向起着重要的作用。

一、护士与患者家属人际关系伦理

（一）护士与患者家属关系的特点

在护理工作过程中，家属作为患者的主要支持者，对患者心理及身体的康复起重要的作用。护士与患者家属进行有效的沟通可促进护患关系的和谐。

（二）护士与患者家属人际关系的伦理规范与实践

1. 耐心解答，真诚帮助　作为患者家属，他们对患者病情的焦急程度不亚于患者本人。护士与其接触时要有耐心，要换位思考，应该设身处地为患者家属着想，认真回答患者家属提问。对病情较重的患者及时做好必要的解释工作，让家属了解患者病情的发生、发展及结果，并给予安慰。真诚帮助患者，有针对性教会患者家属生活护理技术。对情绪比较激动的患者家属，应该多一些耐心和爱心，努力平息家属的激动情绪，为患者提供安心的治疗环境。

2. 尊重　在工作中，护士能接触到各种社会经济阶层的患者家属，患者家属文化背景的不同，受教育程度的差异，经济状况的高低等都或多或少影响到护士与其的关系。护士应本着一视同仁的原则，尊重每一个患者家属的人格。礼貌是通往友好的桥梁，礼貌是人际关系的润滑剂。护士与患者家属见面应主动打招呼，同时善用热情，友善，诚恳的语言，使其自尊得到满足。

3. 同情、理解、循循善诱　同情是沟通人们内心世界的情感纽带，是建立人际关系的基础。在工作中护士应理解、同情患者家属的处境和情感反应。例如，有的患儿家长在护士为患儿打针输液时，会因心痛而哭泣；有的患者家属在护士静脉穿刺失败时，表现不满甚至责骂护士；有的家属因对患者病情焦急而表现出烦躁不安，紧张恐惧的情绪反应；特别是失去亲人的家属，由于悲伤，行为上自我，不听旁言，自控能力低等。护士应给予患者家属充分的理解和安慰，交往中表现出和蔼、诚恳的态度，甚至对无理取闹的患者家属给予最大限度的宽容。循循善诱，动之以情，晓之以理，尽量化解矛盾，不与其发生直接冲突。

4. 关爱　在护理好患者的同时，护理人员应该主动关心患者家属的精神、情绪反应及冷暖，生活上尽量提供方便。在能力范围内，还可满足患者及其家属一些简单的检查要求，如量血压、测体温、称体重等。以良好的职业素质对待每一位患者家属，使其有良好的心态照顾患者。

5. 做好健康教育　通过有计划、有组织、有系统的教育活动，向家属提供认识疾病、配合治疗、促进健康的信息。唤起家庭共同支持和辅助患者康复的良好风气，协助患者改变不良的生活方式与行为。行之有效的健康教育能提高患者及其家属对疾病的认识水平，改善患者的遵医行为，降低疾病复发率。能够帮助患者了解哪些行为是影响健康的，并能自觉地选择有益于健康的行为生活，提高治疗效果。

二、护士与社区公众人际关系伦理

（一）护士与社区公众关系的特点

护理人员的社会责任与大众的健康是联系在一起的。随着健康概念的完善、医学模式的转变、护理学理论的发展，以及新医改方案的实施，护理工作与社会的关系越来越密切。护理人员被要求履行"向社会提供服务的义务，以满足公众对卫生的需求和社会对护理的需求"。因此，研究护理人员与社会公共关系伦理有重要意义。

（二）护士与社区公众人际关系的伦理规范与实践

1. 主动服务，乐于奉献 护理人员要在相关部门的领导下，面向社会、深入基层、走进家庭，利用一切机会和多种形式，积极主动地开展预防疾病、卫生科普的宣传教育和疾病监测，守好居民健康的第一道防线。当社会重大灾害发生时，护理人员应发扬救死扶伤的人道主义精神，乐于奉献、不畏艰险、不辞辛苦地履行急救护理义务。

2. 尊重个人，服从公益 面向社会的护理服务工作，接触人群面广，服务对象对卫生保健工作的认识千差万别，其中还有不少特殊患者，这就要求护理人员工作时要尊重服务对象的人格和权利，一视同仁，耐心细致，满足他们的服务需求和心理需求。在工作中，遇到服务对象的个人利益与社会整体利益发生矛盾时，要坚持原则，做好沟通，维护社会公益。

3. 认真负责，严格自律 公共卫生工作繁杂琐碎，产生效益的周期较长，不像临床医疗工作容易获得成就感，这就更需要护理人员脚踏实地，认真负责，坚守岗位，任劳任怨。护理人员离开医院深入基层、走入家庭进行服务，在没有监督的情况下，更要廉洁自律，严格遵守操作规程和职业道德规范，赢得服务对象的尊重，维护职业荣誉。

4. 团结协作，钻研提高 社会预防保健工作，需要群众的配合，需要各部门、各单位、各地区的支持，需要医护团队的同心协力。社会重大灾害急救也要求从宏观上统筹急救过程的各个环节。这些都要求护理人员树立整体观念，与相关人员建立团结协作关系，密切配合，共同完成任务。多层面的卫生服务任务要求护理人员具有更全面的知识和技能，社会重大灾害急救护理对专业技术上的要求很高。因此，护理人员应刻苦钻研技术，加强人文修养，努力提高业务水平和整体素质，在维护公共健康的事业中更好地发挥作用。

（江婵娟）

课后练习

一、选择题

A_1 型题

1. 在非技术性护患关系中，最重要的内容是（　　　）

　A. 利益关系　　B. 法律关系　　C. 道德关系　　D. 文化关系　　E. 价值关系

2. "一切以患者为中心"体现的是护患关系哪种道德调节规范（　　　）

　A. 爱岗敬业，精益求精　　　　B. 尊重患者，平等仁爱

　C. 举止端庄，态度和蔼　　　　D. 认真负责，任劳任怨

　E. 团结协作，钻研提高

A_2 型题

3. 患者女性，35 岁。半小时前因汽车撞伤头部入院急救，入院后患者神志不清，对于此患者应采取的护患关系模式是（　　）

    A. 主动 – 被动型　　　　B. 被动 – 主动型　　　　C. 主动 – 主动型

    D. 指导 – 合作型　　　　E. 共同参与型

4. 患者女性，50 岁，急性胰腺炎收住入院。医生下医嘱：立即行胃肠减压，护士携用物到床边后，该患者拒绝插胃管。此时，护士首先应（　　）

    A. 接受该患者的拒绝

    B. 把患者的拒绝转告给医生

    C. 告诉护士长并请护士长做患者的思想工作

    D. 告诉其家属并请家属做患者的思想工作

    E. 给该患者耐心解释插胃管的目的，并教她如何配合

X 型题

5. 保持和谐一致的护患关系护士须遵循的原则是（　　）

    A. 社会公益原则　　　　B. 合作共赢原则　　　　C. 精益求精原则

    D. 平等待人原则　　　　E. 有利原则

二、思考题

1. 护患冲突的调节原则及调节途径有哪些？

2. 医护关系的伦理要求有哪些？

三、案例分析

【案例资料】

某产妇剖宫产术后第 7 日，医生告之周五可以出院。周四，其丈夫与产妇商量想提前回家，周五来办手续。护士不同意，请其结清住院费。其家属解释住院费为单位押的现金支票，不会欠费，可是，护士还是不让其走，并抱走了孩子。这使产妇及其家属很不满，与护士发生了语言冲突。

1. 结合本章学习内容对案例中护士的行为进行伦理分析。

2. 组织实践训练，体验从这个案例中得到的伦理启示。

【伦理分析】

1. 案例涉及的伦理问题是护士是否应让产妇及孩子出院；是否有权利抱走产妇的孩子，以此作为阻止其出院的手段；护士是否应该和产妇争吵。案例涉及的伦理关系主要是护患关系。

2. 案例中的护士做法不妥。此矛盾的发生护士是决定者，护士此时应遵循的道德规范是满足患者的合理要求，尊重患者的权利，使患者免于不必要的伤害。最佳的解决方法应是积极与患者及其家属沟通，解释说明出院前应履行的一些必要手续及还需接受的治疗护理策略。如果患者不会欠费，在身体状况许可、患者强烈要求出院的情况下，应及时与医生沟通，医、护、患三方共同决定，做出最佳决策，即尊重患者的选择是最符合患者利益的。

四、实践训练

1. 训练目的　通过对护患人际关系的理论学习、见习及感悟，使护生能正确认识护理实践中护患冲突的多样性，并通过与临床护理人员的沟通，认识处理护患矛盾与冲突的基本原则及应遵循的伦理规范。

2. 训练计划

（1）训练方式：分组并组织学生进入不同的科室进行临床见习。

（2）活动步骤：

1）分组讨论案例资料：按班级人数进行分组，每组 10 人。

2）临床见习：每组安排一个临床科室进行临床见习，各科室协调一位临床带教老师指导完成见习。任课教师提前与带教老师沟通，明确见习目的、内容及任务。

3）见习后组织各组汇报讨论见习收获及体会。

4）重温相关理论知识，教师小结，给予评价。

3. 实践评价

（1）过程评定：在见习完成后临床带教老师及各组小组长对见习学生的学习态度、参与性及效果给予定性评价，任课教师对各组组长的组织效果给予定性评价。

（2）结果评定：课后每位见习学生结合本章节学习的内容，就见习的体会提交书面报告，教师批阅进行定量评价。

第四章　基础护理伦理

学习目标

1. 掌握　基础护理、整体护理、心理护理的护理伦理规范。能运用相关伦理规范分析与解决基础护理过程中的常见的伦理问题。

2. 熟悉　基础护理、整体护理及心理护理的伦理意义。

3. 了解　基础护理、整体护理及心理护理的特点。

案例引入

某社区医院收治一位 80 岁神志不清男性患者，住院期间，因子女工作繁忙不能在身边陪护。责任护士小张每天清晨为"植物人"状态的老年人做一些擦身、按摩等生活护理。每次操作前，她总会俯身对患者轻声说："大爷，你好！我来了，我会为你擦身，我会轻轻操作。来！我们先擦擦脸，现在再擦擦……好了，感觉怎么样，这样是不是会舒服一点？"周边的患者及家属不能理解小张的做法，问："你这样做有什么用，他又听不见。"小张回答："他的心可以听得到，上帝可以听得到。"

讨论分析：

（1）请从基础护理角度对小张的护理行为进行伦理分析。

（2）结合该案例谈谈你对基础护理临床意义的认识及伦理启示。

（3）请从整体护理角度对护士的行为进行伦理分析。

解析路径导航：

（1）一是理解基础护理的概念，从护理实践角度认识基础护理的基本内容；二是从基础护理的伦理规范及实践要求分析护士小张的护理行为。

（2）结合基础护理的特点认识及分析基础护理对患者的健康作用及护理人员在实践中专业价值的体现。

（3）认识及理解整体护理的内涵及特点，从整体护理的伦理意义及规范要求进行伦理分析。

在护理实践中，基础护理、整体护理及心理护理都是常规护理工作的重要组成部分。护士的伦理认识及道德水平直接影响着临床基础护理的质量，关系到患者就医舒适、健康恢复甚至生命安危。

第一节 基础护理伦理

基础护理是以护理基本理论和基本技能为基础，结合人的生理、心理等特点，满足其生活基本需要，如洗漱、活动、排泄、心理平衡等。基础护理需要护理人员具备敏锐的感受能力，深入患者内心感受其喜怒哀乐的变化。因此，加强护理人员基础护理的伦理教育，让每位护士都充满耐心、细心和爱心，热情周到地为患者服务，是提高护理质量、促进护理学科发展的基础。正如南丁格尔所说："一个护士必须十分清醒、绝对忠诚、有适宜的信仰、有奉献自己的心愿、有敏锐的观察力和充分的同情心，她需要绝对地尊重自己的职业，因为上帝如此信任她，才会把一个人的生命交付在她的手上。"

一、基础护理的含义

（一）基础护理的概念

基础护理是以护理学的基本理论和基本技能为基础，结合人的生理、心理等特点，为达到康复目的、满足患者需求而必须提供的生活照顾及基本护理措施。临床上凡是两个或两个以上专科所需要的护理理论与技术，都被列为基础护理的内容。其主要内容包括：①提供安全舒适的治疗环境；②提供基本的个人卫生护理；③维持合理的营养和正常的排泄；④保证足够的睡眠；⑤监测生命体征并密切观察病情变化；⑥遵医嘱执行药物及其他治疗；⑦减轻疼痛不适，避免伤害；⑧正确采集各类标本，辅助检查；⑨及时、准确做好护理记录。

（二）基础护理的特点

1. 时序性 基础护理工作大多都是每天例行性进行的常规工作，在时间上都有具体、明确的规定。如晨晚间护理、生命体征的测量、长期医嘱的执行、饮食与排泄护理等。从全病区护理管理来看，也有一定的时序。如病区清洁需要在晨间护理之前完成，既可保证护理工作的有条不紊，又可为患者提供整洁、舒适的诊疗环境，避免发生感染，确保患者的就医安全。

2. 连续性 基础护理为不同科别的患者提供安全和适于治疗及康复的环境。基础护理提供最基本的个人生活护理，以解除由疾病引起的疼痛或不适，保证足够的睡眠，维持适当的营养与正常的排泄，执行药物及其他治疗，密切观察病情，做好各种护理记录等。这些护理服务的提供，要求 24 小时护理岗位时刻不离人，以使护理工作处于一个连续、完整的循环过程。

3. 服务性 基础护理工作的服务范围很广，要求护士既要进行生命体征的检测，实施发药、打针、输液、换药、灌肠、导尿等一般性护理技术操作，又要承担照料患者衣食起居等生活护理工作，还要对病房的许多具体问题进行科学管理。基础护理的任务繁重艰巨且庞杂具体，护士只有具备全心全意为人民健康服务的奉献精神，才能赢得患者及其家属的信赖，赢得社会的尊重。

4. 协调性 基础护理在为患者提供医疗、休养环境的同时，还承担着为基本的诊断医疗工作提供必要的物质条件和技术协作的任务。如医生需要使用的一般器械、敷料、仪器设备等，大多都由护士支领、保管、消毒备用；有些医疗计划与医嘱的落实，需要医生操作，护士配合，医护彼此协调一致，彼此相互监督方能完成。另外，基础护理还对护际间、护患间、护士与社会之间的关系起着协调作用。护士在工作期间必须有整体观念，并担负起协调的责任。大家相互配合，工作效率才能提高，护理质量才能保证。

5. 科学性　基础护理工作既平凡琐碎，又有很强的科学性。人在患病的过程中，由于不同的致病因素和疾病本身的特性，机体的功能活动、新陈代谢和形态结构等方面都可能发生某种程度的变化，这些变化又可导致生理需要和生活上的变化。因此，在护理上要求护士必须运用所学的医学理论和护理学知识精心照顾患者，以满足患者生理、心理的需要，保证患者生命安全，使患者早日康复。

二、基础护理的伦理意义

1. 展示护理事业的崇高荣誉　基础护理工作的范围非常广泛，覆盖了护理工作目标的四个方面：增进健康、预防疾病、恢复健康和减轻痛苦。做好基础护理工作，有利于提高护理质量，实现护理目标，体现对患者生命价值和权利的尊重。基础护理工作的井然有序，不仅反映一个医院护理服务的高水平，并给患者、家属、社会带来好的影响。科学、精确、连贯地做好各项基础护理工作，完成各项护理内容，能够确保患者的治疗环境和身心状态维持在最佳状态。基础护理能够使患者拥有一个良好的生活空间、一个充满希望的心态和一份对未来生活的向往，所有这些都展示着护理事业的崇高荣誉。

2. 展示护士的天使形象　基础护理工作具体、实在而又繁琐。患者的晨晚间护理，生命体征的测定，药物及其他治疗的执行，物品的支领、消毒及灭菌，血、尿、粪等标本的采留送检等，无不体现着护士忠于职守的职业信念和较强的协调能力。扎实的护理知识和精湛的护理技能，无不倾注着护士对患者生命的热爱，对事业的忠诚。基础护理工作平凡而又伟大，护士在这平凡的工作中展示着崇高的天使形象。

三、基础护理的伦理规范与实践

1. 爱岗敬业，乐于奉献　临床实践中基础护理工作平凡、琐碎、繁重，但是某些世俗的偏见，影响了基础护理工作的质量和护理职业的声誉，导致部分护士不安心于本职工作，患得患失。因此，护士必须认识到基础护理工作是一项人道的、有价值的科学性劳动。基础护理固然不像有些工作容易展示辉煌业绩，但在细微之处可彰显护士对人类健康做出的可贵贡献。护士应当担负起自己神圣的使命，以高度的责任心把精力集中在本职工作上，为推动基础护理技术和理论水平的提高做出不懈地努力，为患者减轻痛苦、提高疗效和促进康复做出贡献。

2. 认真负责，坚守岗位　基础护理工作做得好坏，不仅关系到医院各项制度执行与落实的好坏，更关系到患者生命的安危和健康。因此，护士必须把保护患者的生命安全和促进患者健康放在第一位，认真负责、审慎周密地对待每项工作。在基础护理技术操作时须严格执行"三查七对"原则和各项技术操作规程，不放过任何有疑义的发现，预防和杜绝任何差错事故的发生。基础护理工作具有连续性和时序性的特点，

考点提示
基础护理应遵循的伦理规范包括爱岗敬业、乐于奉献，认真负责、坚守岗位，团结协作、相互监督，知识丰富、技术熟练，细心观察、精心护理。

护士要始终坚守工作岗位，经常深入病房巡视患者，密切观察患者病情变化，主动与患者沟通交流，及时发现和解决问题，尽善尽美地完成各项工作，为下一班次护士创造便利的工作条件。

3. 团结协作，相互监督 基础护理工作的实施不仅关系到操作者与患者，也关系到医护、护护、护技等人员间的配合与协调。为了治病救人的共同目的，各级人员必须团结合作、彼此理解、互相支持、密切配合、协同一致地完成各项医疗护理任务。护际之间需端正积极主动的态度，互相尊重、和谐相处，才能达到实质的、持久的合作。此外，在医院内部，医护之间也要开展相互监督与自我批评。医护人员对待别人的忠告、揭发和批评，应抱着虚心的态度认真对待，不能置若罔闻，更不能认为是有意刁难，否则不利于同事间的团结，不利于工作的协调一致。

4. 知识丰富，技术熟练 护理是一份需要用知识、技能和爱心共同浇灌的工作。丰富而又专业的知识是做好护理工作的前提，护理操作、病情观察、健康教育等都需要专业知识的支撑。护理技术是护理工作的又一重点，技术娴熟与否直接影响到护理质量和患者的满意度。例如，护士在进行静脉输液时应掌握熟练的技巧，尽量防止多次穿刺、血管破裂、药液渗漏等。在护理实践中，一切草率行事、不遵守操作规程的行为，都是不负责、不道德的表现。

5. 细心观察，精心护理 护士进行基础护理操作的过程，也是仔细观察患者的良好时机。某医院曾经收治1例发热待查的女患者，护士在为她进行卫生处置时，发现她的发髻下面有一个瘤，因而明确了诊断，便于医生尽早对症处理。另一医院的护士，发现一位老年昏迷患者突然烦躁不安，在为他擦浴时，又触到充盈的膀胱，就判定患者的不适是由尿潴留引起的，于是立即为患者导尿。导出尿液后，患者就安静下来了。因此，具有伦理规范意识与责任心的护士，能够在基础护理时认真观察患者的微小变化，及时发现病情，尽快对症处理。

第二节　整体护理伦理

随着医学模式的转变，人们在整体健康观念的指导下，开始树立三维（即生物、心理、社会）健康观。为此，未来的医疗保健将强调整体性医疗，并与科学的生活方式、良好的卫生习惯、合理的饮食结构、适宜的体育锻炼、乐观的情绪、健康的心理及中西医治疗手段相结合。以人为本的护理服务，即预防、保健一体化的服务观念已是当今世界主题。为帮助人群实现这种理想的医疗保健模式，护士还需要不断地努力。

一、整体护理的含义

（一）整体护理的概念

整体护理是以"人的健康"为中心，以现代护理观为指导，以护理程序为基础框架，把护理程序系统化地应用于临床和护理管理的工作模式。这个定义表明整体护理是护理科学关于人和护理两个方面的理念结合，也表明整体护理工作的内容非常丰富。整体护理具体包括：①以系统的方法将患者看作一个心理的、社会的整体，以患者为中心满足患者全身心的需求；②护理的服务对象从患者扩大到健康人，护理工作不只是帮助患者恢复健康，还包括预防和保健工作等；③护理服务于人的整个生命过程，包括从出生到衰老以至临终各个阶段需要的护理；④护理不仅服务于个体，还需面向家庭、社区，重视自然环境对健康的影响。

（二）整体护理的特点

1. 整体性　整体护理以人的整体为核心，以护理程序为框架，以现代护理理论为基础。整体护理要求每个护士都要为患者全面负责。护士工作思维方式不再是被动执行医嘱、机械完成护理任务，而是围绕护理程序，把护理伦理、职责、评价、人员的组织结构、标准、护理计划和教育计划等各个环节有机地结合在一起。

2. 全面性　整体护理以人的健康为目的，而人是生理、心理、文化、社会各个层面的综合体。护理工作自始至终贯穿于人的整个生命过程，所以护士必须对患者全面负责。此外，整体护理的实施还需要各类辅助系统的支持，如技术支持系统（物品、药物等运送系统，信息的传递系统等）、结构支持系统（人员的组织管理、医院的环境、设备、条件等）。

3. 专业性　整体护理的实施有很强的专业性，护士要对各种疾病制订完善的护理计划，包括疾病的护理诊断、护理措施、护理评价等。护士要针对患者的需要个体化解决患者的健康问题。要以人为本，重视调动患者及其家属的自我保护意识，加强健康教育。并与患者及其家属商议和制订护理计划，鼓励患者积极参与自身的治疗和康复活动，促进护患关系良性发展。

二、整体护理的伦理意义

1. 促进我国护理学科发展　整体护理的发展使我国的护理学科从"以疾病为中心"的阶段向"以患者为中心"的阶段迈进，使中国的护理水平向专业化迈出了一大步，初步形成了临床、教学、管理相对独立的学科体系。

2. 保障患者获得全面照顾　整体护理由于强调护理的整体性，不仅为患者提供了身心护理，还通过各种形式的健康教育增强了患者治疗的依从性，促进疾病的早日康复，使患者从中真正受益。

3. 提升护士的价值感　整体护理的实施提高了护士学习专业理论知识的积极性，让护士感受到自身的价值，使整体护理质量不断提高。患者比以往"功能制护理"模式更信任和依赖护士，护患关系更加紧密。

4. 增强护士的责任感　整体护理的实施，要求护士独立自主地为患者的健康解决问题，如护理诊断的提出需要护士独立完成。为此，护士必须对工作认真负责，以高度的责任心竭尽全力为患者提供最优的护理服务。

三、整体护理的伦理规范与实践

1. 主动承担责任，自觉为患者服务　自觉履行护理职责是整体护理的重要内容，也是整体护理取得成功的关键环节之一。开展整体护理时，护士需按照评估、诊断、计划、实施、评价五个方面系统地为患者提供全面的护理服务。例如，收集和记录患者目前的健康状况和病史，对病情进行连续的、准确的评估并进行恰当的处理；准确做出护理诊断，制订系统、合适的护理服务；依据患者的需要，遵循舒适和安全原则

◀◀　考点提示

整体护理应遵循的伦理规范包括：主动承担责任，自觉为患者服务；独立思考判断，及时解决问题；刻苦钻研业务，提高专业素质；热爱护理专业，培养良好气质；以人为中心，重视整体内稳态。

采取护理措施；遵医嘱准确给药，观察和记录患者对药物的反应等。这些工作都需要护士能够自觉地承担责任，积极热情地投入工作，处处严格要求自己，以良好的道德修养和娴熟的业务技能，圆满地完成。

2. 独立思考判断，及时解决问题 整体护理进一步明确了护理的业务范围、职责和专业任务，提供了解决护理问题的科学工作方法，促使护理专业走向独立。例如，在护理评估中，对患者资料的收集和处理，要针对不同对象的年龄、性别、文化程度、职业、知识结构、信仰、生活习惯、家庭社会环境及发病史等，结合患者的身心状况进行独立的综合思考，具体分析，提出护理问题，进而制订解决问题的计划，并认真加以实施。而护士要做出准确、恰当的护理诊断，需要对服务对象现存或潜在的健康问题所反映的主、客观资料进行综合分析、独立思考。总之，护士只有善于思考、独立面对问题、主动解决问题，才能更好地发挥潜能，提高整体护理工作的质量，为患者解决更多的问题。

3. 刻苦钻研业务，提高专业素质 整体护理对护士的素质提出了新的要求，护士除了在职业道德、身心健康等方面应该达到更高的标准外，在基本业务方面应达到：具有规范的基础护理能力；具有收集患者资料、分析和诊断一般健康问题、制订护理措施、实施身心整体护理的能力；具有对危重患者的应急处理能力和配合抢救能力；具有护理管理能力、计算机操作能力和较强的自学能力等。护士要具备以上素质和能力就必须刻苦钻研、积极进取，既要掌握临床基础知识，又要勤学苦练护理基本功，还要学习和了解新业务等。总之，刻苦钻研、积极进取是整体护理对护士提出的最基本伦理规范，也是每个护士追求个人价值和自我完善的必备道德品质。

4. 热爱护理专业，培养良好气质 在整体护理实践中，护士要涉及患者生理、心理和社会等各方面的护理问题和工作内容，这要求护士要有较高的人文素质，如良好的语言表达能力、准确的判断能力、有效的沟通能力和高雅的个人修养等。因此，护士要努力树立干一行爱一行的职业精神，培养正直、正派的工作作风，要始终保持乐观向上的良好心态，才能为患者提供全面、周到、细致的整体护理服务。总之，护士既要掌握临床护理专业知识，又要掌握伦理学、心理学、社会学及美学等人文社科知识，不断提高个人修养，培养良好气质，以更充沛的精力和良好的气质形象为患者服务。

5. 以人为中心，重视整体内稳态 一个人患病后的心理反应不同于健康人。因生理功能的紊乱而导致情绪稳定性下降、抑制能力降低的现象比比皆是，而情绪的紊乱又将对疾病产生不良影响。用整体论的观点对患者进行护理，是整体护理的基本精神。人具有生物和社会的双重属性，疾病的发生和发展既受生物因素的影响，又与心理和社会因素密切相关。因此，对患者除了要做周密的生物性临床医学检查外，还应做细致的心理调查及社会分析。在采用生物学手段防治疾病的同时，还必须采用相应手段来改善环境和进行心理护理。只有用整体论的观点，才能纠正过去那种只见"患者"不见"人"的片面护理方法，才能对患者更关心、更体贴，才能体现出全心全意为患者服务的精神，这也是整体护理的伦理特征之一。

6. 营造和谐环境，发挥患者能动性 整体护理在实施中应注重两个方面。一是注重社会环境如家庭、工作、经济等方面对患者的影响。如责任护士在提供专业护理服务的同时要了解患者的社会背景，利用社会环境中的有利因素对患者产生良性影响；排除或尽可能减少社会环境内的不利因素对患者的干扰，必要时应通过患者亲属或单位领导协助解决。二是注重患者的修养环境。责任护士要为患者创造舒适安静的修养环境，并鼓励患者互相帮助。舒适、友爱、温暖的治疗环境，不仅可使患者得到心理上的安慰和美的享受，而且有利于培养患者克服病痛的坚强意志和乐观主义精神。此外，护理服务的对象是有生命、有情感的人，患者是认识疾病的主体。因此，护士需通过解释和说明以消除患者顾虑、增强信心，挖掘自身的潜力，以激发患者战胜疾病的信心和勇气。

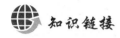 **知识链接**

整体护理的由来

1980年，美国波士顿大学护理专家李式鸾博士来华讲学，重点介绍了美国1970年兴起的护理分工制度，并将"护理程序"引入我国。受当时国内正在推行的农村联产承包责任制的影响，译为"责任制护理"。即由护理人员对患者从入院到出院全面负责的一种工作制度，护理人员对患者实行8小时在班，24小时负责制。1994年，美国乔治梅森大学护理与健康科学学院吴袁剑云博士来华讲学，她根据中国护理和教育实际，设计了既适合中国国情又与国际先进护理接轨的系统化整体护理制改革，并帮助国内多家医院建立了模式病房。随后，整体护理在我国逐步普及，不断完善。

第三节 心理护理伦理

随着医学模式的转变，人们越来越深刻地认识到心理因素与疾病的关系。现代医学科学证明，心理致病是通过人的中枢神经、内分泌、免疫系统这些中介来起作用的。紧张、不愉快的情绪，造成不良的心理刺激，影响中枢神经系统，使内分泌系统功能紊乱，降低免疫系统的作用，从而引起心身性疾病。反过来，愉悦、平和的心态可以促进免疫调节增强、内分泌功能正常，促进疾病的康复。因此，心理因素既可以致病也可以治疗疾病，研究患者的心理需要和心理问题，探讨心理护理伦理是我们面临的一个重要课题。

一、心理护理的含义

（一）心理护理的概念

心理护理是指在护理过程中，护士通过语言、行为、态度、表情和姿势等，改变患者的心理状况和行为，使之有利于疾病的好转与健康的恢复。患者在患病后，由于社会角色的转变，住院后由于环境改变等原因会产生特有的心理需求和反应。护士在与患者交往过程中，通过良好的语言、表情、态度和行为，去影响患者的感受认识，改变其心理状态和行为。具体来说：心理护理可以解除患者对疾病的紧张、焦虑、悲观、抑郁等情绪，调动其主观能动性，树立其战胜疾病的信心，协助患者适应新的社会角色和生活环境，帮助患者建立新的人际关系，特别是医患关系、护患关系、患者之间的关系，适应新的社会环境。通过心理护理，护士要尽可能为患者创造有利于治疗和康复的最佳心身状态。

（二）心理护理的特点

1. **心理护理的程序性**　心理护理的程序性是指对患者的心理护理是有计划的、系统的护理，是综合的、动态的、具有决策及反馈功能的过程。心理护理按照护理程序作为护理实践中的工作方法，能够保证患者得到完整的、连贯的、具有专人负责的管理。具体程序有：收集资料、提出问题、制订计划、具体执行、效果评价等几个基本过程。

2. **患者心理需要的多样性**　①希望得到尊重：患者不是一个被人研究的病例，也不是一个简单的床号，有些患者会觉得因有病而失去价值或成为他人的负担，产生自卑心理；②希望被理解：当一个人在患病时，希望得到别人理解的愿望要比健康时更强烈，患者希望与周围人建立友好的关系，得到亲朋好友的关怀与理解；③希望得到更多信息：患者希望获得与自己健康有关的信息，如疾病的诊断、治疗、护理信息，如何配合治疗、护理信息，病情的发展和预后信息等；④希望得到更多的关心和帮助：患者患病以后，往往产生较为强烈的依赖心理，情感上也变得敏感多疑、优柔寡断，特别希望家人、朋友给予更多的关心照顾，希望医务人员给予更多的帮助和精心的护理，以期早日恢复健康。

二、心理护理的伦理意义

1. **有利于树立患者战胜疾病的信心**　在照顾期间，护士可通过调动患者的主观能动性，帮助患者感受到自己有价值、被重视、被尊敬。护士严格保守患者的秘密，尊重患者的个性，从而让患者得到被人尊重的感受，从而树立战胜疾病的信心和决心。

2. **有利于患者适应医院环境和各种人际关系**　心理护理的主要目标是给予患者更多的理解与帮助，使患者感受到医务人员、亲人、朋友对他们的理解、关心和照顾，使他们感到安全，并能以良好的心理状态接受治疗和护理。

3. **有利于促进疾病的康复**　护士在心理护理的同时，能够认识到环境对患者情绪的影响，尽可能避免不良因素的刺激，通过努力创造良好、安全、温馨的医院及病房环境，促进疾病的治疗，特别是心身疾病的治疗。

三、心理护理的伦理规范与实践

（一）心理护理的伦理规范

1. **真诚待患，对症护理**　以高度的同情心，真诚对待每一位患者是护士开展心理护理最基本的要求，是建立相互信任关系的前提。只有同情、尊重患者，根据患者个体特点提供适宜的、真心实意的帮助，解决患者的心理问题，减轻或消除患者的痛苦，才能使患者建立起有利于治疗和康复的最佳心理状态。例如，对孤独感较强的患者，护士尽量不要安排其住单人病房，并多与患者接触、交谈；对有恐惧心理的患者，护士要予以安慰和鼓励，增强患者的信心和勇气；对处于气愤和恼怒状态的患者，护士要冷静和容忍，耐心劝导，并以高尚的情操和精心的护理来感化患者。

2. **了解患者，满足需要**　患者患病以后，因文化、背景、年龄、性别等因素影响，同样的健康问题会有不同的心理反应。护士要准确、全面地了解每位患者的心理特点，根据具体情况满足患者对护理的心理需求，帮助患者克服困难，战胜疾病。例如，护士了解到患者住院有获得安全感的需要时，则应防止差错事故和意外事故的发生，预防交叉感染，观察药物的不良反应；了解到患者有被认识与尊重的需要时，要认识并熟悉每位患者，一视同仁地对待和尊重他们；了解到患者有被接纳与友好相处的需要时，要将新入院患者介绍给其他病友，并鼓励大家相互关照、建立友谊，使每个患者都感到温暖，情绪稳定等。

3. **严格保密，赢得信任**　患者信任护士，把困扰自己的心理问题，包括秘密和隐私倾诉出来，这些秘密和隐私有时甚至连配偶、父母都不知情。因此，护士应该严格为患者保守秘密与隐私，赢得患者的信任。如果随意泄露，护士就会失去患者的信任，不但心理护理难以继续进行，而且要负伦理甚至法律责任。但是，如果护士发现患者有伤害自己或他人的意图时，在患者不知道的情况下，可以告诉家人或他人，这是对患者及他人的安全负责。

4. **善于观察，积极沟通**　患者的心理变化可通过其表情、言语和行为等表现出来，护士要在工作实践中锻炼自己敏锐的观察能力和良好的思维能力，善于从患者的表情、性格、爱好、习惯等方面了解他们的心理需求。要结合自己的专业知识，以丰富而有预见性的想象力，预测患者心理现象的发展动向，做出正确的判断，主动给予患者有针对性的、有效的心理指导，帮助患者树立战胜疾病的信心。此外，护士中肯的话语、亲切的语调、清晰的语音，以及良好的体态语言对患者来说犹如一剂心理良药。所以，护士要训练良好的语言表达能力，善于运用语言，帮助患者稳定情绪，变消极为积极，主动配合治疗和护理。

（二）心理护理的伦理实践

心理护理的任务是满足患者的心理需要，按照马斯洛的层次需要论分析，个体的心理满足只有在其基本需要满足的基础上才能达到。人在患病时，特别是住院期间行动受到限制，一切生活所需都由医院提供，重症患者由于丧失多种功能，卧床不起，活动范围更为局限。他们最基本的生活需要及心理需要，有赖于护士的协助才能满足。因此，在护理工作实践中，护士应当尽量设法了解患者的需要，通过不同途径、方式与方法满足其基本需要及心理需要。

1. **需要解除痛苦**　生理需要应该是最先被满足的需要，患者深受疾病的煎熬更是如此。患者住院期间最希望解决的是躯体的不适，所以护士应了解患者最痛苦的症状与体征，了解他们进食、排便和睡眠情况，用自己的专业知识和技术尽量减轻或消除患者的不适，满足患者的生理需要。

2. **需要安全**　患者最根本的愿望是尽早明确诊断，及时有效治疗，排除各种意外的危险因素，防止交叉感染等并发症的发生，早日康复。当患者感到医护人员在治疗和护理过程中抱着严肃、认真、负责、热情的态度，照顾和帮助他满足基本的需要、减轻痛苦和不适时，就会增强对治疗的信心和希望，就会形成安全感。具有护理道德的护士，能够本着对患者高度负责的态度，在护理工作中认真观察病情的细微变化，第一时间获得疾病资料，使医生及时修正治疗方案，或采取紧急抢救措施，帮助患者早日康复。在护理过程中护士应热情诚恳地向患者介绍与传达必要的信息，只有患者在知情的情况下，才会产生安全感，使他们处于良好的心理状态中。

3. 需要理解　当一个人患病时，希望得到别人理解的愿望比健康时更为强烈。因此患者希望在医院、病房与周围人建立良好的关系，能得到亲人、朋友及周围人的关怀和理解。作为医务人员应该尽力帮助患者获得周围人群的理解与支持，让他们感受到来自医护人员、亲人、朋友的理解和关心，安心于目前的治疗环境，以良好的心理状态接受治疗和护理。护士是与患者接触最多的人，所以更有责任帮助患者尽快适应环境。例如，在患者入院时做环境介绍，鼓励病友间相互交流，多与患者沟通等都是很好的方式。只有营造互相关心、互相爱护、互相帮助的治疗气氛，才能让患者感觉被理解和接纳，减少孤独感和消极心理的产生。

4. 需要尊重　尊重是人较高层次的需要，尤其是对那些觉得因病而失去价值、成为他人负担、产生自卑心理的患者，护士更应关心、理解、尊重他们，让他们感受到自己是有价值的，是被重视的。不仅如此，护士还应该保守患者的秘密，尊重患者的个性，保持患者的尊严，使患者在一个相互尊重的氛围中接受治疗和护理。正如医家五戒十要所述："凡乡井同道之士，不可生轻辱傲慢之心，切要谦和谨慎，年尊者恭敬之，有学者师事之，傲慢者逊让之，不及者荐拔之，如此自无谤怨，信和为贵也。"

5. 需要轻松的气氛　医院与病房环境直接影响着患者疾病的康复。患者希望病房的空气清新、色调和谐、摆设高雅、窗明几净、没有噪声、清洁卫生、人际关系融洽。所以，护士应根据病房的条件及患者的具体情况，安排适当的活动，开展适度的阅读报刊和读书活动，组织一些适宜的文化娱乐活动，营造病房轻松融洽的气氛，陶冶患者的情操，增强其战胜疾病的信心。

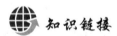 **知识链接**

心理护理发展的伦理困境

随着现代心理学的快速发展，心理护理实践面临更多伦理困境。

1. 受世俗观念的影响，大多患者认为护士是医生的附属，对护士提供的心理护理并不十分配合或重视而影响护理效果。

2. 近年来护士队伍快速增长，但与人民群众日益增长的健康需求及临床护理工作需要相比，临床护士数量与患者心理护理服务需求还存在较大差距。

3. 心理护理的实施缺乏监测指标，我国目前缺乏客观的心理护理效果评价指标，也缺乏对临床心理护理工作有效的绩效考核标准。

（田莉梅）

课后练习

一、选择题

A₁ 型题

1. 下列护理内容属于基础护理范畴的是（　　　）

　　A. 晨晚间护理　　　　　　B. T 型管护理技术　　　　　C. 内窥镜术后护理

　　D. 会阴切口护理　　　　　E. 腹膜透析后护理

2. 心理护理的伦理意义在于（　　　）

　　A. 有利于解除躯体痛苦

　　B. 有利于减轻患者就医负担

　　C. 有利于治愈疾病

　　D. 有利于患者调适各种人际关系

　　E. 有利于减少护患纠纷

3. 做好整体护理的首要的伦理规范要求是（　　　）

　　A. 尊重患者　　　　　　B. 刻苦钻研　　　　　　　C. 积极主动

　　D. 自觉承担责任　　　　E. 独立思考

A₂ 型题

4. 陈女士，76 岁。在门诊候诊时，突然感到腹痛难忍，出冷汗，四肢冰冷，呼吸急促。门诊护士应（　　　）

　　A. 态度和蔼，劝其耐心等候

　　B. 让患者平卧候诊

　　C. 安慰患者同时安排提前就诊

　　D. 给予镇痛药

　　E. 请医生加快诊疗

5. 患者宋某，女，42 岁，最近几个月来总觉得没有休息好，白天感到疲乏、昏昏欲睡，眼有黑圈，经常打呵欠；晚上又难以入睡。护士为她制订的护理措施哪项不妥（　　　）

　　A. 睡前喝少量的热牛奶

　　B. 进行放松和深呼吸练习

　　C. 每天晚上睡眠前给该患者服安眠药

　　D. 采用安慰剂

　　E. 睡眠前听轻音乐

二、思考题

1. 简述心理护理所遵循的伦理规范及实践要求。

2. 试述基础护理的工作特点，应遵循的伦理规范及实践要求。

三、案例分析

【案例资料】

脑卒中偏瘫后生活不能自理的王大妈，和老伴生活在大城市的某个小区。最近，他们与一家社区医院签订了一份服务合同，医院派一位社区护士，每日定时入户为王大妈输液治疗，总计15天，合同履行顺利。到了11天时，护士入户服务时王大爷下楼取牛奶，恰巧此时王大妈尿床了。护士认为这项服务不在合同范围内，将静脉输液针固定好，观察片刻无异常后便离开了。结合本章学习内容对案例中护士的言行进行伦理分析。

【伦理分析】

1. 自觉履行护理职责是整体护理的重要内容，也是整体护理取得成功的关键环节。该案例中的医院与患者虽签订了明确的护理服务合同，但在提供服务时护士要从整体的角度为患者提供力所能及的帮助。王大妈在输液时发生尿床，会给患者带来"舒适的改变"这一健康问题。因此，社区护士应以马斯洛的层次需要论为指导给予患者满足基本生理需求的护理照顾，积极、主动发挥护理人员乐于奉献、不怕脏累的职业精神。

2. 整体护理进一步明确了护理的业务范围、职责和专业任务，提供了解决护理问题的科学工作方法，促使护士在护理职业领域中，应始终遵循"独立思考判断，及时解决问题"的整体护理伦理规范。王大妈身体瘫痪，个人排泄有诸多困难，护士应从整体护理的角度评估王大妈在输液时的如厕需求，输液前需提前帮助患者解决该问题，这样既保证了输液的顺利进行，也保证满足患者的生理需要。

四、实践训练

一位禅师走在漆黑的路上，因为路太黑，行人之间难免磕磕碰碰，禅师也被行人撞了好几下。他继续向前走，远远看见有人提着灯笼向他走过来，这时旁边有个路人说道："这个瞎子真奇怪，明明看不见，却每天晚上打着灯！"禅师也觉得非常奇怪，等那个打灯笼的盲人走过来的时候，他便上前问道："你真的是盲人吗？"那个人说："是的，我从生下来就没有见过一丝光亮，对我来说白天和黑夜是一样的，我甚至不知道灯光是什么样的！"禅师更迷惑了，问道："既然这样，你为什么还要打灯笼呢？你甚至都不知道灯笼是什么样子，灯光给人的感觉是怎样。"

1. 训练目的　通过角色扮演及辩论活动，引导同学们感受不同状态下个体可能的健康需求，积极、客观认识基础护理、整体护理及心理护理的伦理意义，帮助同学们将外在的伦理规范内化为一种职业信念，在今后的实践中能更主动为患者提供心理、生理及社会等方面的健康需求。

2. 活动形式　以该案例为指导，设置场景，假设护理需求及伦理问题，进行角色扮演。组织同学们结合本章节学习内容从专业的角度辩论"盲人该不该点灯？"

3. 活动步骤

(1) 分两大组进行案例讨论，自行设置角色，选择角色扮演或辩论比赛。

(2) 各组汇报活动成果。

(3) 重温相关理论知识，教师小结，给予评价。

4. 实践评价

(1) 过程评定：由任课教师、班长、团支书、学习委员和各小组长组成评定小组，对参与情景表演及辩论赛学生给予定性评价。

(2) 结果评定：课后每位参与学生提交实践心得，教师批阅给予定量评价。

第五章 临床护理伦理

学习目标

1. **掌握** 门诊、急诊、手术室、重症监护病房等护理岗位的伦理规范；能够运用不同护理岗位道德规范认识和解决临床护理实践中常见的伦理问题。

2. **熟悉** 妇女、儿童、老年、精神疾病及传染性疾病患者的护理伦理规范。

3. **了解** 不同护理岗位及特殊患者的工作特点。

案例引入

一对农村夫妇抱着5岁白喉病患儿来院求治。患儿因严重呼吸困难迅速转入重症监护病房（ICU），医生决定马上进行气管切开术以通畅气道，但患儿父母拒绝在手术单上签字同意。在这关键时刻，ICU医护人员以特有的权威和灵活的沟通技巧劝服患儿父母，并成功实施手术。患儿得救，患儿父母当场下跪致谢。

讨论分析：

（1）假如你是其中一名护士，应从哪些方面重点与患儿父母进行沟通？

（2）请讨论该案例中医护人员体现出的伦理规范。

（3）患儿病情稳定转入儿科病房，试述护士应遵循的伦理要求。

解析路径导航：

（1）一是尽快了解患儿父母拒绝签字同意的原因；二是从专业角度与患儿父母沟通，尽快达到医患信息对等。

（2）以急诊科护理伦理规范为指导分析该案例护士的护理行为。

（3）掌握儿科护理的工作特点，理解儿科护理伦理规范并在实践中指导护理行为。

临床护理是医院各类工作的重要组成部分。临床护理水平的高低及护理质量的好坏直接关系到医院的诊疗水平及服务质量，关系到患者的健康利益。《护理事业发展十三五规划纲要》提出，十三五的五年，临床护理重点发展专科护理服务，包括重症监护护理、急诊急救护理、器官移植护理、手术室护理、肿瘤患者护理等，以期提高护士队伍的专业技术及职业素养水平。临床护理伦理要求护士必须遵守与专科实践内容相适宜的道德规范。因此，护士在临床上无论从事何种具体的护理工作，都必须以高度的责任感和事业心做好各项工作，达到帮助患者战胜疾病、减轻痛苦、促进健康、恢复健康的目的。

第一节　不同临床岗位护理伦理

一、门诊、急诊的护理伦理规范与实践

门诊、急诊科是患者就医最集中的地方，是医院工作的第一线，也是医院服务质量及诊疗水平体现的第一窗口。门诊、急诊患者多是首次来院就诊，均希望在短时间内得到有效的治疗及护理，当危及生命时，更希望得到及时的救治及处理。门诊、急诊在工作内容、工作特点上与其他场所的护理工作相比有很大差别。因此，在这些岗位工作的护士更需要严格遵守伦理规范，将最优秀的护理形象展示给社会。

（一）门诊、急诊的护理工作特点

1. 易交叉感染，必须加强管理　门诊、急诊人流量大，各类患者比较集中，初诊的急慢性传染病患者及其带菌者在就诊前难以及时被鉴别和隔离，极易造成交叉感染。此外，门诊、急诊患者就诊时常有许多陪伴者，造成就诊区域拥挤、嘈杂。为了保证患者有序地就诊，满足患者得到及时正确的诊断和有效治疗的需要，护士要善于组织。护士既要做好分诊、检诊、巡诊，力求分科准确，使患者就诊井然有序，预防交叉感染；还要做好指引患者去检验、功能检查、取药、注射和处置等各项具体工作。门诊、急诊的每一环节都需要护士提供科学、有序的服务。

2. 医患纠纷多，必须耐心周到　由于门诊患者医疗服务需求广泛，而医院许多客观因素又导致患者的需求不能完全被满足。患者在候诊时容易产生焦虑、烦躁等心理，加之患者比较敏感，如果护士在服务时稍有不当或态度冷漠、语言生硬等，很容易发生矛盾，甚至发生护患纠纷，从而影响正常诊疗工作的进行。此外，急诊患者起病急、病情重、发展迅速，有些患者来院就诊时就已神志不清、意识模糊或有意识障碍，既不能提供详细病史，时间也不允许按照顺序进行全身体格检查，必须争取时间立刻投入抢救。因此，门诊、急诊科护士应精神饱满、热情主动，为所有患者耐心细致地提供护理服务。

3. 随机性强，必须常备不懈　急诊患者发病虽然有一些规律，但总体上急诊患者的就诊时间、人数、病种、病情危重程度等都难以预料，需要急诊护士时刻处于"战备"状态，包括思想、业务、急救设备和抢救药品的保障上。此外，急诊患者病情变化快，往往涉及多系统、多器官、多学科。因此，要求急诊护士首先要有准确的鉴别力，及时通知相关科室的医生进行诊治与抢救。其次，在医生未到之前，急诊护士除做好必要的抢救准备工作外，还要严密监护、细心观察病情的微小变化，为医生诊断、治疗提供可靠的依据。再次，对某些病情十分紧急的患者，护士要主动予以处置，以免贻误时机，丧失抢救机会。

4. 伦理难题多，必须谨慎决断　门诊、急诊患者在抢救、护理时常遇到一些难以解决的伦理难题。如履行人道主义与经济效益的矛盾，讲真话与保护性医疗的矛盾，知情同意与尊重患者权益的矛盾，卫生资源分配与患者实际需要的矛盾，患者拒绝治疗与维持患者生命的矛盾，安乐死与现行法律的矛盾等。因此，护士必须小心谨慎、周密思考，配合其他医务人员做出正确决定。

（二）门诊患者的护理伦理规范与实践

1. 热情服务，高度负责　尽管门诊患者的病种、病情不同，但他们都有一个共同的心愿，就是希望得到医护人员热情的关怀，尽早解除病痛并恢复健康。因此，护士应主动、热心向患者介绍医院的环境、诊疗程序及医疗相关信息；要耐心细致地回答患者的询问，尽量消除患者的陌生感并减少体力消耗，缓解患者紧张情绪。在工作中，护士一定要充分理解、同情患者，热情帮助患者，增加患者对护士的信任度。患者候诊时护士要密切观察，主动询问就诊目的及症状，根据病情做好预检、分诊；对危重、年老、残疾患者，可安排优先就诊，以免延误治病时机；接诊时护士要细心做好各项准备，尽量缩短患者的候诊时间；对需要做某些化验或特殊检查的患者，要耐心解释检查目的、方法和注意事项等。

2. 作风严谨，技术扎实　在以"患者为中心"的护理理念指导下，门诊护士必须尊重科学、实事求是、作风严谨、准确无误，保证患者的生命安全。护士在工作中如果有任何疏忽，如打错针、发错药，血压、脉搏、体温测量不准确等，由于门诊患者会很快离开医院，因此有可能铸成大错，造成的危害很难挽回，其社会影响会很恶劣。此外，门诊患者数量多、人流量大、服务需求高，护士要有扎实的医学和护理学理论知识。要熟练掌握护理基本技术，在护理过程中对患者的任何细微变化都要认真对待，养成小心谨慎、一丝不苟、精益求精的工作作风。

3. 环境舒适，秩序良好　保持门诊环境优美、安静和舒适，可使患者心理稳定，提高诊疗效果。护士要将门诊的环境管理作为重点来抓，始终保持门诊科室整洁化、秩序规范化，以提高医疗护理质量。要和医院后勤部门配合，做好环境的绿化、美化，门诊路标、科室分布、健康教育专栏等整齐划一。要加强对医务人员和患者日常行为的管理，维持好就医秩序，禁止随地吐痰、吸烟及大声喧哗等。门诊是对患者及患者家属进行健康教育的重要阵地，护士要积极开展对患者的卫生知识传播，对患者自我保健技能指导，帮助就诊患者养成良好的健康行为，消除危害健康的因素，预防疾病、增进健康。

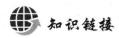 **知识链接**

门诊"五声""五不讲"温馨服务

"五声"：患者入院有迎声；要求患者有请声；患者问话有答声；患者不理解有解释声；患者不满意有道歉声。

"五不讲"：嘲讽患者的话不讲；庸俗粗鲁的话不讲；埋怨指责患者的话不讲；伤害患者的话不讲；有损职业形象的话不讲。

（三）急诊科的护理伦理规范与实践

1. 有急患者所急的情感和责任　在急诊工作中，患者病情变化非常快，抢救工作分秒必争。因此，急诊护士要牢固树立"时间就是生命""抢救就是命令"的观念，尽量缩短从接诊到抢救的时间，有条不紊开展抢救工作，救患者于危急之中。在急诊科工作，护士要坚守工作岗位，及时做好各项准备工作，养成准确、敏捷、冷静、果断的作风，及时处理急症患者。例如，及时给氧、洗胃、人工呼吸、胸外按压、止血、输液等，详细、准确地做好抢救记录，保证患者的抢救成功及患者就医资料的完整。

2. 有想患者所想的同情心 由于急诊患者多为遭受意外或突然病情恶化，患者及患者家属均无思想准备，容易惊慌失措，可能会出现对医务人员的态度不够冷静，甚至提出某些不恰当的要求或无理指责。面对这种情况，护士必须具有"想患者所想"的同情心，关心他们的需求。此外，急诊患者疾病多为突发，症状明显，痛苦不堪，生命垂危。护士要有"痛患者所痛"的情感，尤其对自杀、意外伤害的患者不能埋怨或责怪，要沉着冷静，以最佳的抢救方案进行救治，争取最佳疗效。

3. 有敢于负责的工作态度 急症患者的抢救往往要承担一定风险，医护人员应以患者生命为重，千方百计组织抢救。同时，护士还要从社会公益出发，对可疑或有疑问患者，及时向医院值班、保卫部门反映。抢救记录要详细、准确。遇到交通事故或打架斗殴致伤的患者，因存在法律纠纷的可能，要公正地反映病情，并以正确的态度对待他们。对待意识不清的患者，要有慎独精神。对待急诊留观的患者，不能放松警惕，要严密观察患者病情变化。

4. 有密切配合的协作精神 重症患者的抢救过程，往往需要多个临床科室的医务人员相互协作、共同完成。所有参加抢救的人员包括医生、护士、麻醉师、医技人员等，都要精诚团结、密切配合、相互理解、互相支持，共同担负起抢救患者的重任。尤其是急诊护士在医护配合上要发扬积极主动的作风，要起到承上启下的作用，要有不怕苦、脏、累的精神，尽一切努力为抢救患者的生命创造条件。抢救过程中如果医务人员相互埋怨、互相推诿，就会造成严重的后果，这是医护职业道德绝不允许的。

二、手术护理的伦理规范与实践

外科手术是临床上诊治很多疾病的重要手段。它具有疗效迅速、不易复发等特点，但也存在损伤大、危险高、不可逆失误等缺陷。护士作为手术护理工作的重要组成部分，为患者提供安全、高效的手术护理将会缓解患者的心理负担，提高手术治疗效果。不管护士是在手术室还是在外科病房，在整个围手术期间都应严格遵守伦理规范，这有利于患者手术的顺利进行，有利于患者尽早恢复健康。

（一）手术室的护理伦理规范与实践

手术是外科治疗成败的中心环节，手术护理在术前、术中、术后几个阶段都有不同的护士承担，而不同手术阶段护理工作的内容和重点不同，对护士的道德要求也不同。

1. 手术室的护理工作特点

（1）严格性和主动性：手术作为一种创伤性的治疗手段，具有高风险性。为尽量确保手术的安全，手术室护士必须严格遵循并执行各项规章制度，不得随意违章，工作要一丝不苟，各项手术要求必须严格执行。手术治疗要求医护人员具有很强的时间观念，特别是抢救危重症患者，争取时间是手术成功的保证。如对不慎将异物吞入气管的幼儿，对严重创伤、宫外孕出血等患者，若抢救不及时，就会造成患者死亡，这些均要求护士在工作中积极主动。

（2）衔接性和协作性：手术过程一般包括术前、术中和术后几个阶段，各阶段所有医务人员必须相互衔接、紧密配合，以保证手术过程的完整性、连续性，严防差错事故的发生。手术护理的协作性体现在手术的全过程，哪一环节出现问题，都有可能导致不可挽回的危害。手术护士起到承上启下、组织协调的作用，既应严格把关，又要随机应变，以保证协调统一开展手术。

2. 手术室的护理伦理规范与实践

（1）术前护理伦理规范与实践要求。

1）疏导心理，消除顾虑：患者以稳定的情绪和乐观的态度迎接手术是术前护理的主要任务。手术确定后患者心情往往很不平静，既期盼手术时间的尽早到来而解脱疾病的痛苦和压力，又惧怕手术带来的疼痛和伤害而紧张不安和恐惧。因此，一方面护士应主动关心、体谅患者，耐心细致地做好对患者的心理护理，解除患者的种种疑虑；另一方面要协调好医、护、患之间的关系，避免恶性刺激，使患者以良好的心态接受手术。

2）优化环境，准备周全：为患者创造一个安静、整洁、舒适的环境等待手术，是手术顺利开展的必要条件。为此，护士在执行各项操作时做到"四轻"：关门轻、走路轻、说话轻、操作轻，让患者舒适、安静地休息。为确保手术的安全，护士要积极主动地做好术前准备，做到"八查"：查姓名、性别、科室、诊断、手术名称、手术部位、血型、物品准备。根据手术要求做好术前特殊准备如肠道准备、皮肤准备等，遵医嘱按时给患者术前用药，并认真细致地做好护理记录等。

3）知情同意，手续完备：知情是患者的权利，详细告知患者医疗相关情况是医务人员应尽的义务。尤其是手术治疗，医务人员在交代病情及签署手术同意书时，要选择适当的方式和场合，将手术风险、手术方式、术中及术后并发症向患者及其家属详细交代清楚。作为护士，要严密观察患者变化，了解患者心理需求，及时详细地向医生汇报，协助医生做好患者知情同意的工作；同时要一心为患者着想，正确理解知情同意原则，时刻关注患者的权利，尽心尽力履行好自己的职责。

（2）术中护理伦理规范与实践要求。

1）保持肃静，尊重患者：安静、肃静的手术环境是做好手术的前提条件。在手术过程中，禁止无关人员进入手术室，护士不得随意交谈与手术无关的话题。患者进入手术室往往比较紧张、不安甚至害怕。护士要理解关心患者，主动搀扶患者上手术台，严格按照手术要求显露手术部位，注意保暖，保护患者隐私。在使用约束带时，应向患者耐心解释，取得患者的理解与配合。手术时随时询问患者的反应并密切观察病情，尽量满足患者提出的合理要求，使患者感受到医务人员的温暖关怀，以良好的情绪配合手术。

2）操作熟练，一丝不苟：手术是一个连续性的过程，任何一个细小环节都与患者的生命息息相关。手术室的很多工作需要护士单独处理、完成，任何疏忽或处理不当，都将贻误工作，给患者带来痛苦。因此，在任何情况下，不马虎、不迁就、坚持原则，实事求是，一丝不苟，这是保证手术室工作有效进行的关键。手术中，护士必须技术熟练、反应敏捷、动作自如、沉着冷静、果断细致。传递器械要眼明手快、准确无误。伤口缝合前要认真清点核对器械，以防手术钳、纱布、刀、剪等物品遗留患者体内。这是杜绝手术事故的重要措施之一，必须仔细认真，不可粗心大意。

重点·考点·笔记

考点提示

手术室护理需要护士在术前遵循疏导心理、消除顾虑、优化环境、准备周全、知情同意、手续完备的伦理规范；在术中要做到保持肃静、尊重患者，操作熟练、一丝不苟，耐力顽强、理解家属的实践要求；术后做好严密观察、防范意外，减轻痛苦、促进康复的伦理规范。

3）耐力顽强，理解家属：手术治疗是细致、精巧的工作，所需时间比较长。这就决定了所有参与手术的医务人员必须有健全的体魄、清醒的头脑和吃苦耐劳的精神，以及顽强的毅力保证手术的顺利完成。在漫长的手术等待过程中，患者家属经受着长时间的心理煎熬，表现为心情焦虑、烦躁不安，护士应该理解并耐心回答患者家属提出的问题。哪怕工作再忙，也不可冷语相对，激化医患矛盾。如果手术进展顺利，应主动告慰家属，以解除他们的忧虑和不安。

（3）术后护理伦理规范与实践要求。

1）严密观察，防范意外：在手术患者回病房前护士应做好术后护理的准备工作，如铺麻醉床、准备急救器械及药品等。患者回到病房后，护士应迅速了解患者手术经过，妥善安置患者的各种导管，仔细观察伤口情况，定时测量生命体征，创造舒适的环境保证患者安静休养。同时，准确执行术后医嘱，严密观察患者病情变化，应特别注意患者有无呼吸道梗阻、窒息，有无创口渗血，有无休克、内出血等危象。遇到紧急情况时，切勿惊慌失措，更不能消极等待医生处理。应机智果断，在力所能及的情况下，争取时间，及时处理，以保障术后患者生命安全。

2）减轻痛苦，促进康复：术后患者由于伤口疼痛及身上的各种插管等比较痛苦，还会因手术失去某些生理功能而产生焦虑、忧郁等心理问题。因此，护士应及时巡回病房，体察和理解患者的心情，勤于护理、善于疏导。如帮助患者翻身、活动，协助饮食，做好心理护理，对患者耐心解释术后早活动、翻身、排痰等对防止术后并发症的重要作用，以便取得患者的理解和配合。手术创伤较大或缺失致残的患者，大多心情沉重、悲观，甚至失去生活的信心，对他们应格外关心、体贴，开导他们正确对待伤残。护士如果对患者的痛苦熟视无睹，或将护理工作完全推给患者家属去做，是不符合道德要求的。

（二）整形外科手术的护理伦理规范与实践

随着人民生活水平的提高，人们对容貌、形体美的要求日益迫切和突出。整形外科正是随着医学科学的发展，为满足人们的健康需求而发展起来的一个外科分支领域。整形外科手术护理是针对整形外科受术者存在的功能障碍、形态畸形或外形缺乏美感等问题，依据整形外科的治疗原则对他们在医疗、生活和功能锻炼等方面所实施的一系列有利于受术者康复的工作。整形外科与其他外科手术有诸多不同，如受术者多无显著躯体痛苦，受术者对手术期望很高，涉及更多隐私等，这就要求参与手术的护士有更高的职业伦理要求。

1. 整形外科手术的护理工作特点

（1）心理护理要求高：当患者外形有先天或后天缺陷，往往都有一定的心理问题，如自卑、胆怯、孤独，不愿接纳别人，不能融入社会。在生活中他们谨小慎微，封闭自己，游离于人群之外。后天畸形或缺陷的患者，其心理负担更重，很难接受自己外形变化的事实，表现悲观、绝望，情绪波动强烈。这些人通常有非常强烈的愿望，就是期望通过手术成为或接近正常人。同时，他们又担心手术结果不理想，甚至害怕承担手术失败的后果，因而忧心忡忡。因此，整形外科护士在掌握一般护理知识的同时，还必须熟练掌握心理学知识并能灵活运用，为患者提供必要的心理护理。

（2）护患沟通作用大：沟通可以架起护患之间的桥梁，帮助护士了解患者的心理状况，以及他们对手术效果的预期。护士应尊重患者人格，保守患者秘密，消除患者顾虑，提高患者对整形手术的满意度。

2. 整形外科手术的护理伦理规范与实践

（1）疏导心理，尊重患者：整形外科的受术者以青年男女、儿童居多，他们因容貌异常、功能障碍而心理失衡，总是怀有一种被冷落的悲愤心理，不愿参加社交活动，通常孤僻又自卑。但他们自尊心极强，对周围人的言行十分敏感，会变得冷漠、多疑。因此，护士要与受术者进行有效的心理沟通和交流，及时了解和发现受术者的心理问题和需求，在此基础上有的放矢，认真做好心理护理。此外，受术者都期望通过手术达到或接近正常人，但又担心手术带来的痛苦或结果不尽人意，心理常处于焦虑、矛盾状态中。护士要理解患者的苦楚，同情患者的心情，尊重患者的人格和心理行为，积极做好疏导工作，并密切配合医生，尽力满足患者追求美感的需求。

（2）减轻疼痛，关心患者：整形外科手术患者，常因组织移植的需要，要求供瓣部位与受瓣部位在一定时间内保持一定的姿势，如头臂固定、体臂固定等姿势。通常需要卧床 3 ~ 4 周时间，患者感觉很不舒适，痛感明显，尤其是术后 1 周内疼痛难以忍受，痛不欲生。因此，护士应该十分关心和理解患者的痛苦，依据病情，遵医嘱给予药物镇痛；为患者提供优质、高效、满意的护理服务，协助患者饮食、穿衣、如厕等生活照顾；为患者提供舒适、安全的护理环境，避免视觉刺激及外力作用导致的疼痛发生；加强床边护理，密切观察病情变化，防止意外发生。

（3）吃苦耐劳，任劳任怨：整形外科治疗领域广泛，手术种类复杂，医疗要求高，讲求精细，护理工作十分繁重。如整形外科术前备皮要求手术区无毛发、无污垢、无破损，而患者手术区域常有陈旧性瘢痕，表面不仅凹凸不平，有时还有隐窝和窦道，对这些部位的清洗难度很大。常常需要在术前几天就开始每天用热水浸泡，使污垢软化，还需要剪除毛发，护理工作十分辛苦和繁杂。术后为保证手术取得满意效果，护士还需要做大量繁重琐碎的工作如生活护理、心理护理、整形外科的专科护理等。因此，护士一定要有不怕苦、不怕累、任劳任怨的服务精神，不辞辛苦做好自己的本职工作。

（三）微创外科手术的护理伦理规范与实践

微创外科手术是以最小的侵袭和损伤达到最佳外科治疗效果的一种新型外科手术技术，具有创伤小、恢复快、住院时间短、感染率和并发症发生率低等优点。在我国，微创外科手术发展非常快，并将在未来更多地替代传统外科手术，成为外科治疗疾病的主要方法。这就要求在微创外科工作的护士必须努力学习、刻苦钻研，尽快掌握微创外科手术的相关理论知识，以及腔镜的原理、操作方法和护理技术，促进微创外科护理业务的发展。

1. 微创外科手术的护理工作特点

（1）要求护理技术不断进步：微创外科手术是通过电视画面操作器械完成的，如神经外科的脑室镜、胸外科的胸腔镜、普外科的腹腔镜、泌尿外科的膀胱镜、妇科腹腔镜等，各种设备和器械代替了医护人员的眼睛和手。在我国，微创外科手术已成为外科治疗疾病的主要方法。这就要求护理技术不断进步，满足现代外科发展的需要。如果外科病房护士不懂得各种腔镜设备和器械的工作原理、使用方法、消毒和保养等知识，不懂得腔镜手术的器械准备、麻醉方式、手术配合程序等知识，就做不好微创外科手术的护理工作，就会影响手术效果，甚至影响这项技术的开展和提高。

（2）术后观察更为重要：微创外科手术的优点是创伤较小，但仍然有一定的范围和限制。①微型腔镜的亮度偏暗、视野范围小，镜面容易模糊，会影响手术的观察和操作；②微型腔镜器械比较精细，与组织的接触面较小，强度也不够，操作器械时很容易引起组织或脏器的损伤；③微创外科手术是通过电视画面操作完成的，切除病灶的精确度受到限制，尤其是有严重病灶粘连时，手术效果会受到影响。因此，微创外科手术护理要非常仔细，不能因为手术创面小、患者痛苦轻而忽视病情观察，要及时测量各种生命体征，积极预防并发症的发生。

2. 微创外科手术的护理伦理规范与实践要求

（1）细心观察，服务周到：微创外科手术虽然有创伤小、恢复快等优点，但仍然有一定的局限和缺点。如手术操作视野小、腔镜器械稳定性较差、切除病灶的精确度受限，手术效果容易受到影响。因此，护士要特别重视微创手术后的病情观察，及时测量生命体征，仔细观察各种引流管道。微创外科手术的术后并发症发生比较缓慢，症状不是很典型，这就更加要求护士提供周到、细致的护理服务，细心观察患者，及时发现病情变化，迅速做出急救处理。

（2）健康指导，促进康复：微创手术患者恢复快，比一般切口手术拆线早，住院时间短，但并不是出院快就是术后康复，就没有生命危险。因此，护士要特别重视微创手术患者的健康指导，在住院较短时间内不仅要指导患者科学的休息、饮食和运动，更要教会患者一些促进伤口愈合、预防并发症发生、减轻疼痛等不适的自我护理技巧。指导患者掌握自我病情观察的要点，一旦发现体温变化、伤口红肿有渗液、手术部位疼痛等要及时到医院就诊，切不可因手术创面小而忽视细微变化。

（3）钻研业务，精益求精：微创外科手术已逐步扩展到外科各个领域。因此，护士既要掌握外科护理的专业知识，又要熟练掌握微创外科常规护理技术；既要懂得心理学、伦理学、社会学等人文社科知识，做好心理护理，又要提高各种微型医疗仪器的操作技术及维护技术，以保证微创手术的顺利开展。随着微创外科事业的快速发展，护理工作将面临许多新的研究课题，这就需要护士有不断进取的精神，积极学习国内外先进技术，积极探索研究，与其他医务人员共同做好新技术、新业务的开展和推广，以适应新型外科护理事业的发展。

知识链接

医疗机构施行手术、特殊检查或者特殊治疗时，必须征得患者同意，并应取得其家属或者关系人同意并签字；无法取得患者意见，应当取得患者家属或者关系人同意并签字；无法取得患者意见又无家属或者关系人在场，或者遇到其他特殊情况时主治医师应当提出处理方案，在取得医疗机构负责人或被授权负责人员的批准后实施。

——医疗机构管理条例

三、重症监护室的护理伦理规范与实践

重症监护室 (intensive care unit，ICU) 是集中多专业的知识和技术，对危重症患者进行病情监测和治疗护理的部门，是现代医院中的重要组成部分。ICU 工作的特点是疑难危重患者集中、患者病情变化快、护理要求高、护士工作负荷重，对 ICU 护士的道德要求也更高。

（一）重症监护室的护理工作特点

1. 护士标准高　由于 ICU 病房患者的病情严重且管理要求严格，护士的工作任务繁重，技术要求高。在该病房工作的护士不仅要有很强的敬业精神，还要做到事事周到，精心操作，具备较高的专业素质。①须经过 ICU 专科护士培训，经一系列考核合格后方可从事 ICU 病房护理工作；②护士身体健康，思维敏捷、动作利落，有较强的独立性；③能正确使用各类监测仪器并能简单排除仪器故障；④能识别各监测仪器正常和异常监护参数，有一定独立判断、分析能力；⑤能及时对危重患者做出应急的救护处理。

2. 护理要求高　ICU 病房收治的患者病情复杂多变，时刻有生命威胁，因此，在 ICU 病房工作的护士要具备下列能力。①对生命体征监测及病情观察要准确、准时，详细真实的记录各类变化，能及时、准确判断病情变化并做出相应处置；②熟练掌握各类动、静脉置管技术，管道护理技术，严格遵守无菌制度，避免各类差错事故发生；③能正确使用和维护各类监护仪器与设备，及时做好各类仪器与设备的保养登记记录。

（二）重症监护室的护理伦理规范与实践

1. 审慎果断，专业技术精益求精　ICU 患者的病情复杂多变，护士必须头脑机敏，及时发现病情变化，分析各类监测数据，对病情的发展判断要准确仔细，以防延误抢救时机。护理过程中要小心谨慎，发现问题要审慎分析，果断采取各种应变抢救措施。ICU 护士护理的是危重患者，使用的大多是高科技设备，患者的病情涉及多个学科。因此，护士必须不断自觉学习新知识、新业务和新技术，不断提高自身的专业素养，熟悉掌握各项技术操作和各种仪器的使用，增强分析问题和解决问题的能力。同时，由于 ICU 工作负荷重、精神压力大，护士必须要身体健康、心理素质过硬，所以在工作之余，对自身的保健也要加强。

> **重点提示**
> 护理实践中 ICU 护士应遵循审慎果断、专业技术精益求精，认真负责、关怀理解家属的伦理规范。

2. 认真负责，关怀理解家属　ICU 是一个相对封闭的环境，患者家属无法陪伴，探视时间短，患者常产生孤独感；治疗环境设备仪器众多，报警声不断，周围病友的抢救和死亡均可造成患者出现焦虑或恐惧情绪。护士应该仔细观察，发现患者的心理需求，加强沟通。施行各项操作前做好解释工作，操作时动作轻柔、语言温和。在做会阴擦洗、尿管护理等需要暴露隐私部位的操作时，应注意围屏遮挡，使患者感到人格受尊重。若患者因气管插管等原因造成语言沟通障碍时，可采用手势、卡片等非语言沟通方式了解并满足患者的需求。尊重理解患者家属，及时将患者的病情变化转告家属，协助医生做好知情同意工作，倾听诉求，耐心解惑。若患者抢救无效死亡，要做好尸体护理和家属的居丧辅导。

第二节　特殊患者护理伦理

一、妇产科患者护理伦理规范与实践

做好妇女儿童的护理工作，保障他们的身心健康，是我国人民卫生事业的重要任务之一，也是广大护理工作者义不容辞的责任和义务。做好妇女儿童的护理工作，提高优生率，降低病死率，是关系到家庭、社会的稳定及国家发展的大事。

（一）妇产科患者的护理特点

1. 服务对象特殊　优生优育、提高人口素质是我国的基本国策。妇幼护理的对象既面向妇女（妇女、孕妇、产妇或母亲），又要顾及儿童（胎儿、新生儿、幼儿、儿童）。因为涉及两代人，关系到千家万户的幸福和民族的繁衍，更体现出护理工作的重要性。此外，妇产科具有患者住院时间短、床位周转快、流动量大的特点，同时婴幼儿又无自述、自理能力，且患者病情发展变化快，不稳定因素多等，这些都增加了护理工作的难度和工作量。

2. 心理复杂，护理难度大　妇产科患者因内分泌变化的影响或受传统道德观念的影响，加之疾病、妊娠、手术等，常出现一些特殊的心理变化，如羞怯、压抑、恐惧心理等。这些心理因素常导致患者拒绝妇科检查或不愿说出真实病情，给诊疗和护理工作带来困难。儿科患儿特别是婴幼儿由于年龄小，理解能力和语言表达能力差，加上疾病引起的痛苦，在治疗和护理中往往不予合作，也给护理带来很大的难度。

3. 护理任务重，责任大　随着计划生育工作的开展和人类辅助生殖技术的应用，妇女保健的范围不断扩大。护理服务不仅涉及服务对象的婚姻、生育、家庭等问题，还涉及保护妇女权益、优生优育、计划生育、人流堕胎、性别鉴定、生命质量等许多社会性问题。此外，儿童处于生长发育的阶段，免疫系统不完善，抵抗力差，易感染传染性疾病。因此，妇幼护理工作任务繁杂，服务对象对护理工作的要求较高。

4. 护理技术要求高　我国多年来执行独生子女计划生育政策，二胎政策自2015年执行，但由于高龄产妇的增加等原因，导致孩子仍是家族几代人的中心。在照顾患儿时，护士稍有不慎便可能引发激烈的医疗纠纷。妇产科工作常常涉及两代人的生命、健康，关系到千家万户的幸福、欢乐，影响到国家和民族的兴旺、发达。所以，国家、群众、患者及患者家属对妇产科医护人员的技术要求高，希望能得到及时的治疗与科学的护理，早日痊愈。

（二）妇产科患者的护理伦理规范及实践

1. 工作细致，技术严谨　妇产科涵盖的护理任务重，护理时间多无规律。特别是产科急诊多，孕产妇变化急剧，稍有疏忽、拖延或处理不当就会给母婴、家庭或社会带来严重影响。因此，妇产科护士应时刻牢记自己肩负着同时守护两个生命的神圣责任。在工作中要严谨细致，勤观察、细检查，及时了解孕妇病情的变化，严格掌握助产、剖腹产指征，一旦发现情况要认真分析、做出准确判断，及时给医生提供病情变化的信息并共同采取恰当处理措施，确保母婴安全。此外，患有妇科疾病的患者，尤其是未婚未育的患者，如果治疗不当可能影响性器官或性功能，各项护理行为则应谨慎选择，技术操作应更严谨。

2. 尊重妇女，维护权益　妇产科很多护理操作涉及患者隐私，如身体隐私部位、孕产次数、婚姻状况、性生活史、患病史等。保护患者的隐私是医务人员的美德，更是妇产科护士必须遵守的职业道德规范。此外，妇科患者多有害羞、惶恐、压抑等普遍的心理状态，护士在操作时不可急躁，不可训斥患者或对患者的要求不予理睬，要通过语言和非语言方式表达对患者的同情、关心和鼓励。对妇产科患者进行治疗和护理时，态度要严肃，行为要端庄，不得随意开玩笑，注意尊重妇女的人格。

3. 关爱患者，心系社会　妇女在妊娠的不同阶段、生产过程及产褥期都有复杂的身心变化，应给予有针对性的护理及保健指导，以帮助孕产妇调整情绪，预防不良心理及行为对胎儿或新生儿的影响。产妇分娩时家属在产房或手术室外等候，多忽略自身休息，致使身心疲惫，容易出现健康问题。因此，护士也应关心妇产科患者家属，为他们提供便利条件与服务。此外，随着我国计划生育政策的调整，生育二胎成为社会热点。一方面，年轻人由于职场压力大，没有更多心理准备生育二胎，甚至产生丁克家庭的想法；另一方面，一些已经生育一胎的家庭，因第一个孩子照顾压力减轻且生活条件逐步改善，有强烈意愿生育二胎，但又存在年龄较大不能受孕或对胎儿正常发育有影响等问题。作为妇产科护士，应理解把握二胎生育政策的核心，利用专业知识积极引导不同家庭的生育观，做好高龄孕产妇的健康保健指导，以更好地协调不同家庭的生育利益与社会利益之间的关系。

二、老年患者护理伦理规范与实践

随着社会经济的发展和医学的进步，人民生活水平不断提高，人的平均寿命不断延长，老龄人口逐年递增，老年人的卫生保健问题已受到整个社会的关注。老年人由于组织细胞的自然老化，机体结构和生理功能日趋消退，故患病率高且恢复缓慢。同时，老年人感知觉减退，情绪和人格特征变化复杂，护士更需极大的耐心和爱心照顾老年患者。

（一）老年患者的护理特点

1. 护理任务繁重　老年人由于器官、组织、细胞生理性的自然衰老，生理功能逐渐减退，躯体的适应力和免疫力日趋降低。老年人患高血压、冠心病、糖尿病等慢性疾病多；老年人患脑出血、肺心病、心肌梗死及恶性肿瘤等危重疾病也较多；多数老年人同时患有多种疾病，恢复缓慢，易留下各种后遗症；另外，老年患者感知觉功能减退，行走不便，生活自理能力差。这些因素使得老年患者的护理范围大，护理病种多，护理工作任务繁重。

2. 护理难度加大　老年人听力下降，记忆力差，患病后主诉不确切，回答病史含糊；随着年龄的增加，老年人免疫、消化和肾脏的功能下降，患病后易出现院内感染、便秘和药物的蓄积中毒；加之老年人骨质疏松、行动迟缓、自理能力差，心理偏激、固执、不易合作等，致使老年患者的护理难度大。

3. 心理需求高　老年患者来院就诊或住院治疗，经常出现精神过度紧张、忧郁、焦虑、惊恐不安等心理变化。在治疗及护理过程中，患者经常向护士探问自己的病因、病情、治疗、用药和手术的安全性，甚至对治疗过程中出现的一些微小问题向医护人员提出质疑，大发脾气。有的老年患者悲观失望，对自己疾病的治疗失去信心，表现出沉默不语或拒绝治疗等。以上都给老年护理的心理护理提出了更高的要求。

（二）老年患者的护理伦理规范及实践

1. 尊重理解，服务周到　老年患者对社会做出了很大贡献，阅历深、资格老、知识和生活经验丰富，工作有成就，在社会家庭中有地位、有名望，因而自尊心强。他们突出的要求是被重视、受尊重，得到良好的护理。护士对待老年人应像对待自己的长辈一样，不论他们的职位高低都应一视同仁、称呼得体、举止文雅、心境大度。护士要理解老年患者的心理状态，对他们表现出极大的同情心和耐心，倾听他们的叙述，不厌其烦地回答询问，反复认真地解释说明。对于缺乏自理能力的老年患者，护士要常规性地帮助他们洗脸、梳头、剪指甲、洗衣服等。在就诊、检查、治疗等方面要想患者所想，尽可能给予方便和帮助。要为老年患者提供一个良好、舒适的就诊和休养环境，使他们产生安全感、舒适感和信任感，消除各种不利的心理因素。

2. 严谨审慎，耐心细致　由于老年患者病程较长，病情变化快且复杂，身心耐受性较差，护士要以高度负责的精神审慎从事。在确定治疗目标后，设计最佳的护理计划加以实施。对老年患者的观察要细致；对长期卧床的患者在夜间值班更应警惕，勤巡视、细观察，不能放过任何疑点和微小变化；对于有记忆力衰退或神志模糊，经常忘记服药或多服药的老年患者，要亲自管理，指导他们按时、定量用药；静脉输液时，要合理地应用和保护好老年患者的血管，保证给药途径的畅通；对长期卧床的老年患者，要耐心细致地做好皮肤清洁，并给予适当的皮肤护理措施，预防褥疮的发生。

3. 关爱帮助，有效沟通　由于机体功能退化，老年患者一般都有不同程度的健忘、耳聋和眼花，护士要勤快、细心、耐心、周到，要不怕麻烦，耐心沟通，积极护理。护士可根据老年人的特点，在生活护理和医院设施方面建议医院相关部门做些改进，如在走廊上加扶手；房门不设门槛，或用斜坡代替门槛，以方便轮椅进出；配备标记鲜明的呼叫装置、便携式坐便器、活动餐桌等。老人对疾病诊断和治疗等相关知识了解的需求是比较迫切的，但他们说话、接受信息，通常比较慢，护士要多体谅这一点，和他们说话时，语速也要放慢，解释病情时要多重复两遍。对已存在认知功能减退的老人，护士交代的事情不宜过多。某些特殊的事情，如需要禁食、禁水、禁药等，护士可写成文字，放在明显处提示。

三、儿科患儿护理伦理规范与实践

当前，我国儿科的服务对象是从出生到满 14 周岁的患儿。这一时期的儿童处于不断的生长发育过程中，器官及心理发育均不成熟，与成人有许多不同之处。因此，护士应结合儿科患者的特点，恪守职业道德。

（一）儿科患儿的护理特点

1. 护理对象依赖性强　儿科收治的患者年龄在 0 ~ 14 岁，生长发育还未结束，因此，他们在生理、心理、疾病发生发展等方面有其特殊性。儿童的语言表达能力和理解能力尚欠缺，在护理方面，更多的是依赖护士的观察和临床经验。基于这些特点，在儿科工作的护士，既是患儿的护理者，又是患儿的代言人，患儿利益的实现依赖于护士的道德情感和责任心。

2. 护理工作难度大　由于患儿年龄的特殊性，他们往往不配合护士的工作，给日常护理工作带来一定的难度。小儿的语言表达能力和理解能力较差，在采集病史时，更多的依赖家长的描述，使采集的病史不够准确。小儿的生长发育尚不完善，可供选择的护理手段有限，因此更加考验护士的技能水平。一般患儿的疾病特点是起病急、病情变化快，在一定程度上给护理工作带来困难和风险。

3. 护理工作内容繁杂　由于儿科患儿年龄较小，生活不能自理，因而护士在为其提供技术护理、心理护理的同时，还需注重生活护理。从饮食起居到衣着冷暖，从卫生用药到人身安全，都需要护士事无巨细的考虑到。因为一个小小的细节就可能影响到疾病的诊断和治疗，影响患儿的康复。所以，儿科护理工作内容繁杂，工作量较大。

4. 护理工作节奏快　小儿的身心在快速发育，但免疫力比成人低，其发病往往呈现起病急、病情变化快的特点。这就决定了儿科护理工作紧迫感强，遇到突发情况概率大。因此，儿科护理工作具有一定的紧迫性，护士要果断判断、迅速反应、有效实施、处理好工作中的紧急问题。

（二）儿科患儿的护理伦理规范与实践

1. 密切观察，处置严谨　儿童免疫系统及各器官功能尚在发育过程中，机体抵抗力较差，易发生感染性疾病。患儿发病多起病急、变化快，且儿童不善于主动准确叙述病情变化。因此，儿科护士要善于观察患儿的病情变化，当发现患儿啼哭、精神不振等情况时，要慎思明辨，准确判断，及时向医生汇报，积极配合救治。此外，儿科护理操作专科性强，某些操作会遭到家长的质疑。对此，护士应耐心做好解释工作，不可受外界的干扰而违反操作规程。儿科患儿因为年龄小、自我保护能力差、安全意识不强，易受到意外伤害。护士应加强巡视，积极创造安全、舒适的病房环境，做好各项隔离工作，促进患儿的尽早康复。

2. 精益求精，恪守慎独　儿童的解剖生理与成人有较大差别，在治疗过程中患儿配合程度差、易哭闹，导致儿科护理操作专科性强、难度大。这要求护士在实践中勤学苦练，具备扎实的理论基础和专科护理技能，力求做到操作熟练、技术精准。新生儿病房、儿科监护室因治疗环境特殊，不允许亲人陪伴，治疗护理要求高，更要求护士严格遵守操作规程，慎独自律，高标准完成各项操作。当前我国独生子女居多，如果儿童在患病期间因为医疗护理差错事故而致残或致死，将给家庭带来巨大的创伤。因此，儿科护士更应将责任和压力转化为自觉认真工作的动力，尽最大努力减少患儿的伤害和痛苦。

3. 体贴关爱，治病育人　儿科护士具有治病育人的双重责任。患病儿童对爱的需求非常强烈，他们遭受着疾病带来的痛苦，忍受着治疗带来的不适，面临着分离性焦虑，承受对病情的担忧等。这些痛苦对儿童身心发展均构成威胁。只有发自内心地关爱孩子，护士才可能出于关心而敏锐捕捉到儿童的心理变化，开展人性化的护理服务。例如，在病情及环境允许的情况下，准许亲人陪护有利于缓解儿童的分离焦虑；护士的语言温和亲切、态度和蔼，以轻拍、抚摸及搂抱、陪伴等形式表达对患病儿童的关爱，有利于儿童产生安全感。儿童的心理尚处于发育阶段。因此，护士要时刻想到自身的言谈、举止、行为、作风对儿童潜移默化的影响，在工作中注意自身的行为表现，处处起到为人师表的作用。要随时运用发展心理学、儿童教育学的科学观点教育照护患病儿童，促进患儿的身心全面康复。

4. 理解家属，耐心解惑 儿童患病，家属往往有焦急、烦躁的情绪，在负面情绪的影响下，可能会出现不当的言语和行为。我国独生子女居多，孩子患病更是牵动全家人的心，家长更易出现紧张、焦虑，对儿童过分照顾，不经意夸大病情的严重程度等。护士应充分理解患儿家属的心情，指导患儿家属平复负面情绪。此外，护士也不能一味迁就家属而违反护理规章制度。例如，某儿科病房护士在巡视时发现一位患儿的输液速度慢，欲观察输液局部情况，但患儿奶奶以不打扰休息并确定输液局部无异常为由拒绝护士，护士顺从地离开，半小时后，患儿父亲发现患儿手背肿胀，指责护士无责任心，从而引发护患矛盾。总之，儿科护士在实践工作中一定要做到头脑冷静，控制情绪，学会换位思考，耐心解答与解释，以争取患儿家属对护理工作的认可与配合。

四、精神科患者护理伦理规范与实践

在很长一段时间里，由于医学本身的落后和人们对精神疾病的偏见，精神疾病患者常被视为"鬼魂附体""神的惩罚"而遭到歧视、打骂、侮辱、虐待、遗弃，或任其自生自灭，或惨遭迫害致死。精神疾病同其他疾病一样有其自身的病因和发展规律，也需要得到良好的医疗服务。与其他患者相比，精神疾病患者无自知力，不承认自己有病，甚至拒绝治疗，对这类患者的护理难度非常大。因此，护士不仅要有较高的护理技巧，还需具备高尚的护理道德情操。

（一）精神科患者的护理特点

1. 护理对象特殊 精神科患者的病因、症状、体征与其他患者不尽相同。大多数患者以精神活动的失调或紊乱为主要表现，缺乏对自己行为的自控力，生活不能自理，特别容易出现伤害、自杀、毁物等行为；部分患者表现为孤僻退缩、安静合作，但发病时随时可能发生自伤或自杀、出走甚至攻击性行为；患病期间，患者往往诉说病情不准、不全或不对，对诊断检查和治疗不配合，有些患者甚至对医务人员抱有敌意。这些问题给社会、家庭、诊疗和护理工作造成一定的难题。

2. 护理难度大，效果反复 精神科患者在发病期间，思想、感情和行为常常超出一般人的行为习惯和规范，言行怪僻，举止异常，给临床护理造成一定难度。此外，有的患者生活不能自理，没有自我保护意识。精神科护士在做好基础护理的同时要承担危险的防范与护理、特殊治疗的护理，以及帮助患者回归社会等特殊任务，这些都给护理增加了难度。精神疾病患者的病程一般较长，发病机制尚不清楚，疾病治疗好转后复发率比较高，有的甚至终身不愈。

（二）精神科患者的护理伦理规范及实践

1. 尊重患者，维护尊严 尊重患者的人格和权利，对护理精神疾病患者具有特别重要的意义。由于疾病的原因，患者长期出现不正常的举动，经常遭到社会的歧视和人们的疏远，甚至戏弄和欺凌，因此在精神疾病患者的护理中存在许多道德和法律问题。1977 年在第六届世界精神病学大会发表的《夏威夷宣言》中指出："把精神错乱的人作为一个人来尊重，是我们最高的道德责任和医疗义务。"因此，首先应明确的是，精神病和其他疾病是一样的，患者有得到恰当治疗和护理的权利。精神疾病患者也是人，应当得到尊严的维护。护士在护理过程中更应理解、关心患者，不能对患者有任何歧视、耻笑，尊重他们的人格，维护他们的尊严。

2. 保守秘密，维护权益　精神科由于诊疗护理的需要，要详细地了解患者所处的社会、家庭、个人生活经历、兴趣爱好、婚姻状况及患病后的各种病态观念和行为等。护士对患者的上述资料均要保密，不能随意对外人谈论或提供，也不能作为谈话的笑料，否则会侵害患者的隐私权，损害患者家属的自尊心，还会引发或激化护患矛盾。在涉及法律和国家安全的情况下，应按照法律程序和组织程序提供有关材料。

3. 恪守慎独，正直无私　由于精神疾病患者的思维和情感紊乱，精神活动失常，不能正确地反映客观事物甚至不能对自己的行为负责，也不能对医护人员的行为给予恰当的评价。有些患者生活不能自理，温饱不知，甚至由于精神失常，易产生"钟情妄想"等。鉴于上述情况，护士必须做到恪守慎独、自觉主动、准确及时地完成护理任务，不能利用患者思维和情感的紊乱倒错，向患者索取财物。在接触异性患者时，态度要自然、端正、稳重、亲疏适度，不可过分殷勤或有轻浮表现，要时刻保持自重、自尊和正直无私。

4. 加强巡视，保证安全　加强病房巡视，保证患者安全是精神科护理的重要内容之一。特别是对那些有自伤、自杀企图及伤人毁物行为的患者，要加强监护，定期巡视，严格依照病房的安全制度管理。诸如刀、剪、绳、带及玻璃制品等危险品不得丢放在病房里，以免造成不安全因素。治疗期间，护士应了解每位患者的病情、心理活动和情绪的变化，注意观察，加强防范，杜绝隐患。同时，精神科工作的护士也要有自我防护意识，做好自身正当的职业防护，防止受到人身侵犯和伤害。

五、传染病患者护理伦理规范与实践

传染病是指由病源性细菌、病毒、立克次体、原虫等引起的，可通过多种介质和途径在人与人、动物与动物或人与动物之间相互传播的一类疾病。传染病传播面广，传播速度快，严重危害广大人民群众的健康，影响国家的建设、信誉和社会的安定。因此，护理传染病患者有其特殊的道德要求。

（一）传染病患者的护理特点

1. 传染病患者心理问题多　一个健康的人感染上某种传染性疾病，必然产生焦虑不安感、被限制感、孤独感和自卑感。特别是三级预防措施的隔离患者，易产生悲观、失望、自卑等情绪，或心情随着疾病的变化而波动，心理问题尤为突出。此外，患者的年龄、性别、职业、家庭、性格、经济和病情等都可能给患者造成心理压力，并影响患者配合治疗的积极性及治疗的效果。

2. 消毒隔离制度严格　传染病房是各种类型传染病集中治疗的场所，每一位患者都是传染源。为了控制传染病的传播和预防交叉感染的发生，需要一套特殊的管理制度。例如，对伤寒、痢疾等消化道传染病患者施行床边隔离；对麻疹、猩红热等呼吸道传染病患者施行病种隔离；对传染病患者的物品、器械、注射器等要彻底消毒；对陪护家属及出院、死亡人员做好终末消毒等。因此，严格消毒隔离制度，防止传染病扩散是传染科护理工作的重要特点。

3. 预防和控制疾病责任重 在传染病护理中，护士不仅要对患者负责，而且要对自己、对他人、对整个社会人群负责。如果护士对消毒隔离工作不负责任，有可能导致院内感染，甚至会引起传染病的暴发流行，导致严重的社会后果。所有医务人员都应树立"全球警惕，全球应战，防范新出现的传染病"的观念，增强预防和控制传染病的责任感。

（二）传染病患者的护理伦理规范及实践

1. 恪尽职守，防控有序 传染病具有起病急、传播快、进展迅速、病情危重等特点，这就要求医护人员树立强烈的时间观念。医护之间要密切配合，对于危重患者要早发现、早确诊、早隔离、早抢救，刻不容缓地积极救治。传染病护理过程中，护士与传染病患者朝夕相处，密切接触，尽管目前建立了比较严格的消毒隔离防护措施，但仍有被感染的机会。但是，无论是常规传染病，还是烈性传染病，护士面对患者都不能退缩推诿，应把挽救患者生命作为自己崇高而神圣的职责。要严格遵守各项规章制度，始终坚守工作岗位，恪尽职守，抢救和防控工作有序进行，一心一意为患者、社会服务。

2. 尊重科学，操作规范 传染病防治工作不仅是对患者负责，更是对环境和社会负责。护士在护理过程中必须尊重科学，以科学的态度对待传染病和传染病患者。对工作高度负责，一丝不苟，慎独缜密，从而控制传染病的传播，防止交叉感染的发生。《中华人民共和国传染病防治法》使传染病的防治工作有章可循，有法可依。护士要有强烈的法律意识，熟知各项法律条款，依法规范自己的医疗行为，并互相监督。一旦发现传染病患者、疑似患者或病原携带者，本着对社会负责的态度，应立即采取相应的防护措施，及时向相关医疗单位汇报疫情，杜绝迟报、漏报、瞒报和谎报。

3. 群防群治，预防为主 预防为主是我国卫生事业的基本方针和政策。由于传染病具有传染性、流行性等特点，对社会危害较大，在治疗患者的过程中要不断强化社会预防保健意识。在传染病的防治工作中，医护人员既有治疗、护理患者的义务，又有控制传染源、切断传播途径和保护易感人群的责任；既要对患者个体负责，也要对社会负责。医护人员在发现疫情或传染源向卫生防疫部门报告的同时，要采取积极的预防措施。要利用各种时机和形式，向患者、患者家属和社会开展传染病的预防保健教育，发动广大群众积极参与到传染病的防治控制过程中，更好地发挥群防群治的作用。

知识链接

凡乡井同道之士，不可生轻辱傲慢之心，切要谦和谨慎，年尊者恭敬之，有学者师事之，傲慢者逊让之，不及者荐拔之，如此自无谤怨，信和为贵也。

——医家五戒十要

（田莉梅）

课后练习

一、选择题

A₁型题

1. 保持诊室内一医一患，是遵循了门诊护理伦理规范中的（ ）

　　A. 团结协作，互相监督　　　　　　B. 维护公正，合理安排

　　C. 尊重患者，注重心理护理　　　　D. 尊重患者，保护隐私

　　E. 细致观察，审慎护理

2. "把精神错乱的人作为一个人来尊重，是我们最高的道德责任和义务"这段话选自（ ）

　　A.《夏威夷宣言》　　　　B.《东京宣言》　　　　C.《妙文集》

　　D.《赫尔辛基宣言》　　　E.《希波克拉底誓言》

A₂型题

3. 患者女性，27岁。因妇科感染性疾病住院治疗。此时，护士最先遵循的伦理规范是（ ）

　　A. 介绍住院环境　　　　　　　　　B. 向同病房介绍患者情况

　　C. 马上进行体格检查　　　　　　　D. 执行各项技术操作

　　E. 宽慰患者，保护好患者隐私

4. 手术后，护士应遵照医嘱按时给患者应用镇痛药物，并指导患者咳嗽、翻身或活动肢体，指导患者早期活动，体现了手术后护理伦理规范的（ ）

　　A. 严密观察，勤于护理　　　　　　B. 维护公正，合理安排

　　C. 尊重患者，耐心安慰　　　　　　D. 团结协作，互相监督

　　E. 细致观察，准确诊断

X型题

5. 某病房护士在接待新入院患者时，护理处置方法正确的是（ ）

　　A. 满足患者的一切需求　　　　　　B. 介绍环境，消除陌生感

　　C. 及时测量生命体征　　　　　　　D. 尊重患者，及时沟通并了解需求

　　E. 热情接待并尽快安置病床使患者舒适

二、思考题

1. 简述护理传染病患者时护士应遵循的伦理规范。
2. 试述手术室护理的工作特点及应遵循的伦理规范。

三、案例分析

【案例资料】

李某因感冒到铁岭市某医院就诊。青霉素皮试结束后，甲护士认为注射处红肿，不能确定能否用药，于是又找来两位护士，最终判断结果为"阴性"。青霉素输液10分钟后，李某诉头痛、发冷。护士立刻向医生汇报，医生没有进一步观察和询问，随即开了安痛定肌内注射。输液结束后在回家的路上，李某感觉身体极为不适，立即返该院门诊找护士长。护士长说："青霉素过敏，交2小时吸氧费。"当时李某的丈夫见

缴费队伍长一时无法缴费，要求先吸氧后补缴费，但护士长坚决不同意，后来在周围患者指责下才勉强同意。遗憾的是李某最终因抢救无效而死亡。

1. 结合本章学习内容对案例中医务人员的言行进行伦理分析。

2. 组织实践训练，讨论从这个案例中得到的伦理启示。

【伦理分析】

1. 在以"患者为中心"的护理理念指导下，门诊护士必须尊重科学、实事求是、准确无误，保证患者的生命安全。该案例中甲护士从专业角度不能准确判断患者皮试结果，但她本着对患者负责、对科学尊重的基础上主动向其他专业护理人员求助，共同判断护理行为的结果。这体现了门诊护士应具备的作风严谨、一丝不苟、精益求精的工作作风，也体现了护护之间相互协作的良好人际关系。

2. 门诊通常接诊量大、患者病情复杂多变，医护人员易忽视患者细小的病情变化。此案例中护士及时发现患者存在病情变化，并汇报给医生。但医生没有详细询问出现病情变化的原因，只是简单判断症状特点而给予对症处理，导致错过该患者最佳的抢救时机。

3. 门诊、急诊患者在抢救、护理时常遇到一些难以解决的伦理难题。如履行人道主义与经济效益的矛盾，讲真话与保护性医疗的矛盾等。该案例中虽存在患者利益与医院经济效益的矛盾，但护士长忽略了医务人员应履行人道主义救死扶伤的最基本的伦理准则，在患者生命受到威胁时没有给予及时的医疗救助，违背了在门诊、急诊工作应遵循的"急患者所急的情感和责任"的伦理规范。

四、实践训练

1. 训练目的　通过对临床护理伦理的理论学习、讨论及感悟，护理人员能正确认识临床护理工作的特点和劳动价值，建立牢固的职业信念，树立崇高的职业理想，努力成长为一名优秀的护理人员。

2. 训练计划

（1）训练方式：组织学生进行角色扮演，续写角色资料，并谈出各自感受。

（2）活动步骤：

1）分组讨论案例资料；按班级人数进行分组，每组 10 ～ 15 人。

2）情景表演，每组推荐 5 名学生分别扮演案例中涉及的患者、护士、医生及护士长。

3）组织各组分别汇报讨论结果及角色扮演体会。

4）重温相关理论知识，教师小结，给予评价。

3. 实践评价

（1）过程评定：参与小组讨论的，每人计实践成绩 1 次；推荐表演的，在此基础上加分；获得小组名次的，在前两项上分别再加分；过程评定的评委可由任课教师、班长、团支书、学习委员及各小组长组成。

（2）结果评定：课后每位参与学生提交角色扮演及讨论心得，由授课教师定量评价。

第六章　临终关怀与死亡护理伦理

学习目标

1. 掌握　临终关怀护理的伦理规范；能以临终关怀理念为指导，自觉规范对临终患者的护理行为。

2. 熟悉　临终关怀的特点、脑死亡及安乐死的伦理意义。

3. 了解　脑死亡标准及安乐死的历史演变及发展趋势。

案例引入

患者李某，男，63岁，退休教师，因车祸头部严重受伤，送往医院抢救。医护人员经72小时抢救，患者自主呼吸困难，心跳微弱，各种反射消失，脑电波平坦。医生告知家属：患者处于脑死亡状态，无康复希望，建议停止抢救，最好接回家里维持治疗。家属不愿接受该建议并表示：患者刚刚退休，辛苦了半辈子，若能抢救过来还可以过几年好日子！患者仍有呼吸和心跳，没有死亡，要不惜一切代价挽救患者生命。

讨论分析：

（1）请从不同角度讨论医务人员的医疗决策。

（2）如本案中该患者回家姑息治疗，护士应给予家属哪些帮助与指导？

（3）结合本案例讨论死亡标准的伦理意义。

解析路径导航：

（1）一是从专业角度分析医务人员的医疗决策；二是从伦理学角度分析患者生命价值及社会意义，正确理解医务人员的医疗决策。

（2）以临终关怀的伦理规范为指导，从患者及家属的生理、心理、社会需求三方面分析护士能提供的指导和帮助。

（3）从不同的社会背景认识什么是死亡及死亡标准的演变。结合我国伦理文化及法律法规认识本案例中死亡的判断标准。

每个生命都必然经历生与死这两个过程，尽管这个过程是自然规律，但人们在真正面对生死的时候，态度却截然不同。现代文明的发展和医学技术的进步不仅丰富了生的绚丽色彩，而且赋予了死亡的崭新价值。人们希望在生的阶段能够享受生命的多彩和丰富，在死亡来临时也能沐浴在关爱和尊重的阳光中。正如泰戈尔所说："生如夏花之绚烂，死如秋叶之静美。"

第一节　临终关怀护理伦理

一、临终关怀概述

（一）临终关怀的概念

临终（dying）又称濒死，是指由于各种疾病或损伤导致人体主要器官的功能趋于衰竭，各种生命迹象显示生命活动趋于终结而无生存希望的状态。目前，国际上对临终时期尚无统一的标准，如日本对预计只能存活 2～6 个月的患者称为临终患者；美国对预计只能存活 6 个月以内的患者称为临终患者；而英国对预计能存活 1 年以内的患者称为临终患者；我国则将预计能存活 2～3 个月的患者称为临终患者。

临终关怀（hospice）又称临终护理、善终服务、安宁照顾、安息护理等，是指医护人员对无治愈希望的患者及其家属所实施的一种积极的、整体的医疗和护理照顾，以帮助临终患者平静、安宁地度过人生的最后阶段，同时对其家属提供生理、心理、社会等方面的卫生保健服务。做好临终护理工作，既可保障患者的生命质量及其家属的生活质量，也是医护人员维护患者的最后尊严、使患者安详离开人世应负的伦理责任。

（二）临终关怀的护理特点

1. **临终患者及其家属心理需求复杂**　人在接近死亡时会产生十分复杂的心理活动和行为反应。多年来，在探讨临终患者的心理时最常引用的是美国医学博士库布勒·罗斯 1968 年发表的《论死亡和垂死》一书中的内容，该书将身患绝症患者从获知病情到临终整个阶段的心理反应过程总结为否认期—愤怒期—协议期—忧郁期—接受期这五个复杂的心理反应阶段。此外，国内外很多学者的调查资料表明，自患者进入临终阶段直到最后的死亡，甚至是死亡后很长时期，几乎所有的家属也会出现明显的心理反应，他们多经历着一段难以忍受的悲痛过程，而家属的心理反应和对待死亡的态度又将直接影响着临终关怀服务的政策实施。因此，从心理学角度考虑，临终关怀是复杂的心理治疗过程。

2. **临终关怀的目标与临床医疗不同**　临终关怀是对临终患者的照护，其重点不在于治疗疾病、延长寿命。临终关怀是以提高生活质量为目的，全面护理为手段照护患者的过程。临终关怀与临床医疗相比较，具体有以下特点：①收治的对象主要是临终患者，特别是晚期癌症或患有类似疾病，身心正遭受痛苦煎熬的患者；②工作方法不是以治疗疾病为主，而是以缓解症状、支持疗法和全面照护为主；③工作目标不是为了延长患者的生命，而是提高临终患者的生命质量，维护其生命的尊严和价值；④工作内容不仅包括缓解患者的躯体痛苦，还包括心理关怀和社会支持；⑤工作范围不但涉及照顾、关怀临终患者，而且涉及对患者亲属的慰藉、关怀和帮助。

3. **多层面为患者及其家属提供服务**　临终关怀以临终患者为主要对象，以家庭照料为手段为患者及其家属提供护理服务。绝大多数临终患者在生活上难以自理，最需要家庭的温暖和亲人的关爱，但由于家庭中的成员处于极度紧张和焦虑状态，难以处理好与临终患者的关系，不能为其创造一个良好的终老氛围。因此，为临终患者创造一个家庭般温馨和谐的环境，提供细致周到的照料是临终关怀的中心任务和重要特点。此外，临终关怀虽然以医护人员为主导，但其他人群如社会工作者、亲友、社会志愿者等均可参与。特别是社会志愿者，他们通过为患者提供一些基本的生活照料及与患者家属的沟通交流，给患者和其家属以精神和感情上的支持，减轻他们的孤独和无助。

二、临终关怀的伦理意义

1. 有利于医学人道主义的升华　人道主义精神在生命问题上的体现，不仅体现在解除人们肉体上的病痛或物质生活上的改善，而且应该体现在注重人们精神上的危机及临终阶段的照护方面。临终关怀使患者生前的生活富有意义、有质量；死时安详舒适、获得尊严，不留或少留复杂的家庭纠纷和难以处理的社会问题。与临床护理相比，临终关怀所体现的医学人道主义精神更彻底、更完善、更具有新的内容和活力。

2. 有利于树立全新的现代医学观　临终关怀改变了传统医学关于应急性救治和维持生命至上的观念，也改变了医务人员在临床上"见病不见人"的现象，让医务人员重新审视医学的本质及人类生命的意义。因此，临终关怀促进了现代社会人性化医学的发展，有利于树立全新的现代医学观，促进卫生保健体系的完善，促进医学科学的发展。

3. 有利于推动现代社会文明的进步　临终关怀主要依赖医务人员高度的同情心、责任感及对临终患者人格、权利及生命价值的尊重，这项工作必然会促进医务人员高尚道德素质的养成和提高。临终关怀所倡导的是社会各界人士对社会弱势群体予以关爱的思想，鼓励人们付出自己的财富、时间及感情，给临终患者及其家属以全面的关怀，这有利于推动现代人类社会文明进步和发展。

4. 体现了生命神圣、质量和价值的统一　当代死亡理论的研究肯定了临终关怀的价值。坦然面对死亡、死得安闲舒适、有尊严有价值，这是对死亡提出的更新更高要求。当人的生命处于临终状态时仍受到身心多方面的关心和照顾，其生命质量到最后得以提高，维护了生命的神圣，其生命价值也得以提高。

三、临终关怀的伦理规范与实践

1. 舒缓临终患者的心理畏惧　患者处于临终状态，不得不面对即将到来的死亡问题。此时，他们大多表现出恐惧、悲观、绝望，做出一些让人难以理解的行为。作为医务人员，面对临终患者应该思考："我如何去了解他？如何去消除他对死亡的恐惧和焦虑？"面对不同的个体生命，医务人员一定要把握其复杂的心理变化，采取灵活的、可操作性的、能收到显著效果的心理或医学方法，尽最大努力帮助患者解除痛苦，消除其恐惧、回避、抵制、消极等待死亡的心理障碍。同时，医务人员可以在关怀临终患者的氛围里，在理解生命尊严的过程中，享受充实的生命价值。

2. 维护临终患者的权利　大多数临终患者在进入昏迷状态之前，意识活动是存在或正常的。因此，他们有权对自己的生活方式及医疗、护理措施等提出自己的要求和主张，有权得知病情。护士除了要尊重临终患者的这些权利外，还要保证患者的隐私权得到尊重。对于临终患者需要获悉病情真相时，医护人员相互之间要保持一致，且必须采用恰当的方式和语言告知，避免带给患者不必要的刺激。如果患者没有获悉病情的意愿，护士不可主动告之，更不可随心所欲地乱讲。

3. 创造适宜临终患者的环境 尽管临终关怀让人们改变了对死亡的认知，但是人们对死亡有正确的认识并不等于人们对死亡无所谓。即使人们能够坦然面对死亡，但也不希望时时被提醒死亡的即将来临，他们更希望在不知不觉中愉快地走完人生中最后一段旅程。对于医务人员来说，创造一个适于临终患者的休养环境是一项非常重要的任务。世界上绝大多数临终关怀医院都着力于突出其环境的非医院化特色，临终关怀工作者也在试图把临终关怀医院变成一个温馨的大家庭、美丽的花园、舒适休憩的场所，这样的环境对临终患者是最好的。

4. 照顾和关心临终患者的家属 在对临终患者给予照顾时，护士要设身处地对其家属给予理解和同情，真心地帮助他们解决一些实际问题，使他们伤感的情绪得以缓解。如亲属悲伤时采取相应措施，经常与亲属交谈、沟通、交换意见，增加相互间的信任和合作，营造一种冲淡忧郁的氛围；亲属较长时间照顾患者造成精神和体力的疲劳时，帮助其安排好患者的饮食、休息，支持并指导亲属为患者做力所能及的护理工作；在护理临终患者时尽力满足患者家属提出来的合理要求，使其尽孝心表爱心，令家属心灵得到慰藉，令患者享受天伦之乐。

总之，生命的临终阶段同生命的其他阶段一样需要关怀和照护。如莎士比亚所说："人在临终的时候总比他们以往更引人注目。正如夕阳的余晖、乐曲的终了、杯底的美酒一样，留给人的记忆最温馨、最甜蜜、也最久远。"因此，在患者生命的最后阶段，让其舒适、安详、有尊严、无憾地走到生命的终点，使其家属得到精神支持，成为临终关怀医护人员的责任和义务。

第二节 死亡护理伦理

自人类诞生以来，死亡问题一直困扰着人们。如何认识死亡？能否阻止死亡？如何迎接死亡的来临？当代社会的发展和医学进步不断刷新着人们对死亡的认识和理解，促使人们从科学的视角重新审视死亡。

一、死亡标准的演变

何谓死亡？死亡的本质究竟是什么？死亡的标准如何判断？作为一个涉及医学、社会学、伦理学、法学等多重领域的重要概念，死亡的判定关系到人或生或死。因此，死亡判定标准的演变伴随着社会和医学的发展脚步谨慎前行，体现了人们对死亡认识的逐步深入。

（一）心肺死亡标准

1. 心肺死亡标准的认识 人类社会早期，人们认为心肺功能是生命最本质的特征。古希腊人将心脏视为生命的中心，古希伯来人认为呼吸是生命的中心，我国古代《黄帝内经》指出："脉短，气绝，死。"这些古老的思想和文化长期影响着人们对死亡的看法，形成了人们的死亡概念，即呼吸心跳停止作为死亡判断的标准。1951年，美国的《布莱克法律词典》仍将死亡定义为："生命之终结，人之不存，即在医生确定的血液循环立即停止及由此导致的呼吸心跳等身体重要生命活动的终止之时。"因此，这种以呼吸心跳停止作为判定死亡的标准在人类历史上沿用了几千年。

2. 心肺死亡标准遭遇的挑战　近世纪来，以心脏、呼吸停止作为判断死亡的标准在现实生活中屡遭质疑。如生活在西南非洲卡拉哈里沙漠中的布须曼人将心脏停止跳动的人埋在浅墓中安葬，却多次出现这些"死人"从浅墓中爬出来。又如 1962 年，苏联著名物理学家兰道遭遇车祸，在治疗过程中他的心脏先后 4 次停止跳动，但每次都经医生抢救而复活，直至 1968 年，因过量使用药物使肠道受损才死亡。这些案例说明心肺功能停止不一定等于死亡，传统的死亡标准遭到质疑。此外，医学新技术的应用使原本密不可分的脑功能和心肺功能分离，也向传统死亡标准提出了挑战。

（二）脑死亡标准

1. 脑死亡的认识　大量的现代医学研究结果已经证实，个体的死亡不是瞬间发生的，而是一个连续进展的过程。如人体大脑一旦出现广泛的细胞坏死，脑功能不可逆损伤，即使通过先进的技术和设备能够维持心肺功能，患者实质上已进入死亡状态。脑死亡发生后，机体其他各器官组织会相继出现不可逆转的坏死，机体处于整体死亡阶段。基于以上客观事实，脑死亡标准由此产生。"脑死亡"概念最早由法国提出。1959 年，法国医学家 P. Mollaret 和 M. Goulon 在第 23 届国际神经学会上首次使用"脑死亡"一词。他们的报告指出，凡是被诊断为"昏迷过度"的患者，苏醒可能性几乎为零。这一提法得到了当时医学界的认可，由此"脑死亡"概念开始进入了医学科学的视野。

2. 脑死亡标准的演变　1968 年第 22 届世界医学大会上，美国哈佛医学院脑死亡定义审查特别委员会提出将"脑功能不可逆性丧失"作为新的死亡标准，并制定了世界上第一个脑死亡诊断标准。1971 年美国学者 Mohandas 和 Chou 提出：持续 12 小时以上的脑干反射消失即可宣告脑死亡。1976 年英国皇家医学会制定了英国脑死亡标准，提出脑干功能不可逆终止为脑死亡，较"不可逆昏迷"的脑死亡判定标准前进了一步。1980 年我国学者李德祥提出脑死亡应是全脑死亡，从而克服了把大脑死（不可逆昏迷）、脑干死等脑的部分死亡等同于脑死亡的缺陷，并由此引发了我国脑死亡标准的讨论。

3. 脑死亡判定标准　脑死亡是指某种病理原因引起脑组织缺血、缺氧、坏死，致使脑组织功能和呼吸中枢功能达到不可逆转的消失阶段，最终导致的病理性死亡。目前，国际上较有权威性的脑死亡判断标准是 1968 年美国哈佛医学院特设委员会的标准即"哈佛标准"。继哈佛标准后，不少国家和组织也相继提出了脑死亡标准。我国由于思想文化的差异，对脑死亡一直未形成统一认识。直至 2009 年我国出台《脑死亡判定标准（成人）》，详尽规定了脑死亡的判定标准和技术规范。世界各国提出的脑死亡标准虽略有不同，但综合起来看，主要包括 3 个部分：一是自主呼吸不可逆转的停止；二是脑死亡引发的临床表现；三是使用药物和器械验证脑死亡。

二、脑死亡标准的伦理意义

脑死亡标准像一场强烈风暴，颠覆了数千年来沿用的死亡标准，也冲击着人们长期以来形成的生死观，引发了人们对死亡和死亡标准的深入探讨。同时，脑死亡问题是一个涉及医学、法律、哲学、社会等多学科问题，蕴含着丰富的伦理思想。

（一）支持脑死亡标准的伦理意义

1. 有利于准确判定真正的死亡　传统的心肺死亡标准易将某些假死状态误判为死亡。如溺水、服毒、触电、冷冻及服用中枢神经抑制药自杀的患者，一般检查方法不易鉴别其为真死还是假死，假死的患者可能会被误认为是真死而被放弃救治。脑死亡标准的确立，可以为真死与假死的鉴别提供了科学的依据，更好地维护患者的生命。

2. 有利于维护死者的尊严　依据脑死亡的标准，呈"植物人"状态、纯粹依靠医疗仪器维持生理机能的患者，尽管其心跳和呼吸仍然存在，但只是一具"没有意识而有脉搏的尸体"。这种"植物人"作为生命的人道价值是零，效用价值为负值，作为社会人是死亡的，可以宣布其死亡，让其有尊严的结束生命。

3. 有利于节约卫生医疗资源　现代医学技术可以帮助一个处于脑死亡状态的患者维持呼吸和心跳，但使用这种维持"无意义"生命的技术需耗费大量卫生资源。对家庭而言，虽然延长了他们的"存活"时间，但并不能使患者起死回生，且增加了家属的经济和心理负担。对社会而言，用于脑死亡患者身上的医疗资源无疑是一种巨大的浪费，严重影响了卫生资源的公正、合理、有效的分配。脑死亡标准确立后，当患者处于脑死亡状态时，即宣布其死亡而不再实施无意义的救治，不仅大大节约了卫生资源，减轻了家庭的负担，且符合社会公共利益，有显著的伦理价值。

4. 有利于器官移植的发展　器官移植是现代医学科学的重大进步，它使某些患有心、肝、肾等严重疾病的患者能够延长数年乃至数十年的生命。从死者身上摘取的器官越新鲜，器官移植后的成活率就越高，而阻碍器官移植实施和发展的最大症结就是能否获得能够存活的器官。脑死亡标准的确立使得在脑死亡发生但呼吸心跳仍存在的条件下摘取活器官用于移植成为现实，可解决阻碍器官移植发展的难题，推动器官移植治疗的开展和移植技术的发展。

（二）反对脑死亡标准的伦理依据

1. 脑死亡能否得到科学认定存在难题　虽然我国医学发展迅速，医学技术与医疗服务已大有改善，但在我国基层地区的医疗水平仍相对有限，很多地区还不具备鉴定脑死亡的条件。在这种条件下，患者生存的权利难以得到保障。

2. 脑死亡的认定存在法律问题　与脑死亡的标准相比，心肺死亡的认定比较简单，容易让患者家属理解和接受。而脑死亡的判断有时需要医生在一系列先进仪器的帮助下做出。这种情况下确定的死亡，患者的家属未必能够完全接受，容易诱发相关的法律问题，出现法律纠纷。

3. 脑死亡对中国传统文化产生冲击　我国因长期受到儒家思想文化的影响，生的愿望一直以来都是人们生存和发展的精神支柱。不论生命是否临近终结，将心脏尚在跳动的患者器官移植到他人的身上的行为仍然是人们难以接受的。如果脑死亡概念的提出是建立在器官移植基础上，那么脑死亡不仅与中国传统文化产生很大冲突，也有悖于医学人道主义原则。

（三）脑死亡的立法争议

1. 脑死亡立法的依据　①生物学依据：系统论认为人是具有一定功能活动的有机整体，而驾驭人体整体功能的就是大脑。当脑细胞的死亡数量达到或超过一定极限时，人的感知、思维、意识及自主活动和基本生命中枢的功能将永久丧失，构成了将脑死亡作为人类死亡判定依据的生物科学基础。②社会学依据：人不仅有生物属性，也具有社会属性。当人进入脑死亡状态时，虽然可以借助仪器和药品维持心跳和呼吸，但作为社会人，其社会属性已不复存在，社会价值为零。因此，脑死亡立法的社会学意义远大于它的生物学意义。

2. 脑死亡立法的争论　脑死亡标准的确立与执行虽然得到部分国家的认可与合法化，但也引起了很多国家及学者的争议，具体质疑包括以下几类。

（1）有悖于人道主义原则：脑死亡立法虽为发展器官移植和节约卫生资源扫清了障碍，但具有极强功利主义色彩。对于处于脑死亡状态的患者，在呼吸心跳仍然存在的状态下，放弃一切抢救和治疗措施，有悖于人道主义原则，不符合伦理道德。

（2）剥夺了患者的生命权：生命是神圣的，具有唯一性和不可逆性。生存是每个人最基本的权利。脑死亡标准的实行虽然为终止脑死亡患者的救治提供了法律依据，但也剥夺了脑死亡患者生存的基本权利。

（3）加重家属的情感负担：脑死亡状态下患者仍存在心跳、呼吸，如停止对其施救并宣布其死亡，会加重患者家属对患者的情感负担，给人"尸骨未寒"的负面感觉。

（4）脑死亡判定的隐蔽性：传统的死亡判断标准具有简易性和大众性，而脑死亡的判断具有隐蔽性。普通人很难判断一个人是否脑死亡，死亡的宣判权完全交给了医生。而医生的技术水平和伦理道德直接影响着死亡判定的准确性，决定着患者的生与死。

3. 法律界对脑死亡立法的对垒　死亡既是一个医学名词，也是一个法律概念。科学准确地判断一个人的死亡，对司法工作具有极其重要的意义。由于法律具有相对稳定性，脑死亡标准的实施势必需要重新界定法律中的死亡，由此引发的一系列法律诉讼关系必将导致矛盾和冲突的出现。有些学者提出判定死亡应兼顾心肺死亡和脑死亡两个标准，这是一种典型的二元论立法形式。这种形式在判定死亡的标准上虽赋予公民一定的选择权，但势必造成医疗和法律上的混乱，损害法律法规的权威性，是不可取的。

三、死亡护理的伦理规范与实践

（一）死亡教育伦理

1. 死亡教育的意义

（1）有利于人们树立正确的死亡观：死亡教育是通过对死亡相关问题的研究，促使人们树立正确死亡观的教育活动。通过死亡教育使人们认识到死亡的本质，透过死亡看到生的美好，把注意力放在如何度过美好的人生上，坦然面对终将到来的死亡。通过死亡教育，使人们更加珍惜生命，正确地看待和处理生活中遇到的困难与挫折，赋予生活更美好的意义。

（2）有利于人们消除对死亡的偏见：由于受到传统思想的影响，人们对于死亡一直采取回避、忌讳的态度，增加了死亡的神秘感，人们面对死亡的时候往往会产生恐惧心理。通过死亡教育使人们对死亡有了客观的认识和了解，使其变得不再神秘，减轻死亡到来时人们产生的不良情绪，消除人们对死亡的恐惧心理。

（3）有利于促进社会发展：通过死亡教育，使人们对死亡现象有客观、科学的认识，对破除封建迷信，促进社会移风易俗有巨大的推动作用。教育后辈对老人生前尽孝、死后丧事从简，利于社会新风向的发展。同时，对开展器官捐献、遗体捐献有促进作用，鼓励人们在死后仍然能做出有利于人类的举动，在社会中形成积极生活、安乐死亡的和谐氛围。

2. 死亡教育的基本方式

（1）理论教育与实践活动相结合：死亡教育的理论教育包括死亡的定义、本质、特点、过程、类型、标准、安乐死、临终关怀等内容。通过对这些内容的学习，使人们形成正确的死亡观。死亡教育也必须与实践活动相结合，使人们能够通过感官的认识、心灵的触动，形成具有国情特色的死亡教育体系。

（2）健康教育与死亡教育相结合：一方面，通过各类活动提高人们的健康意识，指导人们形成健康的生活方式，不断提高生存质量和生命质量。另一方面，通过死亡教育，引导人们客观地看待死亡，不恐惧死亡，平静地接受生命的结局。

（3）重点教育与普通教育相结合：死亡教育的重点教育对象是医务人员、重症患者及老年人群。一般患者及其他社会人群为普通教育对象。就教育内容而言，死亡教育以综合的死亡教育观为主，重点突出死亡心理教育。

（4）医学教育和社会教育相结合：死亡不仅具有生物属性，更具有社会属性。对死亡现象不能仅从人的生理、心理角度进行剖析，更要从社会的视角认识死亡。这就要求死亡教育是医学教育和社会教育相融合的教育，属于全民健康教育的范畴。

（二）尸体护理的伦理规范与实践

无论做什么样的保健、治疗与护理，人的生命终将有结束的一天，这是自然规律，也是人的最终归宿。医务人员在尽力做好患者及其家属死亡教育的前提下，临床护士完成患者死后的尸体护理及善后工作是临终关怀服务的延续。尸体护理的目的是使尸体清洁无味、五官端正、肢体舒展、位置良好、易于鉴别。护士协助家属对死者进行良好的尸体护理，不仅体现了医务工作者对死者的负责和尊敬，也是对家属的一个极大的安慰。

1. 敬重死者，尽心料理尸体　患者死亡后，护理人员应始终保持尊重死者的态度，及时、严肃、妥善地料理好尸体，认真细致、一丝不苟地按尸体护理的程序进行操作。护理人员不能认为尸体已无知觉而随意摆弄，轻率暴露；不能有轻视、厌烦的态度；不能违背处置规程或任意省略操作环节；更不能在死者旁边谈笑风生，嬉笑逗闹。

2. 做好尸体及其周围环境的处理　护理人员在尸体护理时，还须担负对他人、社会的道德责任，妥善处置好尸体。为了避免惊扰其他患者或造成恶性刺激，在条件允许的情况下，患者在临终前移至抢救室或单人房间，以便进行临终前相应的处理及尸体护理。如果床位紧张，应当设置屏风遮挡，一方面可以避免同房间的患者受到不良影响，另一方面也是对死者的尊重。在进行尸体料理过程中，可以邀请死者家属参与，让他们亲手料理自己亲人的后事，这样会使他们在心理上得到安慰。但如果遇到传染病患者的死亡，其尸体料理必须严格按照消毒隔离原则进行，病室及死者的用物应给予彻底的消毒，以防传染病的传播。

3. 妥善处理遗嘱、遗物　死者的遗物对其家属来说是十分重要的物品，护理人员要尽心尽责，做好死者遗物的清点、保管和处理工作，并及时转交给家属。如果家属不在，应由两名以上医务人员共同清点、记录，交给有关人员代为保管，并通知家属前来认领。护理人员绝不能对死者的遗物随意处理，更不能将死者贵重物品占为己有。死者遗嘱具有法律意义，护理人员担当见证人时一定要慎重行事，如有死者生前委托，一定要按照其意愿，将遗嘱交给其家属或单位负责人。同时，要尊重死者的"隐私"，不可随意乱传遗嘱内容。

4. 劝慰解释，安抚家属　让死者安息，让生者满意，是护理人员的工作职责。患者死亡，无疑对其家属是个沉重的打击。护理人员要理解死者家属的悲痛心情，并提供适当的场所、适当的机会让他们得以宣泄。另外，在适当的时候，要对家属进行关于死亡的科学教育。要让他们尊重生命的过程，面对现实、承认现实，劝导其节哀保重，以健康的心理度过悲伤阶段，安排好将来的工作和生活。

第三节　安乐死与尊严死伦理

一、安乐死概述

（一）安乐死的概念

安乐死一词源于希腊文的 Euthanasia，原意为无痛苦地"愉快死亡"或"尊严死亡"。《布莱克法律词典》认为安乐死是："从怜悯出发，把身患不治之症和极端痛苦的人处死的行为或做法。"《牛津法律指南》中安乐死的解释是："在不可救药的或病危患者自己的要求下，所采取的引起或加速死亡的措施。"目前，安乐死尚未统一的定义。现代意义上的安乐死是指患有不治之症或濒临死亡的人，由于身体和精神极度痛苦，在患者本人及其家属的要求下，经医生认可，通过一定的法律、道德程序，对其停止救治或施以人道的方式使其无痛苦的死亡而采取的措施。

（二）安乐死的分类

1. 按照安乐死执行方式分类　按照安乐死的执行方式可分为主动安乐死和被动安乐死。

（1）主动安乐死：是指对确认无法挽救其生命且遭受极端痛苦的患者，应患者及其家属的要求，采用药物或其他方法主动结束或加速结束患者痛苦的生命，使其安宁舒适地死去。这类安乐死也称为"仁慈助死"，所采取的措施称为"无痛致死术"，这类安乐死的实施在社会和医学实践中存在较大争议。

（2）被动安乐死：是指对确认无法救治其生命且遭受极端痛苦的患者，给予适当的维持治疗或撤除治疗，任其自然地死去。这类安乐死也称为"消极安乐死"，如果只给患者适当的维持治疗而任其自行死亡，又称为"听任死亡"。此类安乐死在医学实践中已逐步实施。

2. 按照患者同意方式分类 按照患者生前的同意方式可将安乐死分为自愿安乐死和非自愿安乐死。

（1）自愿安乐死：是指患者在生前通过各种方式曾表达过同意安乐死的意愿，由医生根据患者的实际情况决定为其实施安乐死的过程。

（2）非自愿安乐死：是指患者在生前没有表达过同意安乐死的意愿，而根据患者家属的意见，医生依据患者实际情况决定为其实施安乐死的过程。非自愿安乐死主要针对无行为能力的患者（如婴儿、昏迷不醒者、精神患者等），他们无法表达自己的意愿和要求。因此，有人把非自愿安乐死也称为"仁慈杀死"。

二、安乐死的历史演变与发展趋势

（一）安乐死的历史演变

早在远古时期，就有一些加速死亡的措施。如游牧部落在迁移时常把老弱病残者留下，使其自生自灭；在古希腊和古罗马，允许患者及残疾人"自由辞世"，并可以随意处置有先天缺陷的新生儿；我国古代也有少数民族抛弃羸弱的新生儿及活埋60岁以上老年人的民间传说。"圆寂""坐化"等是佛教徒梦寐追求的死亡方式，也是较早时期的安乐死思想。

17世纪，欧洲处于宗教统治之中，在集中管理贫病的济贫院里，管理者就产生了让部分濒临死亡的患者"安然死去"的想法。如法国哲学家弗兰西斯·培根（Francis Bacon）认为，长寿是生物医学最崇高的目的，安乐死也是医学技术的必要领域。人文主义学者和政治家托马斯·莫尔（Thomas More）在《乌托邦》中提出"有组织的安乐死"和"节约安乐死"概念。西班牙哲学家科罗纳罗（L'anti Cornaro）在历史上第一个主张被动安乐死。苏格兰哲学家大卫·休谟（David Hume）认为，如果人类可以设法延长生命，那么也可以缩短生命。

19世纪，安乐死被视为一种减轻死者不幸的特殊医护措施而被用于社会实践，现代意义上的安乐死由此开始。

20世纪30年代，英美等国先后成立了"自愿安乐死协会"或"痛苦致死协会"，并试图谋求法律的认可。1936年，英国上议院曾提出过安乐死法案。1937年，美国内布拉斯加州立法机关曾讨论过安乐死法案。二次世界大战期间，希特勒借安乐死的名义杀死了慢性病、精神病患者及异己种族。这种行为致使"安乐死"被视为一种纳粹主义的主张，由此遭到大众的强烈反对，致使安乐死声名狼藉、销声匿迹。

20世纪60年代，工业革命的浪潮推动了医学革命，安乐死合法化的讨论再度兴起。1967年，美国成立了"安乐死教育基金会"。1976年，加利福尼亚州颁布了《自然死亡法》，首次在法律上承认了"死的权利"。同年，日本举行了"国际安乐死"讨论会，宣称尊重人"尊严死亡"的权利，这是人类历史上第一个有关安乐死的法案。1993年，全世界第一个提倡自愿安乐死的团体在英国正式成立。1993年2月，荷兰议会通过了默认安乐死的法律，成为世界上第一个提倡自愿安乐死立法的国家。1995年6月，澳大利亚北部领土议会通过"临终患者权利法案"，允许开业医生按一定的准则结束临终患者的生命。

21世纪以来，更多国家相继探索安乐死的合法化。2000年10月26日，瑞士苏黎世市政府通过决定，允许为养老院中选择以"安乐死"方式自行结束生命的老人提供协助。2005年4月12日，法国通过新法，对生命终期问题做出定夺，拒绝了安乐死立法但制订了"放任死亡权"，允许停止治疗或者拒绝锲而不舍的顽固治疗。2006年1月17日，美国联邦最高法院支持俄勒冈州1994年通过的准许医生协助自杀的州法。目前，"自愿安乐死"团体大量涌现，已遍及欧美亚20多个国家。由于安乐死涉及医学、法律、伦理道德、宗教文化等多重领域，且人们对于安乐死的标准还存在很大分歧，安乐死合法化的进程至今仍举步维艰。

（二）立法安乐死的执行条件

截至目前，虽有荷兰、丹麦、澳大利亚、新加坡等少数国家和地区颁布了安乐死法令，但安乐死的实施涉及人的生命，具有唯一性和不可逆性，一个合法的安乐死执行至少应包含以下条件。

1. 具备安乐死的实施要素 ①安乐死的对象：一是已确定为医学技术无法挽救其生命，在濒临死亡期间且正在经受难以忍受痛苦的人，这种痛苦主要是肉体痛苦，可伴有精神痛苦；二是患者本人有进行安乐死寻求解脱的真实意愿，当患者无法表达自己意愿时，其亲属可根据患者意愿提出申请，但该申请必须经过调查确认，是基于解除患者痛苦而非其他意图。②安乐死的实施主体：一是必须具有合法的授权，即特定的权威性机构；二是法律所规定的具有一定级别的医疗机构中具有一定资格的特定人员。③安乐死的实施方法：采用合乎伦理且无痛苦的手段。

2. 合理的安乐死实施程序 ①申请程序：当事人在头脑清醒且完全自愿的情况下可以通过口头、书面、录音、录像等方式提出安乐死的申请。申请由患者自己申请，且有两名亲属（无亲属时可由患者朋友）和两名医生（包括一名精神科医生）在场为证。在特定情况下其亲属可以代为申请。②告知程序：患者的主治医生应将其病情的治疗情况、治疗前景、实施安乐死的后果明确详细地告知患者本人及其家属。③审查和通过申请程序：设立安乐死审查批准委员会，负责安乐死的申请、审查和批准。安乐死审查委员审查核实患者的实际病情和痛苦程度，并亲自询问患者申请安乐死的真实意愿。在确认患者为治愈无望且极端痛苦、本人强烈要求安乐死的情况下批准患者安乐死申请。④安乐死的执行：安乐死是由安乐死审查委员会指定的具有一定资格的特定人员实施。在安乐死审查委员会批准安乐死请求后，给予患者一段考虑的时间，并再次确认患者是否真的要接受安乐死。确认无误后，执行人员由司法机关人员和患者家属在场的情况下对患者实施安乐死。⑤备案程序：安乐死执行完毕后必须将所有材料存档，以备审查。

三、安乐死的伦理实践

随着社会进步和医学发展，是否可以实施安乐死的辩论声从未停息且愈演愈烈。有关安乐死的争论并不局限在医学和法律范畴，更多的争议来自于安乐死是否符合伦理道德。

（一）支持安乐死的伦理依据

1. 有利于体现人道主义精神 当患者处于极端痛苦的濒死状态时，在患者和其家属的要求下，实施安乐死可以帮助患者结束痛苦，给予患者家属心理上的慰藉。

这是对患者及其家属极大的爱护，是人道主义精神的具体体现，也是仁爱之心的具体展现。

2. 有利于维护人的尊严　人生的意义不只是"活着"，对尊严的追求是人的特质和基本需求，对尊严的追求也贯穿人的一生。当处于医治无望且生命极度痛苦态时，人的尊严往往因疾病的折磨不复存在，退化为动物式的生存状态。生命在这种无尊严状态下被盲目维持，是对生命的亵渎。因此，在这一状态下应该给人以选择生死的自由，即结束生命、维护尊严或保留生命、与病魔抗争的自由。

3. 有利于维护生命权　当一个人丧失其社会属性，仅剩下生物学生命时，这个人已经不再是严格意义上的"人"，其生命也不再具有真正的"人"的价值。这是一种对生命权的滥用和践踏。人有权维护自己的生命，而在无生命意义的情况下，人也有选择安乐死、结束痛苦的权力，这是生命权的具体体现。

4. 有利于合理分配公共卫生资源　医疗资源短缺是我国医学发展的一块软肋，如何最大限度地利用好有限的医疗资源是我国卫生事业发展面临的一大难题。一方面，巨额的医疗资源耗费在医治无望的绝症患者身上，使其痛苦地活着；另一方面，许多应当得到就治的患者却得不到应有的就治。这种现象的出现是对社会公平的蔑视，与人们构建和谐社会的美好目标格格不入。安乐死的实行可以使有限的公共卫生资源用于所需之处，有利于卫生资源的公平合理分配，有利于社会的稳定和长远发展。

5. 有利于推动社会精神文明发展　正如马斯洛需要论所述，追求生命质量、体现人生价值是人类最高层次的需求，追求生命的意义是现代人实现人生价值的重要目标。当一个人只能在病痛的煎熬中等待死亡时，延长这种痛苦实际上是对患者的虐待。安乐死给了濒死的人结束痛苦、安详死去的途径，是对陈旧落后观念的一种挑战，有利于推动社会精神文明发展。

（二）反对安乐死的伦理依据

1. 违背生命神圣原则　生命神圣论强调，任何人都没有结束自己生命的权力。对西方历史有重要影响的基督教，强调生命是上帝赋予的，人们没有权利结束它，只能保护它、延续它。在东方国度，传统理念也对安乐死持反对态度。一方面，传统观念强调生命意义源自天道，生命的存留是自然现象；另一方面，就社会意义而言，人的生命不单单属于自己，更是孝道的构成部分，人为地结束生命，既违反了生老病死的客观规律，又是对父母"大不孝"的表现。

2. 有悖人道主义精神　人道主义的观点认为生的权利是一个人最基本、最重要的权利，即使是穷人、老人、患者等弱势群体也有其生的权利，理应得到相应的医疗待遇和社会资源，他人无权干预。作为一种非正常的死亡方式，安乐死可能会导致弱势群体在社会保险和医疗保健面临压力的情况下失去应有的救治，这是对人道主义的背弃。在社会物质日益丰富、精神文明不断发展的条件下，社会资源分配更应该充分体现人道主义的理念，遵循"以人为本"的原则，公平合理地分配社会资源，维护老、弱、病、残者的生命价值和尊严。

3. 有悖医务人员的职业道德　救死扶伤是医务工作者的神圣职责。希波克拉底誓言中将医生的职业道德描述为：不管患者受到多么大的痛苦，医生的职责就是要救治疾患，而不是杀死他们。任何时候，生命至上的传统医德医训不容违背。对于生命垂危、痛不欲生的患者，所有社会人群都应该给予相应的救治和精神的安慰，而不是通过安乐死促使其放弃生命，甚至剥夺他们的生命。

4. 亵渎"自由意志"　渴求生命是人的根本意志，是动物的自然本能。对安乐死的否定使人类远离以合法的借口剥夺他人生命的行为，也使那些不是真正自愿而是在压力下被迫选择安乐死的人可以存活下来。某些生活不能自理的人或病入膏肓者在家庭经济负担或儿女冷漠态度等外界压力下选择"安乐死"，这一选择并没有体现他们的真实意愿，是对"自由意志"的背离。

5. 阻碍医学发展、扰乱社会秩序　安乐死的实施妨碍了医务人员探索未知的进程，使人们失去了向绝症、顽症提出挑战的机会，势必阻碍医学科学的持续发展。安乐死也可能为某些不法之徒提供拒绝履行赡养义务或谋取遗产的机会，这将导致严重犯罪，扰乱社会正常秩序。安乐死的实施还可能导致重病患者和老人产生消极的人生态度，成为家庭和社会的不安定因素。

四、尊严死及其伦理实践

（一）尊严死的含义

1. 尊严死的概念　尊严是指富有理性的人们独立地选择自己的生活，并通过追求自由、创造价值，使其选择得到他人或社会的认可和尊重的心理状态和理想。尊严死（death with dignity）又称为"自然死"或"有品位之死"，是指对没有恢复希望的终末期患者不再做毫无意义的延命医疗，使其具有"人性尊严"地迎接自然死亡。

2. 尊严死的立法　尊严死的争议源于美国卡伦·柯因兰事件。1975 年 4 月，20岁的女孩卡伦·柯因兰在参加朋友的生日聚会因喝鸡尾酒昏迷不醒，经抢救治疗后仍无恢复迹象，而后其父母要求医院不再对其女儿进行延命治疗，但医院和法院均不同意。而后卡伦的父母出示证据证明了卡伦生前有此意愿，法院方才同意以隐私权保障为由，将终止医疗救治的决定权从医院收归法院。卡伦·柯因兰案件在美国引起了轩然大波，也引发了人们对尊严死立法的思考和探讨。1976 年 8 月，美国加州首先通过了"自然死亡法案"，允许成年患者完成"生前预嘱"，如果医生判断该患者确实处于无法治愈疾病的终末期，只能依靠生命保障系统延长死亡过程，医生即可通过授权不使用或停止生命保障系统，即允许患者依据自己的意愿自然死亡。该法案成为世界最早有关"尊严死"的法律，而美国也成为目前"尊严死"立法的唯一国家。

（二）尊严死与安乐死的区别

尊严死与安乐死的实施对象相同，但也存在不同之处，主要体现在以下几个方面。

1. 决定的方式　安乐死的患者可明确表达自己的死亡意愿，自我决定权非常明确；尊严死的患者是通过生前预嘱的方式，由医生决定是否进入尊严死程序。

2. 客观利益的存在　安乐死患者为结束其肉体和精神的痛苦而申请安乐死，具有明显的客观利益；尊严死则没有体现患者的客观利益。

3. 实施的方法　安乐死是指采用一定的手段加速濒死患者痛苦的死亡过程；尊严死是指放弃给患者治疗，任由患者自然死亡的过程。

4. 死亡的时间 安乐死的患者其死亡的时间为预先设定时间，比较明确；尊严死的死亡时间则不明确，是患者的自然死亡时间。

（三）尊严死的伦理实践

1. 尊严死介于积极救治与安乐死之间 尊严死是介于积极抢救治疗与安乐死之间的一种方法。尊严死以不作为的方式，使患者自然死亡，从而结束其无意义的生命，目前越来越多的人开始接受尊严死的观念。

2. 尊严死体现新的死亡观 尊严死是一种新的死亡观，是一种坦然接受"自然死亡"的人生观。尊严死充分体现了人们对生命及权利的尊重。

3. 尊严死有利于减轻家庭和社会负担 通过生命保障系统延长毫无意义的生命无异于在增加家庭和社会的经济负担，不利于家庭和社会的稳定和发展。尊严死不仅为濒死者提供了尊严死亡的机会，也为家庭和社会提供了减轻负担的途径。

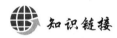 知识链接

尊严死立法的发展趋势

联合国教科文组织国际生命伦理委员会前副主席 Dr. Bagheri 曾强调，当有医疗证据显示更多的医疗行为已经无助于改善病情时，现行的医疗技术已经失去其治疗价值，医生更应考虑安宁缓和疗护，避免患者遭受更多的痛苦。承认尊严死的合法性已成为世界各国的立法趋势。

相较于安乐死，中国更适宜建立尊严死法律制度。首先，尊严死建立在科学的医学基础之上，有其正当性。其次，尊严死与很多影响深远的生死观相契合。例如，老子曰："吾所以有大患者，为吾有身，及吾无身，吾有何患？"尊严死恰好承认身体的有限性，不拒绝死亡，让生命回归自然。再次，现代医学伦理的本质也是尊重生命、敬畏生命，包括尊重临终患者的自主选择权。尊严死是对患者自主选择权的尊重，亦符合医学伦理。2000 年 6 月 7 日台湾地区通过了《安宁缓和医疗条例》，建立了生命预嘱制度。在香港，末期患者终止无效医疗及拒绝治疗都是合法的。

（田莉梅）

课后练习

一、选择题

A_1 型题

1. 美国称为临终患者的估计存活时间为（　　）

　　A. 2 ~ 3 个月　　B. 3 ~ 6 个月　　C. 6 个月内　　D. 6 ~ 8 个月　　E. 1 年

2. 下列条件中**不符合**安乐死的是（　　　）

  A. 患者极度痛苦   B. 患者无法救治

  C. 患者或其家属要求   D. 医生要求

  E. 患者自愿要求安乐死

3. 世界上颁布了自愿安乐死法令且是颁布最早的国家是（　　　）

  A. 美国   B. 荷兰   C. 日本   D. 中国   E. 俄罗斯

A_2 型题

4. 患者李某，男，76 岁，因肺癌晚期住院治疗。住院期间，由于肿瘤多脏器转移，手术、化疗均不能实施，而患者也因疼痛痛苦不堪。住院 10 天后，患者病情忽然恶化，发生呼衰、心衰。在此期间，医护人员最佳的治疗护理决策是（　　　）

  A. 实施安乐死   B. 不惜一切代价抢救及治疗

  C. 实施临终关怀   D. 放弃治疗

  E. 尽可能延迟患者生命

X 型题

5. 护理实践中对尸体料理正确的做法是（　　　）

  A. 患者如有义齿应去除，遵循其家属要求

  B. 尸体仰卧并垫一小枕，体现对死者尊严的维护

  C. 传染病患者应按隔离技术进行尸体料理

  D. 协助家属洗脸，帮助闭合眼睑

  E. 家属如不在，责任护士应清点遗物，交其他护士保管

二、思考题

1. 简述临终关怀的伦理规范。

2. 如何树立科学的死亡观？

三、案例分析

【案例资料】

患者张某，女，91 岁，晚期肺癌脑转移，医生预计其生命仅为 3 个月。住院期间患者生活困难、头疼难忍、彻夜不眠，痛苦不堪，多次哀求医生帮助其结束生命。开始时医生不同意，而后患者写下安乐死的申请，家属均签字表示同意。

1. 医护人员应如何决策？说明理由。

2. 你赞成安乐死吗？请说出你的理由。

【伦理分析】

1. 住院期间，医护人员对该患者尽到了"救死扶伤、治病救人"的基本职责，但患者因病情发展备受折磨，且现有的医疗技术水平与手段又不能促进患者康复。

2. 因我国安乐死没有合法化，医护人员不能同意该申请。医护人员可向患者及其家属具体说明病情发展的最终转归，并通过不同方式采取死亡教育，以获得患者及家属对死亡结局的坦然面对。在患者及其家属知情同意的基础上可仅采取对症处理而停止相应的支持治疗，这种决策就我国医疗实践现状来说，是符合伦理要求的。

四、实践训练

1. 训练目的　通过该章节的理论学习、讨论及感悟的过程中，加深学生对安乐死伦理意义的理解，从更高层面认识生的价值、死的内涵，并以此为理念，为患者及其家属提供更科学、更符合伦理要求的医学行为。

2. 训练方式　以该案例为指导，组织学生分组进行有关安乐死的辩论赛。

3. 活动步骤

（1）分组：以抽签的方式将学生分为两大组，每组 20 ～ 25 人。

（2）确定辩题：正方："应该给该患者实施安乐死"；反方："不应该给该患者实施安乐死"；两组自由选择辩题。

（3）教师指导学生查阅文献的渠道与方法。

（4）每组推选 3 ～ 4 参赛选手，老师担任主持人组织两组进行辩论。

4. 实践评价

（1）过程评价：教师小结，给予过程定性评价。

（2）结果评价：各组学生以本组命题为提纲完成实训报告，教师批阅定量评价。

第七章　公共卫生与社区保健伦理

学习目标

1. 掌握　突发公共卫生事件的定义及护理人员在突发公共卫生事件中的责任；突发公共卫生事件处理时应遵循的护理伦理规范与实践。

2. 熟悉　预防接种的伦理规范与实践；社区卫生保健的伦理规范与实践。

3. 了解　健康教育的护理伦理规范与实践；家庭护理病床伦理规范与实践；社区康复护理伦理规范与实践。

4. 了解　在掌握理论知识的基础上，灵活运用相关伦理规范与实践积极应对临床的实际问题，提高学生解决问题能力。

案例引入

1. 三鹿奶粉事件　2008年很多食用三鹿牌婴幼儿奶粉的婴儿被发现患有肾结石，经调查发现奶粉中含有化工原料三聚氰胺。截至2008年9月21日，因使用三鹿奶粉而接受门诊治疗且已经康复的婴幼儿累计39 965人，正在住院的12 892人。随后中国质检总局对国内乳制品检验，查出包括伊利、蒙牛、光明、圣元、雅士利在内的多个厂家奶粉均含三聚氰胺。该事件重创了中国制造商品信誉，多个国家禁止了中国乳制品进口。

2. H7N9　2013年4月1日，WHO正式报道了中国境内3例人感染流感病毒H7N9的病例。在应对此次H7N9事件中，国家卫生部门、地方政府、动物防疫单位和疾病预防控制中心等多方采取积极措施，最终成功控制该传染病流行。相对于2003年的SARS，此次应对禽流感疫情反应相对迅速，在寻找病原、报告疫情、对患者及时救治和隔离、向社会公开信息和开展风险沟通等方面都有了相当大的进步。

讨论分析：

（1）以上两起事件与日常生活中的其他一般性事件有什么不同？

（2）面对此类突发公共卫生事件，护理人员是否有责任和义务承担起保护公众健康、治病救人的职业责任？

解析路径导航：

（1）从不同事件发生的起因及导致的后果进行分析，认识公共卫生事件与日常生活事件在社会、家庭及个人影响方面的不同。

（2）结合护士的基本职责及在处理突发公共卫生事件中护士应遵循的伦理规范，认识护士的社会义务及职业责任。

随着社会的发展、新的医学模式的提出、社区卫生服务工作的蓬勃发展及人们对自身健康需求的不断提高，将促进、维持、恢复人群健康和预防疾病的医疗护理活动局限在医院这一特定场所中已然不能满足人民日益增长的健康需求。护理工作者需要积极响应"人人为健康，健康为人人"的口号，走出医院，为个人、家庭、社区和社会人群提供生物－心理－社会全方位的健康服务。因此，探讨学习护理人员在突发公共卫生事件的应急处理、预防接种、健康教育、社区卫生保健、家庭病床的护理伦理规范与实践既是护理伦理学的重要研究课题，也是新时期提高护理人员道德水平的重要途径。

第一节　突发公共卫生事件应急护理伦理

近年来在我国发生过多次突发公共卫生事件，如 2003 年发生的传染性非典型性肺炎（SARS）、2008 年发生的三鹿奶粉事件、2009 年甲型流感（H1N1）疫情、2013 年 H7N9 禽流感疫情，又如 2015 年天津大爆炸事故及 2016 年假疫苗事件等。一方面，这些突发公共卫生事件的发生给广大人民群众的身心健康造成了危害，且对公众的行为、生活方式及心理健康产生深远的影响；另一方面，这些突发公共卫生事件涉及社会不同利益，敏感性、连带性很强，处理不好极易引起社会混乱，进而影响社会经济、政治和政府的国际声誉。面对突发公共卫生事件，护理人员应该具备怎样的伦理规范，才能在护理实践中真正履行治病救人的职责，无愧于白衣天使的称谓呢？

一、突发公共卫生事件概述

（一）突发公共卫生事件的概念

突发公共卫生事件（emergent public health events）是指突然发生的，造成或可能造成社会公众健康严重损害的重大传染病疫情、群体不明原因性疾病、重大食物和职业中毒及其他严重影响公众健康的突发公共事件。

（二）突发公共卫生事件的应急护理特点

1. **社会性广**　突发公共卫生事件影响面广，往往会造成人们心理恐慌，给日常生活、工作秩序和社会稳定带来深远的负面影响。如 2003 年的"非典"就是一场突如其来的公共卫生危机，该事件不仅造成了人员死亡，严重威胁着民众的生命健康，而且对我国的经济、政治、外交等多个领域都造成了影响。

2. **牵涉群众多**　突发公共卫生事件的发生呈群体性，受灾遇难的人数往往比较多，涉及面也比较广。如"非典"危机波及范围经历了从市到省、从省到全国、从全国到全球的过程。

3. **风险性大**　突发公共卫生事件往往是突如其来、不可预测的。无论是 2003 年的非典事件，还是其他中毒、疫情等公共卫生事件，现场都充满了不可预测的风险，而对这些突发公共卫生事件现场的受害人群进行护理也是有危险性的。

4. **时间紧迫**　突发公共卫生事件事发突然、情况紧急、危害严重，如果不能迅速采取处置措施，事件的危害将进一步加剧，造成更大范围的影响。所以要求有关部门、医疗卫生机构应当通过早发现、早判断、早报告、早隔离、早治疗，切断传播途径，预防次生灾害，采取有针对性的措施将事件的危害程度降到最低。因此，在处理突发公共卫生事件时，各项护理工作也应该符合随机性和突击性的特点。

5. 协作性强　突发公共卫生事件的处理是一件复杂的工作，需要在政府的领导下，多部门、多专业相互支持和协作。突发公共卫生事件应急处理中，护士既要从宏观上统筹整个护理过程的各个环节，又要一专多能，从微观上处理好每个患者。护理工作必须保持良好的连贯性和协同性，如若在护理某个环节的衔接上出现差错和失误，就会给患者的病情转归和生命安危带来不利影响。

6. 责任重大　突发公共卫生事件发生后，应迅速、准确查找危害因素，疾控部门在接到突发公共卫生事件报告并确认必须启动应急程序后，应立即派出应急队伍赶赴现场，开展调查处理。到达现场后应该对事件基本情况进一步核实，深入调查了解，找出事件的某些共同特征。启动快速检测通道，进行样品采样检测，力求迅速查明原因，为制定控制措施提供可靠依据。在整个处理过程中，医护人员的责任是十分重大的，护士需要协助医生对危重患者进行抢救，做好伤、病、疫情的观察，配合实施各类手术，提供安全的基础护理和专科护理。

二、突发公共卫生事件应急处理的伦理规范与实践

（一）护士处理突发公共卫生事件的责任

在突发公共卫生事件应急处理中，护理人员应该承担起保护公众健康的职责，承担起治病救人的职业责任，这是职业伦理的底线要求。在处理过程中护理人员应承担的责任与义务主要包括以下几个方面。

1. 服从安排听指挥　护理人员应当服从突发事件应急处理指挥部的统一指挥，相互配合、协作，集中力量开展相关学科的科学研究工作。

2. 提供救援，做好病历记录　护理人员应当对因突发公共卫生事件致病的人员提供救护和现场救援，对就诊患者必须接诊治疗，并详细、完整地书写病历记录。对需要转送的患者，按照规定将患者及其病历记录的复印件转送至负责接诊或指定的医疗机构。

3. 严格遵从卫生防护措施并密切观察疫情　在事件现场，护理人员应遵从医疗卫生机构的卫生防护措施，对传染病密切接触者采取医学观察措施。对收治的传染病患者、疑似传染病患者，应当依法报告所在地的疾病预防控制机构。

4. 将患者利益和社会利益放在第一位　传染病暴发、流行时护理人员应该将患者利益和社会利益放在第一位。应该无条件奔赴现场，组织力量、团结协作、群防群治，协助做好疫情信息的收集和报告、人员的分散隔离、公共卫生措施的落实等工作，积极向居民、村民宣传传染病防治的相关知识。

（二）突发公共卫生事件应急处理的伦理规范与实践

1. 救死扶伤，甘于奉献　突发公共卫生事件发生后，护理人员经常需要坚守前沿阵地。在面对各种危险，甚至是生命受到威胁、个体遭受折磨的情况下，护理人员也不能忘记自己肩负着救死扶伤的神圣使命。要向那些为了人民健康不顾个人安危的

护理前辈学习，始终把患者和广大人民群众的生命安危放在首位。只要伤情、疫情出现，就应将生死置之度外，奋不顾身紧急救治。灾情疫情暴发时，也不能有丝毫畏惧并敢于承担风险，勇于承担责任，要像叶欣一样具有自我牺牲的精神。

2. 防治疾病，尊重科学　科学技术是第一生产力，突发公共卫生事件的应对同样离不开科学技术的指导。只有发挥科学技术的作用，不遗余力地加强对检测手段、防治药物、防护设备及疫苗、病原体的研究；坚持实事求是的科学态度，制订各种突发公共卫生事件的应急预案；建立健全突发公共卫生事件的预警系统，加强疾病预防控制和卫生监督机构的建设；提高检测和科学预测能力，强化公共卫生事件的预报预测能力；才能提高对突发公共卫生事件的应对和预防能力。作为具备医学专科知识的护理人员应该在广大人民群众中进行防治疾病科学知识的宣传，使广大群众都能以科学的态度对待疾病，以科学的方法提高自我保护能力。

3. 众志成城，处理危机　"苟利国家生死以，岂因祸福趋避之"，往往在越困难的时候，我们的民族精神越能被激发，中华民族的凝聚力越能被凝聚。在处理各种突发公共卫生事件中，我们要大力弘扬万众一心、众志成城、团结互助、同舟共济、迎难而上、敢于胜利的民族精神。在抗击"非典"斗争中，各级党政领导高度重视；广大医务工作者站在抗击非典的最前线，救死扶伤，英勇奋斗，无私奉献；社会各界以各种方式支援抗击非典；全国各地相互支持，协同作战，一方有难，八方支援；所有这些都是民族精神的充分体现。

4. 珍爱生命，以人为本　护理工作本身就是一项崇高的人道主义事业和实践活动。面对突发公共卫生事件，护士必须将人道主义思想作为自己工作的起码道德准则，而人道主义的核心思想就是"以人为本"。公共卫生事件的应对处理强调救死扶伤，强调珍惜人的生命价值，强调中华民族"民为本"及"为人民服务"的思想。护理人员不顾危险抢救突发公共卫生事件中的每一个生命就是对人道主义的最好诠释。

5. 分清主次，利益兼顾　突发公共卫生事件发生后，为减少人员伤亡和控制疫情扩散，医务人员需要以最快的速度进行救治，最大限度地保障患者的生命安全。但是在保障患者利益的同时，我们也应该最大限度地保障医务人员的利益，只有这样，才能更好地调动医务人员的积极性、主动性。

第二节　社区卫生保健伦理

一、预防接种的伦理规范与实践

（一）预防接种的含义

预防接种是指根据疾病预防控制规划，利用疫苗按照国家规定的免疫程序，由合格的接种技术人员给适宜的接种对象进行接种，以提高人群免疫水平，达到预防和控制传染病发生和流行的目的。广义的接种是指利用人工制备的抗原或抗体通过适宜的途径对机体进行接种；狭义的接种仅指通过接种疫苗，使机体获得对某种传染病的免疫力。

（二）预防接种的特点

1. 全民性　WHO 在 2000 年提出的"人人享有卫生保健"目标中的"人人"，是指所有人类全体，包括患者、残疾人及健康人。预防接种作为实现人人享有健康的一项基本内容，必须以全体人群为服务对象。

2. 主动性　有组织、有计划、有目的的预防接种不仅可以预防疾病，还能防止传染病、流行病的流行。然而，对于预防接种的意义及接种后可能出现的情况，广大的人民群众尤其是我国偏远落后农村地区的人民群众了解甚少。在群众不理解、不合作、不愿意接种的时候，护士要心胸开阔，不怕困难，做好宣传。特殊情况下可以送医上门，力求获得群众的配合，做好接种工作。

3. 自觉性　护士在预防接种工作中的许多环节，从准备到操作，从实施到评价，都要靠自己把握。在这种情况下，如何坚持良好的职业道德标准，选择高尚的道德追求；如何在无人监督的情况下，一丝不苟，做到"慎独"；如何在面对千差万别的服务对象时，做到一视同仁；如何在烦躁、琐碎、紧张的工作中保持冷静和耐心。这些都依赖于自觉的道德选择、高尚的道德情操和较强的伦理实践能力。

4. 迟缓性　预防接种的对象往往是健康人，其中有些人没有患病的切身体验，对预防接种并没有迫切的要求，甚至还认为是多此一举。这是因为相对于药物治疗和其他医学治疗手段，预防接种属于防患于未然的工作。它的远期效果虽好，但常常以隐晦、缓慢的形式表现出来，所以容易被人们轻视。

（三）预防接种的伦理规范与实践

1. 满怀热情，认真负责　预防保健道德的核心是践行社会主义人道主义，对人民身心健康负责。正确的预防接种，是根治传染病的重要措施之一。护士必须有强烈的道德责任感，必须清楚地认识到自己在工作中开出的社会大型"处方"产生的社会效应是巨大而深远的。因此，在预防接种工作中一定要做到严谨认真、不漏不错，并加强对人民群众预防接种工作的宣传。每个预防保健护士应该对自己的工作高度负责，及时通知应该预防接种的人群，告之其接种的时间、地点，努力做到预防接种及时、不遗漏，确保预防接种的有效性。

2. 尊重科学，实事求是　预防接种工作要求护士必须具有科学的态度和实事求是的工作作风。护士应该做好以下几方面的工作：①根据传染病的特点确定预防接种对象；②认真检查接种对象的身体，严格掌握一般禁忌证（如妊娠期妇女、发热及急性传染病、过敏体质、重性慢性病、婴儿严重营养不良等）和特殊禁忌证（如卡介苗，患有湿疹、化脓性中耳炎或严重皮肤病者禁忌接种等）；③对接种出现不良反应者要正确对待并给予迅速处理；④在专业技术上不断进取，熟练掌握各种疫苗的机制、作用、注射途径和方法、接种疫苗的不良反应及禁忌证等；⑤认真观察预防接种后的反应，为科研提供反馈信息，以利于新疫苗的研制。

3. 团结协作，通力一致　预防接种不仅要对接种对象个体负责，还要对社会负责。预防接种工作需要医务人员、有关社保人员等共同参与、积极配合、团结一致、通力协作，才能取得良好的效果。需要预防接种护士具备从大局出发，任劳任怨、不图名利、兢兢业业、献身事业的精神。

考点提示

预防接种是人类抵御各种传染性疾病的重要医疗手段，具有全民性、主动性、自觉性及迟缓性等特点。在实践中护士应遵循满怀热情、认真负责，尊重科学、实事求是，团结协作、通力一致的伦理规范。

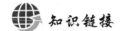

世界免疫周

世界免疫周为每年4月的最后一周，其建立是为了强调计划免疫在拯救生命方面的重要性。世界免疫周的最终目标是使更多的人及社区免患疫苗可预防的疾病。

在这一周的时间内，世界卫生组织及其伙伴将努力做到：使人们相信免疫可拯救生命；在缺医少药的边缘化社区加强动员行动，以增加现有和新近可得疫苗的免疫接种覆盖率；加强全球免疫目标的政治支持。

世界卫生组织鼓励在国际、地区、国家和社区层面上的开展工作的公立部门、私立部门、民间社会组织及个人在世界免疫周期间协调和参与各项活动。从全球性口号"保护你的世界——接种疫苗"着手，根据区域和国家的公共卫生重点安排参与方式。活动可包括疫苗接种宣传运动、培训讲习班、圆桌讨论会、公众信息宣传运动等。

美洲在2003年开始开展免疫周行动。2012年，免疫周首次在世界卫生组织六个区域同时开展活动，有180个国家和地区参加。

二、健康教育的伦理规范与实践

随着医学模式的转变，护理工作已由单纯的疾病护理转向以"人"为中心的全面的整体护理。从患者入院到痊愈出院，自始至终都贯穿着健康教育工作。护理人员随时随地都在接触患者，言谈举止中都把自己的医学知识灌输给患者，帮助患者解除痛苦，维持与增进他们的健康。此外，在人类疾病谱发生改变的今天，健康教育愈发显得重要，它与每个人的健康息息相关，是每个人都需要的全民性素质教育，是一种贯穿于人类生命过程的终身教育。健康教育在卫生保健总体策略中的地位和作用，也已受到全世界的关注，它是完成初级卫生保健任务的基础和先导，也是一项低投入、高产出、高效益的卫生保健措施。因此，无论是医院护士还是社区护士都应该重视健康教育这一环节，不断提升自己在健康教育中的道德水准，让健康教育真正落到实处，充分发挥其促进人群健康的作用。

（一）健康教育的含义

健康教育（health education）是指有目的、有计划、有组织的向人群传播卫生保健知识和技术，帮助个人和群体改变卫生观念，自愿采纳有益于健康的行为，以增强人群自我保健能力，提高人群健康水平的教育活动。健康教育的核心是教育人们树立健康意识，养成良好的行为和生活方式，以降低或消除影响健康的危险因素，其实质是一种行为干预。

（二）健康教育的目的

健康教育的目的是通过健康促进和健康教育活动，达到改善、维护、促进个体和社会的健康状况。具体内容包括：①增进人们的健康，使个人和群体为实现健康目标而奋斗；②提高或维护健康；③预防非正常死亡、疾病和残疾的发生；④改善人际关系，增强人们的自我保健能力。

（三）健康教育的伦理规范与实践

1. 坚持人人健康、人人参与的原则，自觉履行健康责任　20 世纪 50 年代以来，我国的疾病谱和死亡谱都发生了显著的变化。各年《中国卫生统计年鉴》显示，当今及未来，影响中国人健康、导致人们过早死亡和残疾的首因是慢性非传染性疾病。影响健康的因素是行为、生活方式、环境、生物因素、心理因素和卫生保健服务因素。每个人的行为都会影响他人的健康，个人健康与整个社会息息相关。因此，护理人员要坚决贯彻预防为主的方针，树立"大卫生观"，把护理服务从医院扩大到人群、社会，由对患者的护理扩大到对健康人的卫生保健服务，把增进人群健康作为自己的道德责任和目标。要正确认识健康是人的基本权利、平等权利、普遍权利，要以所有人的健康为己任，自觉履行自己的健康道德义务，逐步满足人们的生理、心理、安全等层次的健康护理的需要，尊重和满足人类的共同健康利益。

2. 坚持科学的态度，完善知识结构，开展健康指导　健康指导是指向人们传授健康长寿的知识，使人们自觉地预防和排除致病因素的侵袭，保持和维护身心健康，更好地适应社会活动和社会需求，达到延年益寿的目的。为了更好地开展健康指导，护士必须进行自我完善。首先，树立新的健康观，要把人的健康与生物、心理和社会的因素联系起来。其次，要扩大知识面，护士只了解生物医学知识是不够的，还必须加强人文科学和社会科学知识的学习，努力提高自身的素质和能力。护士在健康教育中，要运用科学观点、新理论和新知识解释客观现象。不能杜撰或道听途说一些不具备科学性的材料向群众做宣传，坚决同迷信、巫医等一切不科学的宣传做斗争。切忌为了追求经济收入夸大某些药物、疗法、仪器的实际效用，以免健康教育走上歧路。

3. 坚持以人为本的理念，尊重服务对象，树立服务思想　以人为本是优质护理服务之根本，是护理理念的一次深层次变革。优质护理服务的宗旨是贯彻以人为本的服务理念，珍爱生命，营造舒适、温馨、安全、舒心的就医环境。为患者提供人性化服务，取得支持与理解，用优质护理质量来提升患者与社会的满意度。为了让患者的健康权得到最大的实现，护理人员要树立以人为本的理念，对服务对象有高度责任心，提供优质服务。例如，健康教育前充分评估，确定患者在健康方面的需求，制订个体化的健康教育计划；在健康教育过程中尊重患者，了解患者，尊重患者自主权、隐私权，拉近护患的距离；努力使患者信任自己，从而更积极主动地配合、参与到健康教育计划中来，切实提高教育效果。

4. 坚持以基层和农村为重点，服务基层，服务农村　2002 年 10 月 19 日中共中央、国务院下发了《进一步加强农村卫生工作的决定》，明确提出："农村卫生工作是我国卫生工作的重点，关系到保护农村生产力、振兴农村经济、维护农村社会发展和稳定的大局，对提高全民族素质具有重大意义。"长期以来基于我国人口绝大多数是农民的实际情况，为了切实践行我党"全心全意为人民服务"的宗旨，真正实现"全民健康"的目标，党和政府越来越重视基层的卫生保健工作。就目前来看，我国广大农民的健康状况不容乐观，其中一个重要原因是卫生保健知识的匮乏。因此，面向广大农村和基层，向农民和基层群众普及卫生保健知识，让群众行动起来保护自身健康，是护士的光荣职责。广大护士要积极参加到基层卫生保健服务工作中，并将健康教育作为其重要途径。

三、社区卫生保健的伦理规范与实践

开展社区卫生保健服务，是卫生保健工作的重要内容之一，也是实现"人人享有卫生保健"目标的基础。通过社区卫生保健工作的实施，为居民提供基本、方便、快捷、就近的医疗卫生服务，并通过社区健康教育和健康促进，提高整个社区居民的健康水平。

（一）社区卫生保健的含义

社区卫生保健是在政府领导、社区参与、上级卫生机构指导下，以基层卫生机构为主体，以全科医生为主干，合理使用社区资源和适宜技术，以人的健康为中心，以家庭为单位，以社区为范围，以需求为导向，以妇女、儿童、老年人、慢性患者、残疾人为重点，以解决社区主要卫生问题、满足基本卫生服务需求为目的，融预防、医疗、保健、康复、健康教育、计划生育技术服务等为一体的，有效、经济、方便、综合、连续的基层卫生保健服务。

（二）社区卫生保健的内容

1. **社区卫生诊断** 社区卫生诊断是应用流行病学及社会学方法和手段，对社区居民健康状况、环境状态、社区卫生资源、卫生保健需求、存在的健康问题及其影响因素等进行调查分析并做出诊断。

2. **健康教育** 提供有计划、有组织、有系统的社会或教育活动，促使人们自觉的采纳有益于健康的行为和生活方式，消除或减轻影响健康的危险因素，从而达到最佳的健康状态。

3. **传染病、地方病、寄生虫病防治** 开展传染病、地方病及寄生虫病的社区防治；执行法定传染病登记与报告制度，并协助开展漏报调查；配合有关部门对传染源予以隔离，对疫源地进行消毒；指导恢复期患者定期检查并随访；开展计划免疫等免疫接种工作。

4. **开展慢性非传染性疾病防治** 开展健康指导，行为干预；开展重点慢性非传染性疾病的高危人群监测；对重点慢性非传染性疾病的患者实施规范化管理；对恢复期患者进行随访。

5. **精神卫生保健** 开展精神卫生咨询、宣传与教育；早期发现精神疾患，根据需要及时转诊；配合开展康复期患者、精神病患者的监护和社区康复。

6. **特殊人群保健** 妇女各期（围婚期、产前、产后、更年期）保健；儿童（新生儿期、婴儿期、幼儿期、学龄前期、学龄期）保健；老年保健。

7. **社区医疗** 提供一般常见病、多发病和诊断明确的慢性病的医疗服务；疑难杂症的转诊；急危重症患者的现场救护及转诊；提供家庭出诊、家庭护理、家庭病床等家庭医疗服务。

8. **社区康复** 了解社区残疾人等功能障碍者的基本情况和医疗康复需求；以躯体运动功能、日常生活活动能力及心理适应能力为重点，提供康复治疗和咨询。

9. 计划生育技术服务　在夫妻双方知情选择的前提下，指导夫妻双方避孕、节育；提供避孕药具及相关咨询。

（三）社区卫生保健的伦理规范与实践

社区卫生保健伦理规范与实践是指从事社区卫生保健工作的医务工作者及其他人员在社区活动中，正确处理个人与他人、个人与社会之间利益关系的道德活动、道德关系与道德意识的总和。护士在社区卫生保健中应该遵循以下护理伦理规范与实践要求。

1. 文明礼貌，一视同仁　健康是人的一项基本权利，是每个人都应该平等享有的。护士在社区开展卫生保健工作时，所面对的居民在种族、文化、受教育程度、经济、道德水平等各个方面可能存在很大的差别，护士绝不可因这些差别的存在而区别对待接受卫生保健服务的任何一个居民。应该注意自己的言行举止、服务态度，怀抱一颗平等待人之心，一视同仁、文明礼貌、积极主动地为居民提供优质服务。

2. 任劳任怨，无私奉献　社区卫生保健工作重在预防，其工作效果具有滞后性，不可能像临床医疗那样在短时间内突显出来，对其做出肯定的道德评价需要较长时间。因此社区护士应该不求名、不求利、脚踏实地、默默无闻、勤勤恳恳、任劳任怨地做好工作，甘当无名英雄、赤诚奉献，保护社区人群的身心健康。医务人员"要学会应用最通俗的语言去解释深奥的道理"，要学会与服务对象平等沟通，要以"诚心、关心、爱心、耐心"成为社区居民信得过的"家里人"，成为合格的具有医疗、预防、药物应用、社区管理、社会交往等全方位的社区卫生工作者。

3. 服务社会，勤学苦练　由于社区护士在开展社区卫生保健工作中服务的对象既有健康人，又包括患者，且社区人群的健康需求各异，患者的病种病情也有很大的不同，要求护士要面向社区全体成员，提供全方位、多层次的优质健康服务。为确保社区护士服务质量的优质化，社区护士必须掌握全科性的保健知识。社区护士既要有社区保健等相关专业知识，也要有社会科学知识和交叉学科知识；既要有社区保健基本理论，也要有基本保健技能；还要有科学的预测能力。要具备胜任这一工作的扎实理论知识和娴熟操作技能，必然离不开护士的勤学苦练和吃苦精神。

4. 严守规章，审慎慎独　每一项护理操作都需要很强的严谨性和规范性。社区护士在开展卫生保健工作中，在各项具体操作中，必须严格遵守各项规章制度和操作规程，做到胆大心细、严谨审慎，杜绝差错事故的发生。例如，疫苗注射要及时，不遗漏；各种治疗措施要符合操作规程；对危重患者要及时做好转诊；疫情暴发的处理要及时、果断。社区护理工作的管理层次少、监督作用弱，许多工作从准备到操作、从实施到评价，都要靠护士个人去把握。因此，社区护士在承担卫生监督和单独外出执行工作任务时，更要坚持较高的职业道德标准，坚持高尚的道德追求。在无人监督的情况下，一丝不苟，做到慎独；面对千差万别的服务对象，做到一视同仁；在紧张繁琐的工作中保持耐心冷静。社区护士在履行职业义务时还要有职业防护意识与能力，采取适当的措施，减少职业危害，以严谨科学的态度爱护自己的健康，这也是对患者生命的尊重，真正实现了护士内在价值与外在价值的统一。

四、社区康复护理的伦理规范与实践

当今社会新的医学体系由基础医学、临床医学、预防医学和康复医学共同构成。康复医学作为全面医学的重要组成部分，其对护理有更特殊的要求，因此康复护理有别于一般的临床护理。20 世纪 80 年代以来，康复工作的重点由医院转向社区，社区康复护理作为社区康复的重要组成部分，在社区康复过程中发挥着极其重要的作用。

（一）社区康复护理的含义

社区康复护理（community rehabilitation nursing）是将现代整体护理观融入社区康复，在康复医生的指导下，在社区层次上，以家庭为单位，以健康为中心，以人的生命为全过程，社区护士依靠社区内各种力量，对社区中以残疾人、老年人、慢性患者为主要对象的病伤残者进行的综合护理。社区康复护理目的是减轻残疾的影响，最大限度地使患者康复并重返社会。

（二）社区康复护理的内容

1. 社区康复护理评估　开展社区状况评估和社区伤病残者评估，寻求康复护理可利用的社区资源，了解病伤残的类别、人数、原因及程度等，为制订康复护理计划提供资料。

2. 康复三级预防　充分运用三级预防策略，做好对社区健康人群及病伤残者的预防工作。第一级预防，是预防可能导致残疾的各种损伤或疾病，避免发生原发性残疾。如优生优育、产前检查、合理营养、防止意外事故、注意精神保健等。第二级预防则指疾病或损伤发生之后，采取积极主动的措施，防止发生并发症、功能障碍或继发性残疾的过程。如早发现、早诊断、早治疗；肺结核、高血压、糖尿病等患者的药物治疗；创伤、骨折、白内障的手术治疗等。第三级预防是残疾已经发生，积极采取各种措施防止残疾恶化的过程。如通过各种功能训练，改善或提高患者躯体和心理功能；通过职业咨询和训练，促使残疾者重返家庭和社会。

3. 康复治疗环境　良好的治疗环境有利于患者的康复，因此社区护士要在社区层次上尽可能地创造安全、舒适的康复治疗环境，帮助残疾者改善家居环境及社区内无障碍的生活环境，满足他们康复的需要。

4. 家庭康复训练　社区康复护理人员要充分利用社区和家庭条件，应用方便易行的康复护理技术，为残疾者开展有针对性的康复训练，教会残疾者本人及其家属一些简单有效的康复技术。如通过指导和训练患者进行床上活动、就餐、洗漱、更衣、沐浴、排泄、移动、使用家具，达到训练患者日常生活自理能力的目的。

5. 康复教育　在社区范围内做好对残疾人、残疾人家属及社区人群的康复教育，使受教育者学会观察和处理常见问题，掌握最简单常用的康复护理技术，做好自我护理管理。

6. 职业康复　为社区内还有一定劳动能力的、有就业潜力的青壮年残疾人提供就业咨询和指导，让他们学习谋生的本领，尽可能安排其在社区开办的工厂、商店、公司等单位就业。

7. 社会康复　广泛宣传并贯彻落实残疾人合法权益，依靠社区内行政部门、团体、邻居及残疾人家属等多方面的支持，开展多种形式的有关残疾人法律知识的宣传教育。在社会上形成尊重、关心、扶持残疾人的社会氛围，使残疾人享有与健全人平等的权利，最终实现残疾者的全面康复和重返社会的目标。

8. 转介服务 转介服务是社区康复的重要内容之一，一些康复技术由上级机构下转，而一些难以在社区解决的问题则需要向上级转送。在社区转介工作中，社区护士要做到：①全面、准确评估患者康复情况，识别需要转介服务的康复对象及其需要；②进行转介登记，积极协助转介过程的实施；③对转介效果进行随访和评价。

（三）社区康复护理的伦理规范与实践

1. 关注患者心理健康 伤残患者是一个特殊的群体，心理比较复杂。特别是后天致残者，由于突如其来的严重挫折，中断了他们原本正常的学习、工作和生活，甚至毁灭了他们美好的前途。因此，许多人不愿意承认或不敢面对残疾的事实，容易出现恐惧、焦虑、抑郁、痛恨、愤怒、烦躁不安等不良情绪反应，继而出现孤独感和自卑感，严重者还会导致人格障碍和行为异常。面对有这样遭遇的患者，社区康复护理人员应该理解、同情他们，密切观察患者心理变化的情况，充分运用语言艺术，及时做好心理疏导。护理人员也要以自己的行为和对生活饱满的态度去影响和改变患者的心理状态和行为，给他们以安慰、鼓励和希望。帮助他们重新树立生活的勇气和信心，坚强乐观地面对未来的生活，从而保证康复计划的顺利实施。

2. 尊重患者，以礼相待 尊重患者的人格和权利是社区康复护理人员应当遵循的首要伦理规范。在社区康复护理实践中，即使有时患者出现无礼的语言、粗暴的行为甚至是更让人难以理解和接受的行为，护理人员也应在理解的基础上以礼相待，一视同仁地对待患者，一如既往地关心和护理患者。因为无论患者发生怎样的心理变化，患者的人格是平等的，患者有平等的医疗权，患者的人格应该始终受到尊重和保护。

3. 任劳任怨、勇于奉献 社区康复护理对象大多生活不能完全自理，部分患者甚至连吃饭、穿衣、洗漱、如厕等常人能轻松做到的日常生活小事也存在很大困难，对护理人员的依赖性比较强。针对护理工作内容多、任务繁重、难度大的现实情况，社区康复护理人员需要具备较强的责任感，不计较个人得失，不辞辛苦、任劳任怨的帮助患者解决干扰和影响他们正常生活的实际问题。例如，帮助双手残疾患者进行刷牙、洗脸、穿衣、吃饭；为视力不好的患者读书信和报刊，扶他们下地行走以防摔倒；帮助肢体残缺的患者上厕所；与听力有障碍的患者耐心交流，指导患者用手势或用笔表达内心想法等。除了做好日常生活护理外，护理人员也要做好患者的心理护理工作，特别是对有心理障碍的患者，要进行耐心地劝慰和疏导，给予患者热情的关爱，增加他们康复的信心，帮助患者以良好的身心状态重返社会。

4. 尽职尽责，精于求精 接受康复治疗的患者，其治疗和护理时间相对较长，显效也比较缓慢，因此对这类患者的护理是一项长期而持久的工作。因此，社区康复护理人员必须尽职尽责的将患者的康复护理工作做到实处。此外，由于患者在听力、智力或语言等方面的障碍，训练效果往往也不是很理想。为了更好地促进护理对象的康复，康复护理人员必须做到勤奋刻苦地学习康复医学相关知识，不断提高自己的业务水平和操作技能。要熟练掌握康复护理技术，不断总结护理经验，做到精益求精。

重点·考点·笔记

考点提示

社区康复护理的内容包括康复护理评估、康复三级预防、康复治疗环境、家庭康复训练、康复教育、职业康复、社会康复及转介服务等。

五、家庭病床护理的伦理规范与实践

家庭是个人生活的场所，也是连接个人与社区的纽带。家庭对个人的性格、行为习惯、价值观及解决问题的方式都会产生巨大的影响，而个人的健康状况又与家庭密切相关。因此，给予家庭健康的帮助和支持是社区护理的重要工作之一。以家庭为单位的护理，如家庭访视和居家护理中家庭病床的建立，是社区护理工作中常见的工作方式。如何从道德方面确保社区护士做好家庭病床的护理工作，是社区卫生保健工作中需要认真研究的一项课题。

（一）家庭病床的概念

家庭病床是指医疗单位为了适应在家庭进行计划治疗和管理而就地建立的病床。它把医护、患者、家庭联系在一起，融预防、医疗、保健、医疗康复为一体，使患者在熟悉的家庭环境中接受治疗，最大限度地满足社会医疗需求。家庭病床的主要收治对象是：年老体弱、行动不便、去医院连续就医有困难的患者；经住院治疗或急诊留观后病情稳定，但仍需继续治疗的患者；需要住院治疗，因种种原因不能住院而又符合家庭病床收治条件的患者；其他适合在家庭治疗的患者。家庭病床是社区护理的重要组成部分。家庭病床的开设，方便了患者，解决了患者住院、陪护、饮食、资金困难等问题，使许多患者得到了及时的治疗和护理，从而满足了基层群众的卫生服务需求，提高了社会效益，是我国目前常用的居家护理形式。

（二）家庭病床护理的内容

1. 建立家庭病床病历，制订具体治疗、护理方案。

2. 定期访视，送医送药，提供各种必要的检查、治疗、护理手段。

3. 细心观察患者的生命体征及病情进展情况，发现问题及时报告给医生。

4. 指导建立合理的生活、营养、运行等制度及消毒隔离措施。

5. 预防和治疗并发症及压疮。

6. 宣传预防保健和护理知识，指导患者或患者家属做好日常生活护理及简单的技术护理，正确使用家庭医疗器械。

（三）家庭病床护理的伦理规范与实践

1. 热情服务，一视同仁 相对于医院病床集中护理的形式，家庭病床护理缺乏他人的监督，需要护士主动上门服务，具有强的自主性。因此，这种形式下的护理工作需要护理人员具备更强的工作热情，尊重患者及其家属的人格和享受医疗保健的权利。护理人员不可因患者的职业、社会地位、经济条件、风俗习惯、居住条件、民族、信仰、文化程度等差异而给予不同的服务，对任何患者都要做到一视同仁，热情服务。

2. 目标明确，密切协作 家庭病床的病种复杂，涉及多种疾病，且患者病情多变，需要临床各科室医护人员共同协作与配合，严格执行查床、会诊、转诊制度。在护理和治疗过程中，护士要仔细核对，杜绝差错，严格执行无菌操作，并向患者及其家属交代注意事项和出现问题时的处理方法，以防意外的发生，必要时要增加上门巡视次数。对无人在家看护的患者或特殊困难的家庭，护士应建立起信息沟通网络，协调关系，及时提供医护服务。

3. 不辞辛苦，定时服务 家庭病床的患者地处分散、远近不一、管理不便。护士在上门服务时必须遵守诺言，风雨无阻，不辞辛苦，按时按点，做到言必行，行必果。不可因天气、交通等理由延误治疗和护理。要坚持信誉至上的原则，真正为患者健康着想，努力践行全心全意为人民身心健康服务的基本要求。

4. 自律慎独，慎言守密 慎独是一种情操、一种修养，也是一种自律、一种境界。所谓慎独，是在无人监督，独自活动的情况下，凭着高度自觉，按照一定的道德规范行动，不做任何有违道德和法律的事情。家庭病床特殊的护理方式，使护理人员单独处理问题的机会更多，若护士为图方便、省事而简化操作程序或者马虎应对，除非出现问题，否则患者及其家属很难知晓。所以护理人员要加强道德修养，忠于职守，遵守纪律，自我约束，自觉遵守各项规章制度和操作规程，不以职谋私，达到慎独的境界。此外，在为患者提供家庭护理的过程中，因为有了更多与患者密切接触的机会，患者或患者家属基于信任可能会将自己不为人知的秘密告诉护理人员，这时候就需要护理人员尊重患者及其家属的隐私，恪守秘密，不可肆意宣扬。

（王　珊）

课后练习

一、选择题

A₁ 型题

1. 下列各项中**不属于**突发公共卫生事件护理特点的是（　　）

A. 社会性广　B. 时间紧迫　C. 专业性强　D. 风险性大　E. 牵涉群众多

2. 在应急处理突发公共卫生事件时，护士首先应遵循的伦理规范是（　　）

A. 尽职尽责，精于求精

B. 救死扶伤，甘于奉献

C. 认真评估，独立思考

D. 不辞辛苦，定时服务

E. 自律慎独，慎言守密

3. 社区康复护理的主要对象是（　　）

A. 普通患者　B. 老年患者　C. 儿童患者　D. 慢性病患者　E. 伤残患者

4. 预防保健的成效评价具有（　　）

A. 前瞻性　　B. 滞后性　　C. 社会性　　D. 群众性　　E. 医疗性

A₂ 型题

5. 患者李某，61岁，因空洞性肺结核收住入院。入院后，患者看到护士戴厚实的口罩并戴手套整理自己的用物，非常不满护士的护理行为。此时，护士合乎伦理规范的做法是（　　）

A. 不予理睬，继续整理患者用物

B. 说明佩戴口罩及手套原因，取得患者理解

C. 停止整理患者的用物，离开病房

D. 尊重患者的意愿，去除口罩及手套

E. 摘下口罩，向患者及其家属解释说明

二、思考题

1. 简述突发公共卫生事件的特点。

2. 简述预防接种的概念及护理伦理规范。

三、案例分析

【案例资料】

我国开展社区卫生服务时间不长，大部分群众对这一新型服务还很陌生。有些人认为社区医生诊疗水平太低，不屑一顾。下面是一位患者的就诊经历：一位 73 岁男性高血压及糖尿病患者，来到社区卫生服务站。

患者：我患高血压、糖尿病和冠心病二十多年了，到你们这里来就是量量血压，血糖都不用你们量，因为怕你们量不准。

护士：那我先给您建份档案吧。

患者：我不建档案，我不在你们这里看病。

（护士一听，非常生气，转身走了。）

医生：想量血压没问题，但需要先休息一会儿。您坐下来好吗?

患者：我家离你们这里很近，3 ~ 5 分钟就到了，一点都不累，不用休息!

医生：不是因为您身体感到劳累了，是因为您刚刚活动了，而血压在您安静状态下和运动状态下所测得数值也会发生变化，这样测量的结果就不准了。所以，您需要坐 5 分钟，行吗?（患者就坐下了，医生同时详细地询问了他的家庭情况、患病经过、治疗情况等，顺手记录在健康档案里。）

医生（看表）：好，5 分钟到了，现在给你测量血压吧!（帮患者脱下袖子测量血压，然后进行了心肺听诊检查，之后又搬了一个凳子过来。）

医生：请把鞋子脱了，我要检查一下您的足背动脉。

患者：什么足背动脉?

医生（表情惊讶）：您得糖尿病 20 多年了，还不知道什么是足背动脉吗?

患者：20 多年我一直在大医院找专家看病，可没有人说过这事啊?

医生（诚恳地）：糖尿病时间久了会影响您的动脉血管，造成足部溃烂，您到大街上看看，三个截肢的人就有一个是因为糖尿病引起的! 您不想发展到这一步吧? 那就得学会检查自己的足背动脉呀!

（患者顺从地脱下了自己的鞋袜，接受了检查。医生嘱咐他当天晚上睡前自己练习触摸足背动脉，患者担心记不住正确位置，医生让护士用甲紫在足背动脉上做了标记。）

（第二天上午，患者又来了。）

患者：太好啦，医生，我在昨晚洗脚时已经学会了触摸足背动脉。谢谢您了，以后我就按照您指导的方法保护好我的脚。

（这样，凭借医生提供的细致周到的服务就让患者信任了社区全科医生的诊疗技能和水平，从而愿意利用社区卫生服务站的基本医疗服务。）

请分析：

1. 患者一进门的"开场白"说明了什么？

2. 怎样评价医生的行为？

3. 在为社区居民提供卫生服务工作过程中，护理人员应遵循哪些护理伦理规范与实践？

【伦理分析】

1. 虽然近年来我国基层卫生服务发展取得了显著成效，但也存在诸多问题，如社区管理体制不完善、职责不清、资源分配不合理、社区卫生服务制度不合理等。特别是受社区基础薄弱、医疗设备差、药品少、部分医生技术水平低等多重因素的影响，在群众眼中社区卫生服务机构可能只是一个"药房"，他们主观上对社区卫生服务是不认可的，也不会对社区卫生服务机构抱有很大的期望。该案例中患者到社区卫生服务站就诊的开场白正是民众不信任社区医疗水平和医护人员技术水平的典型表现。提高我国人民群众对社区卫生服务的认可，除了宏观政策的支持，更需要每一位社区卫生服务工作人员的努力。

2. 面对案例中对社区医疗水平不信任的患者，当正常的护理工作不能顺利开展时，护士对待患者置之不理，转身离开；而医生却细心地观察病情，耐心给予患者指导，并以精湛的技术改变了患者对医护人员的态度，最终赢得了患者对社区卫生服务机构的信任。这充分体现了医生在社区卫生服务中文明礼貌、任劳任怨，无私奉献、服务社会、审慎慎独的伦理规范。

3. 在广大民众对社区卫生服务不认可的现状下，如果护理人员都像案例中的护士一样去对待患者，想要改变民众对社区卫生服务的认识就会变得难上加难。因此，作为护理人员，在为社区居民提供卫生服务工作过程中应学会与服务对象平等沟通，要以"诚心、关心、爱心、耐心"成为社区居民信得过的"家里人"，成为具有医疗、预防、药物应用、社区管理、社会交往等能力的合格的社区卫生工作者。

四、实践训练

1. 训练目的　结合上述案例资料，通过对社区保健伦理规范的理论学习、情景表演及感悟，激发学生从事社区卫生服务工作的热情，并运用所学伦理规范与实践要求约束自己在工作岗位上的言行举止，真正成为"人民健康"的守门人。

2. 训练计划

（1）训练方式：案例讨论，角色扮演。

（2）活动步骤：

1）按班级人数进行分组，每组 10～15 人。课前一周告知各组学生实践训练目的、方法及要求，在上述案例的基础上要求各组进一步查阅资料，完成情景剧脚本的补充、修改、完善并进行排练。

2）情景表演，安排学生在课堂中表演情景剧，要求各组学生在本次活动中均承担一定任务。

3）表演结束，组织各组进行自评、各组互评，教师进一步小结，拓展学习成效。

3. 实践评价

（1）过程评价：由评定小组对各组表演给予定性评价。

（2）结果评价：各组上交实践训练情景剧表演书面材料，教师给予定量评价。

第八章　护理科研与护理管理伦理

学习目标

1. **掌握**　护理科研与护理管理伦理原则及伦理要求。
2. **熟悉**　护理科研含义和护理伦理内容。
3. **了解**　护理科研的特点及伦理意义。

案例引入

患者张某，女，40岁。因患溃疡性结肠炎入院治疗。住院后，医生告诉张某现在有一种新药可治疗溃疡性结肠炎，需要一部分患者做临床疗效实验。医生说可以自愿选择，但希望患者能参加。张某本不想参加，但医生这么说就抱着试一试的态度参加了。用药一星期后，自觉效果不好，便中途退出实验，主管医生对她的做法很不满意。为此，她很苦恼，担心医生今后不会认真给她治疗了。

讨论分析：

（1）请从伦理角度分析张某中途退出实验合理吗？

（2）本案例中主管医生的做法是否合适？

解析路径导航：

（1）理解人体研究的社会意义及专业价值，结合人体研究中医务人员应遵守的伦理规范分析案例中张某行为的后果（对本人、研究及社会）。

（2）进一步审视医学的价值及伦理要求，明确人体研究的最终目的及人体研究与一般研究的不同，在准确理解人体研究对医务人员伦理规范及要求的基础上分析该案例中医生的行为。

任何科学研究，直接或间接关系到人类的幸福和社会的进步。护理科研是现代护理活动的主要内容，是护理学发展的重要环节及重要组成部分，是判断临床护理中未知现象或解决护理实践问题的基础性活动，也是推动护理事业进步的主要途径。因此，护理科学工作者除应拥有较好的专业技术水平外，还必须具备良好的护理科研水平。从事护理科研工作者，除了要有护理科研工作的智力和必要的科研手段外，还必须具备一定的护理科研伦理素养。

第一节　人体研究伦理

一、人体研究的历史回顾

人体研究是直接以人体为实验对象，用科学的实验手段有控制地对人体进行考察和研究，以判断假说及真理性的行为过程，也称之为人体实验。医学人体实验是探索人类生命活动的本质和规律，认识疾病的发生发展，研究如何有效防治疾病及促进人类健康的方法、手段和技术的科学实践活动。医学人体实验伦理是医学科研中一个特殊的道德要求，解决这一伦理问题，对促进医学科学的发展和维护人类自身利益具有重要意义。

（一）人体研究的历史及现状

1. 人体研究历史　作为人类生命科学技术发展的推动力，人体研究并不是现代社会的产物。古波斯有国王将死囚交给医生用作对于医学有益的活体解剖的传说；我国古代也有"神农氏尝百草之滋味，一日而遇七十毒"的故事及李时珍为写《本草纲目》而"博采众方，遍尝各药物"的美谈。但通常认为，真正对医学实践产生重要影响的人体实验开始于英格兰医生爱德华·琴纳，他通过将牛痘接种到一个健康男孩身上而找到了预防天花的办法。这项实验的成功，标志着困扰了人类上千年，曾夺走上亿人生命而被称为"死神帮凶"的天花从此再也难以猖獗，使人们获得了对天花的终身免疫保护。由于受到生命伦理观念等诸多因素的制约，生命科学中的科学实验最初更多是在动物身上进行的，如威廉·哈维所发现的血液循环原理就是通过在狗身上进行科学实验而获得的。后又经过许多优秀医学家的不断努力，医学中的科学实验才逐渐发达起来。1865 年，法国著名医学家克洛德·贝尔纳发表了《实验医学研究导论》，系统总结了科学实验的方法和经验。该书的问世，标志着现代医学开始把科学实验尤其是人体实验作为支持和推动自己前进的主要车轮。

2. 人体研究现状　现代医学研究大量地使用了人体实验并获得了巨大成功。由于依靠成千上万受试者而得出的结果，使得脊髓灰质炎、麻疹、心脏和肾脏衰竭得到了有效控制。现在，人体研究已经成为生命科学发展尤其是医学发展所不可缺少的支柱。正如世界医学大会在《赫尔辛基宣言》中所指出的："医学进步取决于对人体对象进行实验的研究。""即使是最经久的预防、诊断和治疗方法也必须不断地由科学研究来检验它们的有效性、效率、易利用性和质量。"

（二）人体研究的类型

1. 天然实验　是不受研究者控制，在天然条件下进行的人体研究。如战争、水灾、地震、瘟疫、核泄漏及疾病高发时间等对人体造成的影响或伤害，由此自然发生或演进而进行的实验研究。此类人体实验的设计、过程、手段和后果都不受人为的控制与干预，相反还是出于医学动机进行的有益工作，因此不付任何道德代价。

2. 自体实验　研究者因担心实验会给他人带来不利影响，或者试图通过实验亲自感受获取第一手资料，或者由于其他原因而在自己身上进行实验。例如，我国传统著名季德胜蛇药的研制，就是季德胜采用自体实验而获得的。此类实验有结果准确等优点，但具有一定的风险，体现了科研人员探索真理的崇高献身精神。

3. 志愿实验 指受试者在一定的社会目的和经济目的的支配下，在充分知情的前提下，自愿参加的实验研究。受试者可以是患者，也可以是健康人或社会志愿者。此类实验有益于人类医学领域研究又出自受试者意愿，但实验者应承担对受试者的道德责任。

4. 强迫实验 指在一定的政治或武力压迫下，受试者被迫接受自己不愿意参加的人体实验。例如，第二次世界大战中，德国纳粹强迫战俘进行截肢、绝育等人体试验。这种人体实验违背了受试者意愿，不仅侵犯了受试者的人身自由，而且可能对受试者造成严重的身体和精神上的伤害。不论结果如何，实验者在道德和法律上都会受到谴责和制裁。

5. 欺骗实验 通过向受试者传达假信息的方式，引诱和欺骗受试者参加的人体实验。这种人体实验侵犯了受试者的知情同意权，损害了受试者的利益，是不道德的，实验者应该受到道德的谴责。

6. 实验性治疗 指病情严重的患者，在常规治疗无效时所采用的一种尝试，或者诊断不明而通过实验性治疗的效果来做出诊断。不论实验性治疗的结果的好坏，实验者一般不受道德谴责。

二、人体研究的伦理难题

随着医学的飞速发展，人体实验在医学研究中的医学价值和伦理价值越来越凸显，但在具体的人体实验中，却存在一些伦理难题和伦理矛盾。

1. 公正和有利的难题 人体研究常用的实验对照方法是使用安慰剂和双盲法。该方法对于实验的真实性来讲是必要的，但对照组和实验组两者之间存在着公正和有利的矛盾，即实验分组是否公正及实验对实验组和对照组的受试者谁更有利。因此，要周密地进行实验设计，审慎地分组和使用安慰剂，并做好医护保障。双盲实验要求受试者确诊后症状不严重，暂停治疗不致使疾病恶化或错失治疗时机，受试者要求中断或者退出实验应准许。安慰剂应被严格限制在病情比较稳定，在相当时间内不会发生危险或出现不良后果，也不会延误治疗时机的患者。

2. 社会公益和受试者个人利益的难题 医务人员的使命就是维护人类健康，人体研究是实现这一使命的重要手段之一。社会公益和受试者利益，从根本上来说是一致的，但是在特定时间之内又常常是矛盾的。因此，二者必须兼顾，既要考虑社会公益，又要对受试者本人负有高度责任感，使二者在现实中的矛盾降到最低限度。要尽量减少受试者个体的风险，以不造成受试者的严重损害和不可逆转的伤害为前提。

3. 主动和被动的难题 人体研究对实验者来说是主动的，实验者完全明确实验的目的和方法，对实验结果也有估计。而对受试者来说往往是被动的，他们对实验的方法、过程和结果都不太明确。这就要求实验者对实验过程中有可能出现的严重危害受试者健康的问题事先做好充分的准备，要有周密、具体的对策和急救措施。

4. 自愿和被迫的难题 从实验是否有条件限制的角度看，人体研究可分为两类：受控实验和非受控实验。受控实验是指实验者对各种自然条件进行严密控制，为摆脱

考点提示

人体研究是医学发展的前提和基础；研究中的人体不仅有患者，也包括健康的受试者；研究的方法有天然实验、自体实验、志愿实验、强迫实验、欺骗实验及实验性治疗。

许多偶然、次要因素的干扰，对结果加以认真分析、比较，然后揭示其本质和规律。对于这种实验，实验者要承担伦理责任、法律责任和经济责任。受控实验又可以分为自愿和非自愿两种。自愿实验是受试者知情同意，明确实验目的及后果，自愿接受实验。非自愿的实验即实验者诱骗、胁迫受试者参加实验。在现实中，个别医务人员为了追求名利，往往夸大病情，或者采用其他手段胁迫患者参加实验，患者没有其他选择，只好被迫签字。这是违背自愿原则的，是不道德的。

5. 受试者权利与义务的难题   是否参加人体研究，是否中途退出研究过程，均取决于受试者个人，这是受试者的权利，研究者不得干涉。从理论层面上讲，每一个公民都有支持医学科学发展的义务。然而在具体研究实践中，如果受试者受到伤害，其获得治疗和赔偿的权利由于制度不健全等种种原因，往往不能得到保障。因此，正确处理受试者权利与义务的矛盾，全方位保护受试者享有的权利，力求使受试者最大限度受益和尽可能避免伤害，是医学科学研究者努力完善的方向。人体研究发生权利与义务矛盾时，一般来说受试者的权利要优先，实验者要充分尊重受试者的权利，不能违背受试者的意愿。

6. 继续和终止实验的难题   在受试者对人体实验知情同意的情况下，实验者可以进行并继续实验。如果实验过程出现危险，不论受试者本身是否意识或感受到危险的存在，研究人员都应立即终止实验，不能置受试者的安危于不顾。同时，受试者即使自愿签署了人体研究的同意书，也有权在实验的任何阶段终止实验，不需要任何理由。如果受试者的退出对科研课题造成严重影响，实验者也无权干涉拒绝，都必须终止实验。对终止实验的受试者，实验者不得进行报复，否则将受到道德的谴责和法律的制裁。

三、人体研究的伦理审查

近年来，在国际生物医学研究伦理的文献中，越来越注重对生物医学研究项目进行科学性及伦理审查。《赫尔辛基宣言》要求涉及人类受试者的实验研究方案，应当交特别任命的伦理委员会评论、指导和批准。

（一）人体研究的伦理审查

由于所有涉及人体实验的医学研究项目及实施过程必须经过伦理审查委员会的审查与监管，伦理审查委员会应具有几个特点。①恰当性：伦理审查委员会组成工作程序及做出评估及决定时，应合乎伦理要求并恰如其分；②及时性：对审查的研究项目应进行及时的审查及反馈；③有效性：伦理审查工作要体现出应具备的能力与卓越成效；④独立性：伦理审查委员会必须独立于主办者、研究者，不受机构、专业、市场的影响，也不应从该研究获得任何直接的物质和经济上的好处。

（二）伦理审查原则

伦理审查是保证人体实验是否符合伦理要求必需的组织程序，是保障人体实验伦理性质的基本环节。2008 年《赫尔辛基宣言》修正版中明确提出："在研究开始前，研究规程必须提交给研究伦理委员会，供其考虑、评论指导和同意。"伦理审查委员会依据相关规定，对人体的实验设计、实施及结果进行伦理审核、评判、批准、指导和监控。从而保证研究对象的人权、安全和健康。伦理审查委员会的成员在研究领域或研究方法方面应该具有广泛的专业背景，通常由医学家、生命伦理专家、法律专家、社会专家等组成，一般不少于 5 人。

（三）伦理审查内容

1. 伦理学审查　包括审查研究设计中是否有关于伦理方面的考虑和陈述及知情同意书等。一般若伦理审查委员会认为研究项目符合科学性的原则，他们会审查研究中的实验对象承担的已知的或可能的风险与预期收益相比是否合理，研究方法是否可减小危害，扩大收益。若风险收益比合理，伦理审查委员会应考虑取得知情同意书的过程是否合适，以及选择研究对象的方法是否公平合理。

2. 科学性审查　包括审查研究设计是否科学规范、严谨、合理，潜在的风险和负担及风险收益比，预期的利益，设计者、研究者的能力和调查问卷的信度和效度等。首先，要求每位从事科研工作的医务人员，都必须对人的健康和生命负责。无论在何种情况下，保证受试者的利益不受侵害是第一位的。其次，医学科研工作者在人体实验过程中应当信守科学规范的道德原则，从设计到实施都必须严格遵循普遍认可的科学原理、分析方法和实验方法。在研究方法的选择上根据研究问题和目的正确选择，在研究和资料收集的过程中坚持尊重科学、实事求是的态度，不得弄虚作假。

研究项目伦理学的审查和科学性审查是不能分开的。因为非科学性的研究常常会把研究对象置于危险中，所以在伦理学中是不被允许的。即使是对研究对象没有任何伤害的研究，如果没有研究成果，也将浪费国家资源和研究对象的时间，同样是一种损失。因此，伦理审查委员会在对项目进行伦理审查的同时，必须保证该研究项目的科学性。

第二节　护理科研伦理

护理科研是解决护理问题、发展护理科学的手段和重要途径，是提高人的生命质量和价值的一种医学实践活动。护理科研伦理是指护理科研工作者在护理科研中应具有的品质和道德修养，它既是现代护理科学的重要组成部分，也是医学科研不可缺少的重要方面。护理科研是护理学科发展的支撑点，而护理科研伦理是护理科研得以顺利进行的重要保证，是护理科研质量的前提和保障。

一、护理科研的特点

随着现代医学技术的进步和护理模式的转变，护理科学研究进入了一个崭新的阶段，护理科研具有以下特点。

1. 护理科研的时代性　随着社会的进步、知识的全球化、学科之间的相互渗透，医学领域的科研呈现出广泛的发展前景。在人类新健康观念确立的同时，医学护理领域的新技术、新方法和新理念也层出不穷，这对科研工作者提出了挑战。作为护理科研工作者，要积极运用多学科知识和规律，把现代护理心理学、伦理学、人类学、社会学等有机地结合起来，更科学揭示护理科学规律。

2. 护理研究内容的广泛性 21世纪以来，医学研究层次向宏观和微观双向发展，既包括家庭、社会、社区、生物界等宏观层面，也包括系统、器官、组织、细胞分子等微观层面。学科体系的精细分化及社会、人文、自然科学等多学科相互交叉渗透，都极大地丰富了护理研究的内容和方向。现代护理科研研究内容从单纯的疾病观察和护理转向疾病预防和保健的研究；从单纯的生理病理角度研究转向心理护理和康复护理研究；从单纯的疾病护理转向对患者的整体护理的研究；从单纯的医院内临床护理研究转向医院外社区、家庭、老年护理的研究；从单纯护理理论研究转向相关学科理论结合研究发展。这就要求护理科研应该以护理专业知识和护理伦理知识为基础，吸收自然科学知识、人文科学和社会科学等知识，进行相关性和综合性的研究，丰富和发展护理学的内容，适应时代的进步和社会的需求。

3. 护理研究对象的特殊性 护理研究的过程和成果直接关系到人的身体健康和生命安危，关系到千家万户的悲欢离合。因而护理科研从选题到设计、成果鉴定到应用，研究人员都应具有很强的预见性和责任心。临床实验研究及应用，不仅关注近期疗效，还要考虑到远期效果；不仅要考虑到对患者治疗护理的实际作用，还要考虑到由此带来的副作用。护理科研对象的特殊性，不仅使科研的难度增加，同时还要求研究者对人们的健康利益极端负责。

4. 护理研究过程的复杂性 护理科研研究对象的特殊性，决定了研究过程的复杂性。首先，人体生命活动的复杂性使护理研究的目的和效果在一定时间、一定范围内带有一定的局限性。其次，对人的生命健康和疾病的护理研究还须运用心理学、社会学、伦理学等人文科学的知识加以综合分析，采用观察法、实验法、测验法和临床评估法等研究，才能得出正确结论。再次，某些研究应用效果在短时间内并不能直接显示出来，增加了护理研究的复杂性。因此，带有任何损害性的研究手段必须加以严格控制。护理科研工作者除恪守医学实验研究的伦理规范外，还应科学、周密、合理、谨慎地进行科研设计。

5. 护理研究方法的多样性 多元文化的社会背景下，随着护理研究的不断深入，研究方法从单一化趋向多样化。例如，除了应用统计程序或其他量化方法，还应应用实验研究、临床观察等生物医学方法；涉及人们生活、行为、情绪、文化现象和社会状态等方面研究，离不开灵活应用现象学方法、扎根理论等质性研究方法获得研究发现。换言之，研究内容的广泛性，研究层次的深入性，拓展了研究方法的范畴。新世纪的护理研究必然要求科学的、多样的、高效的、聚众家之精华的研究方法。

6. 护理科研成果的两面性 任何科研成果都具有两面性。护理科研成果与医学领域其他研究成果一样具有两面性，或者有益于人类，或是给人类带来危害和灾难。任何一项研究成果，无论在局部范围内推广应用多么有效，仍需要在大面积人群中验证其整体效果与远期影响。因此，护理科研工作的性质，要求人们在研究成果鉴定和推广应用中，以严肃的科学态度、严格的科学作用、严密的科学方法，尊重客观规律、尊重科学、正确做出评价。

7. 护理科研实践的艰巨性 护理专业的特点，决定了护理科研任务的艰巨性。首先，由于历史因素、传统观念的偏见，护士受教育程度较低，护理科研起步晚，起点低。其次，护理科研管理缺乏系统性、权威性，开展护理科研所需的信息、人力、物力、财力资源得不到有力的保证。再次，护理工作的繁重和超负荷运转，占据了护士大量的时间和精力。因此，护理科研工作者要有不懈钻研的精神，才能克服重重困难和矛盾，坚定地在科研的道路上走下去，促进护理学科的发展与进步。

8. **护理科研伦理制约性**　医学科研的目的，是为了人类的健康生存、繁衍和社会的进步、发展，这是公认的医学道德原则。为了保证医学科研更好地造福于人类，维护医学科研的正确发展方向，制止非人道的医学科研，人们制定了《纽伦堡法典》《赫尔辛基宣言》等国际性医学道德文件。护理科研应受到这些道德原则制约。

9. **护理科研的紧迫性**　生物医学高新技术的临床应用带来一些伦理难题。例如，对于植物人，是坚持治疗护理下去，还是放弃治疗与护理？安乐死中的伦理问题如何解决？这些年临床医学有了长足的发展，但护理科研工作相对落后，它已不能适应医学和社会的快速发展，因此护理科研任务繁重而紧迫。

10. **护理科研的专业性**　医学研究领域可分为基础、临床、预防等，在每一领域研究中有很多学科，在每一个学科中又有很多亚科学，如此多的分科决定了护理科研的专业性。护理科研的分工越来越细，越来越专业化，这是由医学护理发展决定的。

二、护理科研的伦理规范与实践

护理科研伦理规范是指关于护理科研选题、组织、资料收集、实验观察、结果分析及其发表应用等每一环节应该遵循的道德规范。护理科研工作者要达到预期的科研效果，除具备良好的专业技术水平外，还必须遵循护理科研的一般伦理规范及具体伦理要求。

（一）护理科研一般伦理规范

1. **端正科研动机，淡薄个人名利**　目的和动机支配着科研人员的一切行为，贯穿于科研过程的始终。护理科研的目的是为了反映、揭示、认识和掌握人类生命、健康、疾病及其防治的本质和规律，寻求增进健康、预防疾病、减轻痛苦的方法和途径，提高人类的生活水平和质量。护理科研工作人员必须从人类健康的需求出发，着眼于促进人类的健康和社会的发展。科研行为的动机和目的都要端正，都应以社会价值为出发点，以人类健康利益为第一目标。有了纯正的科研目的和动机，研究者才会不图个人名利，不计较个人得失，勇于探索并献身科研工作。

2. **尊重医学科学，遵循实事求是**　著名科学家达尔文说："科学就是整理事实，以便从中得出普遍的规律和结论。"实事求是是科学研究必须遵循的底线准则，是科学的生命与灵魂。护理科研工作要对人类的健康和社会的发展负责，必须尊重科学、实事求是，遵循事物发展的客观规律，按科学规律办事，不弄虚作假、不欺世盗名。无论是准备阶段中的科研选题，实施中的科研方法，还是成果阶段中的应用，都应坚持尊重科学、严谨求实的道德原则。具体要做到以下几点。

（1）要在坚实的业务知识和统计学知识基础上进行科研设计：坚持以科学的方法指导，使之具有严格性、合理性和可行性。科研课题设计要遵循统计学的随机原则。任何科研课题的设计如果缺少对照组，不随机或不能重复，其结果都是不准确、不严肃、不科学的。

（2）要严格按照设计要求、实验步骤和操作规程进行实验；要切实完成实验的数量和质量要求，观察实验中的各种反应，真实地记载实验中阳性反应和阴性反应，确保实验的准确性和真实性。

（3）要客观分析实验所得的各种数据：各类实验数据既不能主观臆造，也不可任意去除。伪造或擅自改动科研数据、资料，报假成果，抄袭剽窃他人成果等都是不道德的，理应受到道德舆论的谴责，严重者将受到法律制裁。

3. 相互团结协作，公平合理竞争 科研领域中充满竞争，但更需要合作。护理科研人员之间的团结协作、互相尊重，不仅利于个人优势的发挥，而且有利于弥补个人的不足和缺陷。在研究过程中护理科研人员应注重平等待人、团结互助、合理竞争、公平公正，必须公平对待科研成果，以科研成果贡献的实际大小为依据分享各方面获得的荣誉和物质利益。当然科学观点的争论并不违背团结的原则，观点不同、学派争论是必然存在的，是科学研究过程的正常现象。在护理科研实践中，研究人员应正确看待合作中的学术争论，坚持百花齐放、百家争鸣，真理面前人人平等的原则，做到学术民主，合理竞争，自由公正，最大限度提高科研效率。

4. 提倡资源共享，注重知识产权 鉴于共同的研究目的，在从事同一研究工作的系统和个人之间提倡交流观点，互通情报，在仪器设备、信息资料等方面提倡资源共享，杜绝对有价值的研究资料和资源进行封锁垄断。需要注意的是，科研人员应对研究中涉及研究对象隐私的资料进行保密。另外，现阶段商品经济社会中，为保证某项研究的知识产权，保护国家、集体和个人利益，排除外界干扰，在有限的时间内顺利完成研究工作，对研究工作和内容暂时保密是允许的，也是符合科研道德的。

5. 善待成果，维护权益 科研成果是个人和集体智慧与劳动的结晶。科研伦理要求每一位参与者相互尊重，在荣誉面前表现出高尚的谦让精神，正确对待科研成果所带来的利益和荣誉。对待科研成果不得盗名窃誉，剽窃他人科研成果的行为是缺乏科研道德的，甚至是违法的。必要时，科研工作者可以利用专利法保护自己的合法权益。

6. 不断求索，献身科学 护理科研的实质是不断发现与发明，不断地增加新知识，建立新理论，发明新方法，揭示新规律。因此护理科研工作者必须有不断探索的精神，探索是创新必由之路。科研探索是一个漫长、曲折的过程，会遭遇各种难以想象的困难、险阻和挫折，甚至会有生命危险，而且还会受到社会舆论和各种因素的干扰。面对各种困难和阻力，科研工作者要不怕危险、挫折、嘲笑和打击，始终坚持真理，正确对待失败。

（二）护理科研的具体伦理要求及实践

1. 课题申报中的伦理要求 护理科研人员在研究课题的申报、计划实施及结题、验收等整个科研活动中，必须诚实而为，确保所提供的包括未公开发表数据在内的所有材料的客观真实性、准确可靠性、相对有效性；必须保存实验研究和调查研究中所有的数据及记录，以备查证。

2. 课题研究过程中的伦理要求 在科研的各个阶段，护理科研工作者，应就其研究进度、成果质量与数量及其学术影响等，定期向相关管理机构做出如实的说明；对于可能给人类健康、社会发展、生态平衡带来潜在影响的研究，应积极配合有关机构做出客观评价，并把评价结果公之于众。

3. 尊重知识产权的伦理要求　在科研活动中，应充分尊重他人的知识产权。发表论文或以其他形式报告科研成果中涉及引用他人成果时，必须注明出处；引用他人论点必须实际标出，不得发生捏造、篡改、剽窃等不端行为，也不得对他人的上述行为进行任何祖护。

4. 科研成果评价中的伦理要求　护理科研工作者应客观、公正、公平地评价他人的科研成果，尊重他人的名誉；对向自己的研究提出批评质疑的，要以谦虚诚实的态度对待，并以科学的方法证明自己科研成果的正确性与正当性。

5. 对待活体受试者的伦理要求　在涉及人体的研究中，科研工作者应尊重研究对象的人格，尊重人权；应当保护受试者的合法权益和个人隐私，并保障受试者的知情同意权。

6. 对待实验动物的伦理要求　在饲养管理和使用实验动物过程中，应遵循"减少、替代、优化"原则，科学、合理、人道地使用实验动物。

7. 科研成果宣传报道中的伦理要求　在学术交流与合作中，正确对待保密性问题。尊重个人人格与尊严，诚实信用地与他人交流、合作。不得带有人种、性别、地位、思想、宗教等方面的歧视或偏见，应一视同仁、平等对待。不得利用科研活动为个人谋取不正当利益。

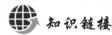

知识链接

　　"科学绝不能不劳而获，除了汗流满面以外，没有其他获得的方法。热情、幻想、以整个身心去渴望，都不能代替劳动，世界上没有一种轻易的科学。"

——杨振宁

第三节　护理管理伦理

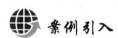

案例引入

　　护士张某与李某，在夜间交接班期间发生争执。第二天，病房患者向护士长反映该科护士职业素质差，夜间相互争吵严重影响他们休息且不听劝阻。随后，护士长分别找夜间两位护士及其他医务人员谈话并了解争执原因，才发现两位护士在近段时间积怨较深，相互看不惯对方的为人处事方式，最终因一件小事在夜间发生矛盾。

讨论分析：

（1）结合该案例讨论该护士长护理管理存在的缺陷。

（2）如果你是该科护士长，你认为该如何化解两位护士之间的矛盾？

解析路径导航：

（1）认识及理解护理管理的实践作用及伦理意义，从该案例中护士长对自身角色的认识及护护间人际关系的伦理规范，分析护理管理存在的缺陷。

（2）以护理管理应遵循伦理规范的具体要求分析护理管理者调节护护矛盾的方法。

护理管理学是管理学在护理专业领域中的具体应用，是以提高护理质量和工作效率为主要目的的活动过程，是系统地研究护理管理过程中的普遍规律、基本原理和一般方法的学科。将伦理价值观引入到日常护理管理活动，主要是由护理工作的特殊社会责任所决定。重视和加强护理管理伦理的作用，对于提高护理管理质量及发挥伦理价值观在人际关系中的调节、教育、认识和激励等功能，具有重要的理论意义和实际意义。

一、护理管理的特点

1. 学科的综合性和交叉性　现代护理管理学是一门涉及多学科的综合交叉学科，其宗旨是帮助、指导和照顾人们保持或重新获得机体内外环境的相对平衡，达到身心健康、精力充沛。护理学有自己独特的理论体系和实践规范，而医学模式的转变，使护理工作更具有独立性、规律性。护理学的发展变化，要求护理管理工作与之相适应。护理管理体制和管理方法必须适应护理学专业综合性和交叉性的特点。从事护理管理工作的人员，必须熟练掌握相关的理论、方法和技术，并将其综合运用于护理管理中。

2. 技术和管理的双重属性　护士既是护理理论、护理技术的履行者，又是患者、病房、药品和医疗护理器械的管理者。因此，护理既是一项技术工作，又是一项管理工作。护理工作者不仅要熟悉护理诊断、治疗等技术，又要掌握和运用科学的管理方法，将护理管理贯穿于护理技术工作中，使两者紧密结合在一起。

3. 护理管理的实践性　护理管理的实践性即可行性，指护士能将护理管理理论联系临床实际并加以应用。护理管理应以管理学的理论为指导，运用管理原则和原理结合护理实践科学应用，从而达到最佳的社会效益及经济效益。护士为护理对象提供健康服务所进行的计划、组织、指导、工作评价过程就是管理过程，护理管理就是为了解决护理实践中存在的问题，提高护理工作营运水平和护理服务质量而存在的。

4. 系统性　护理管理把全院的护士、技术、设备和信息等当作一个大系统来对待，并对各要素进行优化组合，体现出系统大于部分之和的优越性。护理管理还要求把护士和患者的心理活动规律和心理状态当成一个系统看待，从系统论角度处理好护患关系、护际关系，调动各方面的积极性，充分发挥护士的主观能动性，使之在管理系统的运行中处于最佳状态。

5. 广泛性　护理管理是一项复杂的系统工程，包括组织、人员、业务、教学、科研、质量及病房管理等；护理管理人员不但要协调医院内部各部门之间的关系，还要协调医院和社会方面的关系；医院各层次护理管理人员有不同的管理职责。在护理工作中，参与护理管理的人员多，管理涉及范围大，具有广泛性。

二、护理管理的伦理规范与实践

（一）护理质量管理的伦理规范及实践

1. 树立质量第一的观点 提高护理质量是护理管理的核心，也是护理人员共同的目标。坚持质量第一，要强化护理人员质量意识，使之明确护理质量是护理工作的生命力所在，是患者健康利益所在。要通过系统管理、标准化管理、分级管理、动态管理，按照质量管理内容与质量标准，对护理基础质量、环节质量和终末质量进行定时或不定时控制。在控制过程中要以高度的责任感，坚持质量标准，采取有效措施，获取可靠质量信息。同时，要做好控制反馈工作，发现问题，及时纠正偏差，以达到护理质量持续改进、不断提高的目的。

2. 坚持护理质量标准 护理质量管理要严格把关，使形成质量的每一道工序、每一个环节都列入标准化系列，达到质量标准的要求。在检查和评估时，要以高度的责任感坚持护理质量标准，使护理质量得到可靠的保障。如果护理质量管理走过场或弄虚作假，不按护理质量标准办事，就达不到提高护理质量的目的。

3. 严格护理管理制度 护理管理制度是长期以来护理工作实践的经验总结，是护理工作客观的反映，是护理人员开展护理工作的行为标准，是患者接受安全、有效服务的重要保障，是减少和防止差错事故发生的重要措施。护理质量管理要维护护理管理制度权威性。提高护理质量，必须明确岗位职责，任何一个环节的失误都会影响到医疗和护理效果。同时，管理者要教育护理人员提高执行制度的自觉性和创造性，以规范护理人员行为，适应护理实践的需要。要加强检查、监督工作，及时总结经验，创新及完善护理管理制度。

（二）护理安全管理的伦理规范及实践

1. 坚持保护性医疗制度，严防医源性疾病发生 保护性医疗制度是保护医疗安全，提高医疗质量的主要护理措施。一般情况下，医务人员对患者的言语和行为失当，容易造成患者猜疑，加重患者精神负担，有的甚至导致患者产生悲观情绪，对疾病治愈丧失信心，导致病情恶化。所以医务人员在临床治疗、检查和用药中，应该谨慎，避免出现差错事故；医务人员在为患者服务时讲究语言技巧，避免由于语言和行为失当而刺激患者；医务人员应注意消除医院内噪声，保持环境安静；最后要求医院搞好环境的美化和绿化，为患者提供安全、舒适、优美的医疗环境，做到环境优美、卫生清洁。

2. 严防院内交叉感染 院内交叉感染指患者及医务人员在医院环境中受到感染，严防院内交叉感染是医院管理十分突出的问题。首先，管理者要建立健全感染管理的组织机构，认真执行相关政策法规，自觉接受相关部门的检查和监督，统筹兼顾制定预防院内感染的长远规划，掌握信息、定期研讨本院感染的状况并制订相应处理措施。其次，加强医德医风建设，增强医务人员的事业心、使命感，增强他们的法律意识与健康意识，从而提高医务人员参与感染管理的自觉性和积极性。再次，加强技术管理保证健康利益。最后，护理管理者必须高度重视医院污水、污物的排放，严格按照规范妥善处理。

3. 杜绝医疗事故和医疗差错的发生 医疗事故和医疗差错都会给患者带来严重后果，造成医疗纠纷，在社会上造成恶劣影响，同时也会挫伤医务人员的积极性，影响医院工作的正常进行。因此，杜绝医疗事故和医疗差错的发生是医院安全管理的重要内容。护理管理者应把医疗安全放在第一位，切实加强护理工作中的思想道德建设，提高护士的职业道德及业务能力。护士应努力钻研专业技术，严格执行规章制度和技术规范，维护患者利益，切实做到质量第一、安全第一。

（三）护士群体管理的伦理规范及实践

1. 充分发挥护理领导者的影响力 护理管理者要合法运用权力，自觉做到心底无私、秉公办事、团结协作、任人唯贤、精通业务、坦诚相待，以自己的人格魅力获得同行的信任和尊重，使护理管理更加有效。护理管理者不能滥用职权，更不能以权谋私，否则会造成同行的不满，削弱权力的影响力。

2. 努力协调好护理中的人际关系 护士与患者接触最多，关系最密切，这种关系是否协调直接影响患者的安危和护理质量的高低，也影响医院秩序和社会主义精神文明建设。协调好护理工作中的人际关系是护理管理的重要内容和道德要求。

3. 尊重人才，爱惜人才 护理管理者要重视技术队伍的建设，做好护理人才的选用、培养、教育、考核、晋升等工作。要一视同仁，尊重人才、关心人才、爱惜人才。要关心护士的成长，尽力为他们创造良好的工作环境。帮助护士改善生活条件，真正为护士排忧解难。

4. 合理组织人员，努力促使护理目标的实现 护理目标是不断提高护理质量，使患者尽快康复。管理者应该根据医院的功能和任务，制定不同的护士编制标准，选择合适的人去担任各项任务。要遵循人才管理原则，做到量才使用，提高工作效率；要做到人才组合结构优化、配置合理；要适应发展的需要不断进行人员的动态调整，发挥管理部门应有的作用。

（四）医院经济管理的伦理规范及实践

1. 坚持社会效益为主，兼顾经济效益 做到经济效益与社会效益的统一是指既能节约卫生劳动和卫生资源、降低卫生投入提高经济效益，又符合医疗保健需要的效益。社会效益是以较少的卫生资源消耗、先进的医疗技术和良好的服务态度，不断提高卫生保健质量，满足社会需求，从而保持经济效益再生产，提高人们的身体素质，促进社会长远和全局发展的战略效益。社会效益是经济效益的前提，经济效益是社会效益的物质基础。从一定意义上说，社会效益直接影响经济效益，社会效益好，医院信誉高，医院的吸引力就大，经济效益也就会提高。

2. 坚持患者利益第一，兼顾医患利益 护理人员要自觉接受职业道德规范的约束，始终坚持优质、高效、低耗费的服务方针。同时，也要考虑提高医院设备和病床的使用率。根据患者的诊断和治疗需要合理安排相关项目的检查和治疗，以最佳疗效、最大安全、最少负担为目标，真正把患者利益放在首位。按照国家规定的物价标准做到合理检查、合理用药、合理收费，杜绝多收、漏收现象。

（田莉梅）

课后练习

一、选择题

A₁型题

1.护理科研过程中，具有知情同意权的一般顺序是（　　）

　　A.子女、父母、其他亲属、同事

　　B.父母、配偶、子女、兄弟姐妹、其他亲属

　　C.配偶、父母、子女、其他亲属、同事

　　D.父母、子女、其他亲属、同事

　　E.子女、父母、兄弟姐妹、同事

2.护理质量管理的伦理要求**不包括**（　　）

　　A.尊重人才、爱惜人才　　　　B.树立质量第一的观点

　　C.强化质量标准意识　　　　　D.坚持质量标准要求

　　E.严格执行管理制度

3.护理管理的特点**不包括**（　　）

　　A.单一性　　B.交叉性　　C.实践性　　D.系统性　　E.广泛性

4.伦理审查委员会通常有医学家、生命伦理专家、法律专家、社会学专家等构成，成员一般不少于（　　）

　　A.11人　　　B.9人　　　C.7人　　　D.5人　　　E.3人

5."在研究开始前，研究规程必须提交给研究伦理委员会，供其考虑、评论指导和同意。"提出此规定的是（　　）

　　A.《赫尔辛基宣言》　　　　B.《纽伦堡法典》　　　　C.《日内瓦宣言》

　　D.《吉汉宣言》　　　　　　E.《夏威夷宣言》

二、思考题

1.简述护理管理的特点是什么？

2.简述护理科研应遵循的基本伦理规范。

三、案例分析

【案例资料】

1998—2001年，浙江省海宁市马桥镇593名务工农民参与了韩国癌症中心医院与浙江大学肿瘤研究所合作研究，由海宁市肿瘤防治研究所主持的人参防治大肠癌的药物实验，受试者每天服两粒人参丸。在这一项目中，海宁市肿瘤防治研究所并没有承担任何的研究工作，也没有与韩国方面直接联络和交流研究情况，而是充当为浙江大学和韩国方面寻找人参丸服用者的角色。浙江大学肿瘤研究所也只是负责试药项目的具体实施，对人参丸的生产研制过程并未参与。所有实验用人参丸每月从韩国空运到海宁，由海宁市肿瘤防治研究所分发到海宁市各镇卫生院。研究期间，受试者沈新连患尿毒症去世，陆金松脑出血死亡。陆利金妻子也参加试验，在服用人参后常感头晕，血压非常不稳定。海宁市人民医院医生诊断时说"高血压患者不能服人参"，于是她向海宁市庆云卫生院申请"停服人参丸"。该卫生院负责人告之："上面有规定，

中途停服需要支付已经服过人参丸的费用（据韩方表示，免费服用的人参丸价值3900元）。"为了不负担这笔昂贵的费用，陆利金妻子坚持服用人参丸到期满，在此期间，另有多人死亡。事后，记者电话联系卫计委规划处，卫计委表示该研究项目并未备案。

1. 这项研究存在哪些伦理问题？

2. 如何防止涉及人的生物医学研究中再出现这样的不良事件？

【伦理分析】

1. 该案例通过向受试者传达假信息的方式，引诱和欺骗受试者参加人体实验。该研究侵犯了受试者的知情同意权，损害了受试者的利益，实验者应该受到道德的谴责。

2. 研究过程中受试者出现危险，不论受试者本身是否意识到危险的存在，或受试者自愿签署了人体实验的同意书，研究小组都应马上终止实验。即使实验者知道继续实验对受试者不会产生危害，也必须中止实验。该案例中的患者出现明显不良反应，但实验机构并没有终止实验过程，严重影响受试者健康并危害患者生命，违背了人体研究应遵循的基本伦理规范及道德要求。

3. 伦理审查是防止涉及人的生物医学研究中再出现这样的不良事件的重要程序。2008年《赫尔辛基宣言》修正版中明确提出："在研究开始前，研究规程必须提交给研究伦理委员会，供其考虑、评论指导和同意。"该案例整个研究过程均没有相关机构批准，没有向伦理审查委员会递交审查申请，其研究行为造成的后果又极其严重。因此，各级研究机构及参与人员在受到相应道德谴责的同时，应承担相应的法律责任。

第九章　现代生殖技术与性伦理

学习目标

1. 掌握　生育控制、优生学、辅助生殖技术的概念及特点。
2. 熟悉　人类辅助生殖技术的护理伦理原则，生育控制的护理伦理原则。
3. 了解　护理工作中涉及的性伦理问题应遵循的伦理规范。

案例引入

一对中年不孕夫妇前往某医院咨询。因结婚晚，女方已40岁，盼子心切，要求通过医疗技术提取他们的精子卵子，并以高额报酬邀请一名年轻女子作代孕母亲，年轻女子欣然同意。医生说："这样做会涉及伦理问题，此举不妥。"中年夫妇说："我们与年轻女子都同意这样做，不涉及道德问题。"于是，双方发生了争论。

讨论分析：

（1）如何理解此案例涉及的辅助生殖技术的伦理道德概念。

（2）讨论此案涉及的器官、精子和卵子商品化及由此导致的社会风气变化和伦理道德问题。

解析路径导航：

（1）结合我国国情和文化背景讨论分析不孕对社会、家庭及个人健康的影响，正确认识现代生殖技术的伦理规范要求，以此理解该案例中代孕技术的伦理道德概念。

（2）现代辅助生殖技术是一把"双刃剑"，结合国策讨论器官、精子和卵子商品化所导致的社会风气变化和伦理道德问题，理解并在今后实践中严格遵循现代生殖技术的伦理道德规范。

我国实行计划生育政策，并将其立为一项基本国策。它的实施逐渐缓解了我国的人口压力，提高人民的生活水平，进而通过优生优育提升我国人口的生命质量。随着现代医学事业的发展，人类已掌握先进的现代生殖技术，可以有效控制人口数量的增长并提高人类生命的质量。然而，这些方法与手段的运用在护理实践中存在大量的伦理问题亟待解决。

第一节　生育控制技术伦理

长久以来，人口的过度增长是人类社会面临的重大问题。我国是世界上人口众多的国家之一，我国人口数量约占世界人口的21%。人口的快速增长，不仅引起了资源匮乏、环境污染、生态破坏，而且导致人们生活水平低、生活质量差、就业就医及养老得不到充分的保障。在缓解社会压力和解决因人口过多产生的各种问题时，生育控制技术已成为解决问题的主要方法与手段。

一、生育控制的伦理规范与实践

（一）生育控制概述

生育控制是指用一种计划或方法来避免或减少生物产生后代。我国于 2001 年 12 月 29 日颁布《中华人民共和国人口与计划生育法》，2002 年各省、市、自治区相继颁布《计划生育条例》等地方配套法规。旨在缓减人口压力，使人口发展与经济发展相适应，以期增加育龄妇女的受教育机会和就业机会，增进妇女健康，提高妇女地位，促进国民物质文化生活水平的提高。该内容作为我国的一项基本国策，以国家法令的形式要求育龄妇女实行节育措施。

近些年，我国在完成了快速从高生育率降到低生育率的转变之后，人口的主要矛盾已经不再是增长过快，而是人口红利下降、临近超低生育率水平、人口老龄化、出生性别比失调等问题。中国顺应人口规律，调整生育政策，在 2015 年 10 月 29 日的十八届五中全会公报中宣布："促进人口均衡发展，坚持计划生育基本国策，完善人口发展战略，全面实施一对夫妇可生育两个孩子政策，积极开展应对人口老龄化行动。"这意味着中国实施 35 年的独生子女政策正式宣告终结。全面实施两孩政策、改革完善计划生育服务管理，是促进人口长期均衡发展的重大举措。这项举措有利于优化人口结构，增加劳动力供给，减缓人口老龄化压力；有利于促进经济社会持续健康发展，实现全面建成小康社会的奋斗目标；有利于更好地落实计划生育基本国策，促进家庭幸福与社会和谐。

（二）生育控制的伦理争议及伦理决策

自然生育反映了人的新生命诞生的全过程，而生育控制则是对其某些环节的中断。有关计划生育技术的伦理道德问题一直争论不休，褒贬不一。

1.伦理争议

（1）是否剥夺人的出生权利，贬低人的生命价值：在高人口国家中，强制实行生育控制，并将大部分生育控制的责任加诸在女性身上，对于女性的健康造成一定的负担。例如，避孕。一方面，避孕使人类初步掌握了自身生产的主动权，为合理控制人口增长提供了重要手段；另一方面，避孕可能造成人口性别不均等，特别是中国大陆农村地区的情况尤为严重。在低人口国家中，如新加坡及一些北欧国家，生育控制会造成人口减少。另外，在人流、引产中关于胎儿的本体论地位、道德地位及人流、引产中价值冲突的性质如何来界定。在具体的护理实践中，胎儿是否具有生命权利，堕胎是否违背人类的伦理道德，手术的实施者是否有权利剥夺胎儿的生命，剥夺生命的行为是否贬低了人的生命价值，违反了伦理道德的原则。

（2）是否破坏人的生育权：人类的生育经历了原始社会的完全自然生育阶段、封建社会的义务生育阶段，再到现代文明社会中的生育阶段，即个人权利的自由生育阶段这三个发展演化阶段。只有在自由生育阶段，人们才开始对生育权进行专门的研究。由于对生育权主体和性质认识的不同，学者们对生育权的概念众说不一。目前主要的观点有 3 种：一是指基于合法婚姻关系的夫妻在一定历史条件下所享有决定是否生育、何时生育及如何生育子女的权利；二是认为已婚妇女和其他妇女决定是否生育子女和如何生育子女的人身权利；三是指任何公民，不论男女，不论婚否，都平等享有的一项人格权。计划生育是否在一定程度上破坏了人的生育权，是值得我们思考的问题。

2. 伦理决策

（1）避孕节育技术中的伦理决策：在较长时期内，社会对避孕持否定态度，甚至认为是不道德的。究其原因主要有两方面：一是宗教的影响和干预，二是世俗的排斥。就宗教方面看，犹太教强调生育是人的天职，《圣经》中要求每一个男子或女子都应该有孩子，不育是诅咒，大家庭是赐福。从世俗方面看，由于过去的一些避孕方法不安全而且存在一定的无效性，以致遭到医学界或其他人士的反对。随着科学技术的发展，避孕节育技术愈加安全可靠，加上人们价值取向、生育观念的转变，陈旧的世俗观念已被大众所摈弃。避孕节育已成为人们的理性选择，要求避孕节育的人也越来越多。

从医学伦理学、社会学、经济学等角度看，避孕是道德的。第一，它符合人类总体利益和长远利益的要求。避孕是有效地遏制人口盲目增长的"制控阀"，能够促进人类的幸福和社会的发展。第二，它符合个体利益和眼前利益的需要。避孕有利于保护妇女的身心健康和保障人们对事业的追求。第三，从当代的避孕节育措施看，已经做到安全可靠、有效，不会对避孕者及家庭带来负面影响。因此，我们认为避孕只要不违背妇女的意愿，无害于社会与他人，是有助于增进家庭幸福，促进社会繁荣的，即是合理的、道德的。

（2）人工流产的伦理决策：有关人工流产的伦理争论由来已久，由于各国的政治、经济、文化、法律、宗教等的不同，对人工流产的认识也有一些差异性。因此，"人工流产是否合乎道德"，不同社会、不同历史条件下，会有不同的答案。

20 世纪中期以前，人工流产的主要目的是为了拯救母亲的生命。因为，无论是医学实践还是出于对伦理道德的考虑，母亲总被认为比胎儿更重要。20 世纪中叶开始，一方面因发现母亲的风疹发病率与婴儿先天异常发生率之间的关系，羊水液细胞培养技术使得有可能直接诊断胎儿缺陷；另一方面研究出安全、方便、简单的人工流产技术，人工流产的目的便更多地出于个体或社会动机的生育控制或计划生育、避免异常婴儿出生、提高人口质量。这样就与传统的伦理学观念发生了冲突，引起了较大的生命伦理学争论。争论的焦点在于：人工流产是否符合医学伦理道德？胎儿的本体地位和道德地位是什么？因此，对胎儿是否是"人"的定性，直接关系到人工流产是否是在"杀人"的道德问题。

人工流产不仅涉及胎儿及孕妇，还关系到家庭、社会、后代等。第一，当孕妇的生命和健康受到威胁时，母亲的生命权高于一切。为拯救一个现实存在的"社会人"而舍弃尚未出世的"生物体"，是一种人性化的理性选择，也符合"生命权高于生殖权"的理念。第二，生育权是每位身体健康、智力正常妇女的天然权利。人工流产虽终止了其生育过程，但只要是妇女本人的自我选择，且不损害他人或社会利益，就不能说是对妇女生育权的剥夺或侵犯。第三，人具有自然属性与社会属性，社会属性是人的本质属性，即人是社会的人。胎儿仅是一个"生物体"，是潜在的人、可能的人、正在发育的人，与现实的人有本质差别。因此，进行人工流产，不存在剥夺"人"的生命权的问题。第四，人工流产对于出生缺陷干预，实现优生，减少生育悲剧，具有非常重要的意义，于个体、家庭、社会均大有裨益。

（3）对绝育的伦理决策：绝育是用手术等医学手段使有生育能力的男性或女性永久丧失生育能力。目前推广的绝育手术主要是用切断或结扎男子的输精管和女子的输卵管，使精子与卵子不能通过接触而结合，从而达到不能生育的目的。

绝育彻底地把婚姻与生育分裂开来。不管是出于个人动机还是社会动机，只要是合理的，绝育都是不容阻止的，在伦理学上是可以接受的，甚至应该被鼓励。这里的合理动机包括个人不愿多生育，或是个人为了事业、为了疾病的治疗和预防不愿生育等。只有善良的、反映民众意愿的社会动机才是合理的。绝育技术曾被一些法西斯主义用于"改良人种"，如1933年希特勒上台不久就颁布强迫绝育的法律，又如1934年在莱茵地区对第一次世界大战后法国占领该地区时黑人士兵同德国妇女生的黑白混血儿实施强迫绝育，这都是极端不人道的行径。科学技术本无过错，但一旦被别有用心之人利用，会使其蒙上阴影。

作为生育控制的极端措施，绝育的道德问题十分敏感，因为绝育毕竟打破了人体的完整功能。一些人为了国家或社会的利益而牺牲了个人的生育自由，是对国家或社会的贡献。对遗传性疾病或智力低下者施行绝育手段，应该说是一个社会理性的、进步的表现。社会对绝育措施的实施也应遵循一定的道德准则。第一，对未成年人不得行绝育术。第二，除某些严重遗传疾病和精神疾病患者应进行义务绝育外，一般应征得本人和配偶的知情同意，自愿进行。第三，即使是自愿绝育也需要通过一定的医学或法律程序。第四，强制性绝育应当杜绝，绝不能使用。

（4）出生人口性别选择的伦理决策：严格来讲，妇女的生育权利既包括生育时间、生育数量的自决权，也包括生育性别的选择权。我国基于维护整个中华民族的利益及为了子孙后代可持续发展而实施严格的计划生育政策，致使众多育龄妇女在生育上选择余地甚少。然而，传统的文化、现实的经济条件支撑着人们生育儿子的强烈愿望。一些家庭为了达到生育特定性别孩子的目的，采取B超或其他手段进行胎儿性别鉴定，并对非期望性别的胎儿实施终止妊娠，致使我国出生人口性别比失衡现象越来越突出。

在运用B超鉴定胎儿性别及选择性人工流产中，医生往往处于"两难"的尴尬境地。如果说要尊重妇女的生育权，就必须尊重她对胎儿的知情权和留与舍的选择权，医生告知孕妇胎儿性别及按照妇女意愿施行人工流产手术，是符合医学伦理要求的。但从社会的角度看，医生的行为则是"非法的"。因为，依照我国《人口与计划生育法》第三十五条规定：严禁利用超声技术和其他技术手段进行非医学需要的胎儿性别鉴定；严禁非医学需要的选择性别的人工终止妊娠。这是伦理要求与制度规定的冲突。鉴于人工流产在我国很多地区已不再纯粹是为了控制生育数量，而是一些家庭进行生育性别选择的途径，医生应本着以国家和民族利益为重的原则，对已婚妇女的人工流产严格验证相关手续。

总之，伦理学是对道德的哲学反思，是对人类行为的规则或准则进行分析、提供论证，以解决在新的境遇中不同价值冲突引起的道德难题。对于计划生育中产生的诸多伦理道德问题，其评判标准应以尊重民众意愿与选择为参照，以不牺牲社会利益、长远利益为前提。

二、优生伦理规范与实践

优生学（eugenics）是一门专门研究人类遗传，改良遗传素质，改进人口质量，产生优秀后代的一门科学。优生学的主要理论基础是人类遗传学，它的措施涉及各种影响婚姻和生育的社会因素，如宗教法律、经济政策、道德观念、婚姻制度等。

（一）优生学的特点及内容

优生的目的在于提高人口的质量，它包括两个方面：一是积极的优生学；二是消极的优生学。积极的优生学又称正优生或演进性优生，即用分子生物学和细胞分子学的研究，修饰、改造遗传的物质，控制个体发育，使后代更加完善。积极优生学真正做到操作和变革人类自身，达到出生优秀后代的目的。积极优生的内容有：精液冻存、人工授精、体外授精、代理母亲、受精卵转移、配子输卵管移植等。消极优生学，又称为负优生或预防性优生，主要研究如何避免、防止或减少有严重遗传性和先天性疾病的个体的出生，就是说减少不良个体的出生。消极性优生的主要内容有：婚前咨询及婚前检查、孕前咨询、孕期指导、产前诊断等。消极优生学是人类最基本的、有现实价值的预防性优生学。

（二）优生学的伦理问题及实践

优生，是社会与家庭共同追求的目标。我国政府已将优生理论运用于计划生育工作领域，正在全面实施的出生缺陷干预工程即是明证。在改善人口先天素质的过程中，B超技术、选择性人工流产功不可没。但是，对病胎进行选择性淘汰，始终存在不同价值观的冲突。传统的生命神圣论认为"一切生命都是神圣不可侵犯的"，对病胎的淘汰在道德上是不可接受的。而现代生命质量论和生命价值论则强调人的存在价值和意义，病胎的存活不但不能对社会和他人承担任何义务，还要向社会和他人不断地索取，给社会和家庭造成承重负担，且其生存也是一种痛苦。因此，对胎儿进行健康检查及淘汰病胎，从生命质量和生命价值的角度考虑，在道德上是成立的。

（三）优生学研究意义

优生直接关系到人口素质的提高乃至民族的前途。智力是优生学重点关注的问题之一，人才是世界上所有资本中最宝贵的资本，国家之间的竞争说到底是人才的竞争。新技术推动了生产力的发展，现代化的生产设备对劳动者的文化素质要求越来越高，没有优秀素质的民族将落伍于时代。人们要改造客观世界，要研究太空，同时也应该改造自己，研究自身，要重视生命的生产，即生育。许多人都"望子成龙"，希望自己的子女能够成为对社会有用的、出类拔萃的人才。所以，应把优生、优育、优形、优教、优境等系列知识变为群众自身的需要，围绕遗传、环境、教育三个方面，开发培育高质量的人才。

第二节　辅助生殖技术伦理

根据世界卫生组织的相关评估，每 7 对夫妇中约有 1 对夫妇存在生殖障碍。我国近期调查研究显示，国内不孕症者占已婚夫妇人数的 10%，比 1984 年调查的 4.8% 增加一倍多，发病率呈上升趋势。我国受传宗接代观念影响，很多家庭盼子心切，使不育夫妇承受着极大的心理压力，甚至引发离异、婚外恋之类家庭及社会问题。辅助生殖技术的直接效应是使不育夫妇实现妊娠生子的愿望，由不育引发的相关问题自然会随之得到解决。

一、辅助生殖技术概述

（一）辅助生殖技术的概念

· 辅助生殖技术（Assisted Reproductive Technology，ART），是指采用医疗辅助手段使不育夫妇妊娠的技术，包括人工授精（Artificial Insemination，AI）和体外受精 - 胚胎移植（In Vitro Fertilization and Embryo Transfer，IVF-ET）及其衍生技术。试管婴儿就是使用体外受精 - 胚胎移植方法生育的婴儿。世界首例试管婴儿的诞生被誉为继心脏移植成功后 20 世纪医学界的又一奇迹，激发了全球许多国家研究这一高新技术。

（二）辅助生殖技术的内容

1. 人工授精（AI）　人工授精是指采用非性交的方式将精子递送到女性生殖道中以达到使女子受孕目的的一种辅助生殖技术。按照精子的来源，AI 可分为来自丈夫精子的夫精人工授精（AIH）和来自第三方精子的供精人工授精（AID）。按照授精部位的不同，分为阴道内人工授精(IVI)、宫颈管内人工授精(ICI)、宫腔内人工授精(IUI)和输卵管内人工授精(IFI)。实施过程依照卫生部颁布的《人类辅助生殖技术管理办法》（2001 年卫生部 14 号部长令）《卫生部关于修订人类辅助生殖技术与人类精子库相关规范、基本标准和伦理原则的通知》（卫科教发〔2003〕176 号）和《卫生部人类辅助生殖技术与人类精子库校验实施细则》（卫科教发〔2006〕44 号）等系列法规。

2. 体外受精 - 胚胎移植（IVF-ET）　体外受精 - 胚胎移植又称"试管婴儿"，是指分别将卵子与精子从人体内取出并在体外受精，发育成胚胎后，再移植回母体子宫内，以达到受孕目的的一种技术。人类体外受精 - 胚胎移植研究进行较晚，但发展迅速。1978 年世界第一例试管婴儿 Louise brown 诞生，迄今为止，全世界每年有数万名试管婴儿诞生。我国 1988 年首例试管婴儿诞生，同年首例胚胎赠送试管婴儿成功。

3. 赠卵（IVF-ET）　赠卵是指有正常生育能力的夫妇将卵子赠予不育夫妇，以助生育，称卵子赠送。一般为赠卵人的卵细胞与不育夫妇一方的丈夫的精子体外受精后，再将胚胎移植到后者女方的子宫内培育成胎儿。因此卵子赠送主要适用于女方不能产生正常卵子的情况，如原发闭经、卵巢早衰及染色体异常等。由于涉及法律问题，因此实施卵子赠送，必须严格履行各种手续，严肃对待，以免日后产生各种纠纷。

卵子赠送是 80 年代中期建立的一项辅助生育技术，其妊娠率高于自然周期和常规 IVF 周期。目前已广泛应用于临床不育症的治疗，成为缺乏正常卵子妇女获得妊娠的首选方法。这项研究的成功不仅给卵巢早衰的患者带来了福音，也给遗传病夫妇及高龄不育夫妇带来了希望。该法使经典的预防性优生学进入演进性优生学，并且证实了单纯采用外源性激素替代可以人工建立和维持妊娠，为分别研究胚胎、子宫内膜和类固醇激素相互作用建立了唯一的人类模型。

4. 代孕　代孕，是指将受精卵植入代孕妈妈子宫，由孕母替他人完成"十月怀胎，一朝分娩"的过程。我国法律对"人类辅助生殖技术"的实施做了严格的规定，这项技术只能在卫生行政部门批准的医疗机构中实施，只能以医疗为目的，并符合国家计划生育政策、伦理原则和相关法律规定。国家卫生计生委等 12 个部门联合制定方案，于 2015 年 4 月起至 12 月底在全国范围内开展打击代孕专项行动。2015 年 12 月 27 日，全国人大常委会表决通过了人口与计划生育法修正案，草案中"禁止以任何形式代孕"等规定已被删除。

公民享有生育的权利，即公民拥有生育或者不生育的自由，也有决定生育子女数量和间隔的自由。因此不孕不育者亦享有生育权，只是由于某些客观原因无法行使，而代孕技术的广泛应用可以帮助不孕不育的夫妇完整地行使这项权利。代孕是以委托人提供受精卵为前提的，没有改变生殖的结构，在这一点上和自然生殖没有区别，因此并不违背生殖的自然性。随着社会经济的快速发展，辅助生殖技术掺杂了金钱交易及买卖行为，使得单纯的医疗行为蒙上了黑暗的面纱，必须利用国家的强制措施进行规范。

二、辅助生殖技术的伦理规范与实践

辅助生殖技术就像一把双刃剑，在造福千万个家庭的同时，也带来诸多伦理问题。一方面，一些医疗机构非法或超范围从事此项技术，导致辅助生殖技术的滥用。另一方面，个别医疗机构对受孕者的标准没有严格的规范及界定，导致了未婚妈妈、代孕母亲的出现。这些都违背了国家法律的规定，也不符合人类伦理道德的要求。

1. 国家政策法规的支撑　2003 年 3 月以来，卫计委（原卫生部）组织相关专家对 2001 年出台的人类辅助生殖技术管理办法及一系列相关文件进行了修改，提高了应用相关技术的机构设置标准、人员的资质要求和技术操作的技术规范，进一步明确和细化了技术实施中的伦理原则。

新修订的《人类辅助生殖技术规范》中规定了十大禁止：禁止给不符合国家人口和计划生育法规和条例规定的夫妇和单身妇女实施人类辅助生殖技术；禁止克隆人；禁止无医学指征的性别选择；禁止实施代孕技术；禁止实施胚胎赠送；禁止实施以治疗不育为目的的人卵胞质移植及核移植技术；禁止人类与异种配子的杂交，禁止人类体内移植异种配子、合子和胚胎，禁止异种体内移植人类配子、合子和胚胎；禁止以生殖为目的对人类配子、合子和胚胎进行基因操作；禁止实施近亲间的精子和卵子结合；禁止在患者不知情和非自愿的情况下，将配子、合子和胚胎转送他人或进行科学研究；禁止开展人类嵌合体胚胎试验研究。

2. 强调知情同意及隐私权的保护　卫计委近年来出台的关于人类辅助生殖技术的几项文件更多地强调了知情同意、知情选择这一自愿原则，同时规定实施人类辅助生殖技术的技术人员必须尊重患者的隐私权。例如，有一条为对采用人类辅助生殖技术后的多胎妊娠必须实施减胎术，避免双胎，严禁三胎和三胎以上的妊娠分娩。为此，不育夫妇实施授精前，必须签订《多胎妊娠减胎术同意书》。《人类辅助生殖技术规范》及相关文件也说明，现代生殖技术必须在夫妇双方自愿同意并签署书面知情同意书后方可实施。同样，捐赠精子卵子者也需签署书面知情同意书。需进行自精冷冻保存者，也应在签署知情同意书后，方可实施自精冷冻保存。同时，卫计委要求各精子库不得采集、检测、保存和使用未签署知情同意书者的精液。

3. 供精赠卵禁止商业化 卫计委近期实施的《人类辅助生殖技术规范》及相关文件中明令禁止买卖精子和以盈利为目的的供精行为，精子库的精子不得作为商品进行商业交易。卫计委表示，精子库仅可以对供者给予必要的误工、交通和其承担的医疗风险补偿。人类精子库也只能向已经获得卫计委人类辅助生殖技术批准证书的机构提供符合国家技术规范要求的冷冻精液，不可为追求高额回报降低供精质量。

综上所述，人类辅助生殖技术的应用应遵守 7 大伦理原则：①有利于患者；②知情同意；③保密；④伦理监督；⑤保护后代；⑥严防商业化；⑦社会公益。对其实施进行伦理监督的生殖医学伦理委员会应由医学伦理学、心理学、社会学、法学、生殖医学等专家和群众代表组成。保密原则的相关规定有：为保护供精者和受者夫妇及所出生后代的权益，供者和受者夫妇应保持互盲，供者和实施人类辅助生殖技术的医务人员应保持互盲，供者和后代应保持互盲。精子库的医务人员有义务为供者、受者及其后代保密。精子库应建立严格的保密制度，确保实施，包括冷冻精液被使用时应一律用代码表示、冷冻精液的受者身份对精子库隐匿等措施。受者夫妇及实施人类辅助生殖技术机构的医务人员均无权查阅供精者的身份信息资料，供精者无权查阅受者及其后代的身份信息资料。

考点提示

辅助生殖技术的应用应遵守有利于患者、知情同意、保密、伦理监督、保护后代、严防商业化、社会公益的七大伦理原则。

第三节　性伦理

一、性伦理概述

（一）性伦理的含义

性伦理是指处理人类有关性的社会关系所应遵循的道理和规则。性伦理学是研究性道德现象及其本质和规律的一门综合学科，它既是性学的一个分支学科，又是伦理学的分支学科。它研究各种性社会关系，概括总结一定社会的性道德原则和规范，用以指导人们的性意识和性活动。性伦理学作为人文科学之一，是人类关于性道德实践的经验积淀和智慧结晶。

（二）性伦理的特点

性伦理以理论的形式反映其对性关系中道德关系和现象的思考，不随时间及空间变化而变化。在西方与中国，它的表现形式存在很多的差异。

1. 西方性伦理 在西方，人类对性道德问题的理论思考最科学、最深刻、最完善的当推马克思、恩格斯和列宁。他们虽然没有构建马克思主义性伦理学体系，但在领导工人阶级反抗剥削压迫的革命中，他们始终没有停止过对剥削阶级腐朽性道德的揭露与批判，也始终没有停止对无产阶级先进性道德的宣扬与总结。恩格斯撰写的《家庭、私有制和国家的起源》；马克思撰写的《论离婚法草案》《1844 年经济学哲学手稿》，以及给燕妮、拉法格、考茨基的多篇信札和诗文；列宁与女革命家蔡特金关于性问题的谈话，都全面阐述了马克思主义关于爱情、婚姻、家庭、两性关系、妇女解放和离婚问题的基本观点，构成了马克思主义的性道德观。应该指出的是，马克思、恩格斯创立的辩证唯物主义和历史唯物主义为研究人类两性关系及性道德问题提供了科学的世界观和方法论。从此，性伦理学的研究走上了科学的轨道，并孕育出了社会主义的性伦理学。

2. 中国性伦理　中国古代没有作为独立学科的性伦理学，但是关于两性关系的伦理研究和道德思考却自古有之。中国最早的诗歌总集《诗经》中就有许多关于爱情、婚姻和两性关系的诗篇，以文学艺术的形式表达了中国古人对性关系、性道德的理解和认识。春秋战国时期是中国道德理论的发达时期，人们对性关系和性道德的认识也有了明显的理论特征。《易·序卦》说："有天地然后有万物，有万物然后有男女，有男女然后有夫妇，有夫妇然后有父子，有父子然后有君臣，有君臣然后有上下，有上下然后礼义有所措。"

中国封建社会的性伦理观是小农经济和男性家长制的产物，它包含两个基本理论内容：其一是宣扬性神秘、性禁锢；其二是宣扬"夫为妻纲""男尊女卑"。这种以性禁锢和男女不平等为基本理论特征的封建性伦理观，造成了中国几千年的性保守、性愚昧、性落后状态，阻碍了社会的进步和妇女的解放，抑制了人性和人创造力的发挥，是应该坚决抛弃的封建糟粕。两性关系是人类最基本的社会关系和伦理关系，维系着根本的社会秩序和道德秩序。因此，性道德和性伦理作为整个封建社会伦理思想的基础而成为中国传统伦理思想中不可缺少的组成部分，并随着中国传统伦理思想系统化的发展而有了相当的理论形态。

中国现代性科学、性道德的宣传研究发生于 20 世纪初"五四"时期。一批具有民主主义或共产主义思想的知识分子，如鲁迅、陈独秀、李大钊、李达、胡适、陈望道等人在探索救国救民改造中国的社会实践中，在新文化运动的大潮中，发起了一场性道德革命。他们著书立说，发表文章，批判封建的性道德，讨伐吃人的旧礼教，宣传性知识、性科学，倡导民主、平等、科学、进步的新型性伦理观。特别是鲁迅先生，他于1909 年 8 月，在当时到处充斥着封建性道德的中国，敢于应杭州、浙江两级师范学堂之聘，登上讲台讲授生理课，传播性科学、性文明，开创中国现代性教育的先河。

中华人民共和国成立后，社会主义性伦理学逐渐形成。社会主义性伦理学对人类历史上一切有价值的性伦理成果采取了批判继承的态度，又以其特有的阶级属性、崭新的精神内质、积极的社会作用从本质上与历史上一切剥削阶级的性伦理学区分开来。社会主义性伦理学的宗旨是以科学的形态再现人类性道德，以理论思维的方式揭示性道德现象及其规律，并提炼概括出社会主义性道德原则和规范，用以指导恋爱婚姻家庭生活，引导人们的性意识、性行为健康发展。社会主义性伦理学是一种科学进步的性道德学说，它在促进婚恋家庭生活的美满和谐，促进社会成员性道德的发展完善，促进社会的安定团结和精神文明发展中具有其他学科不可替代的积极能动作用。

（三）性伦理研究的含义

对性伦理学进行研究既有理论意义，又有实践意义。其理论意义在于，性伦理学可以用科学的、理论思维的形式反映性道德现象，揭示性道德的起源、形成、发展、演变的规律及其本质、特征和社会作用，使人们从理性上把握性道德的本质，预测性道德发展的趋势，有效地发挥性道德的社会作用。其实践意义在于，性伦理学可以根据一定社会和阶级的利益，概括总结出一定社会或阶级的性道德原则和规范，用以指导社会成员的性意识、性行为，促进婚姻家庭的稳定和谐及社会的安定团结。

二、护理工作中的性伦理问题

医学模式的转变，护理发展的国际化及科学技术的进步，对护士素质提出了更高的要求。在当代护理工作中，不可避免地会面对有关性方面的问题。在这一领域中，医务人员往往处于主动的地位，所以道德问题对护理人员就变得尤为重要。分析护理工作中存在的性伦理问题，并提出解决方法是很重要的。

（一）护理工作中性伦理的表现形式

护理中涉及的性伦理问题主要表现在规范护理专业行为的性道德准则中。在护理工作中，它可以规范护理人员的性道德行为，协调护患关系，维护职业声誉，保证护理质量。护理伦理既是专业规则与法则，也是专业伦理与道德，同时也是护理人员内在价值和个人态度的体现。护理中性伦理包括了自主原则、不伤害原则、有益于他人原则和尊重原则。

（二）护理工作中的性伦理问题

1. 操作中护理人员与患者之间的性伦理问题 护理工作琐碎复杂，面对的病患因性别、年龄的不同，可能会在操作过程中出现性伦理的问题。护士若没有较高的道德修养，很容易与患者产生矛盾。如女护士给男患者进行隐私部位的治疗、男护士给临产孕妇进行接生或对女性患者进行妇科治疗等。这些既可能会违反操作规范，也可能违反伦理要求。如果护士只在乎把工作做完，而不考虑该行为对患者造成的影响，如心理上的压力等，就会影响患者的治疗效果甚至危及患者的生命。

2. 患者隐私保护的性伦理问题 隐私是指一个人不容许他人随意侵入属于个人信息控制部分的领域，是一个人对自己身体、生活、精神独处的享有。所谓隐私权是指个人私生活事项，不受非法干扰或侵犯的权利。很多临床护理工作都涉及患者的隐私，如导尿、灌肠、会阴擦洗、妇科冲洗、术前皮肤准备等。经常有护士在操作时不注意为患者遮挡，或未经患者同意就带领学习人员观摩等。这些行为严重损害了患者的自尊，侵犯了患者的权利，也是护理工作中性伦理责任缺失的典型表现。

3. 患者在治疗中被尊重的伦理问题 尊重主要是指对患者的生命、权利和人格的尊重。不同地位、个性、品质、价值观念的患者在医疗面前应人人平等。对于特殊患者群体，如性病患者、精神疾病患者等，应给予同等的治疗和护理。在护理过程中护理工作者不能同情、关心、体贴患者，尊重并满足患者正当的要求，也是护理工作中常见的一个伦理问题。

4. 慎独修养的伦理问题 慎独是极为重要的护理伦理道德规范，是指护士在个人独处的时候，仍能自觉坚持护理道德信念，恪守护理道德规范，也是护理人员从"他律"向"自律"转化的典型表现。在临床工作中，护士经常是独立工作，如夜班、中午班独自一人进行治疗护理操作，即使是白班也经常是一个人独立完成某些工作等。

最常见的性伦理责任缺失为个别护理人员不能从自身职业的角度出发，以专业的态度对待异性患者，可能出现违背性伦理道德的行为，这些都是缺乏慎独修养的表现。若有上级检查或护士长在旁监督时，护士就会注意得多。

（三）护理工作中性伦理的解决办法

从护理角度来看，解决性相关问题应遵循以下伦理规范与要求。

1. 加强对护理工作者性伦理的教育 首先，由于种种原因，护理人员在学历教育和继续医学教育中的性伦理教育十分有限，护士普遍缺乏性伦理知识。因此，及时组织学习医学伦理基础理论、医学道德规范体系等内容，进行服务意识与服务理念、人文关怀等方面的教育迫在眉睫。其次，必须建立严格的规章制度，以保证患者的性权利不受侵害，同时也保护护理人员的名誉不受损害。第三，尊重患者的性权利。性权利是基本人权之一，它的实现体现了完整的人格、人性和人生。第四，重视患者的性健康保护，保护患者的隐私。第五，积极开展性知识的普及宣传。

2. 关心、关爱护士，调动她们的工作热情 尽管护理工作神圣崇高，但护士毕竟都是有着缺点与不足的普通人。越来越多的护理管理者已经注意到运用激励机制，引导护士在平凡的工作中创造出更好的成绩。"以人为本"的管理理念也要求管理者必须关心、重视护士的职业发展，创造条件鼓励她们确定专业目标，并努力实现自我价值，进而提升其职业满意度及成就感，积累做好护理工作的内在动力，以积极、热情的态度对待患者，对待工作。

3. 强化人文理念，转变服务观念 在护士中广泛开展人性化教育，使其给患者服务时牢记"三不""四禁""五多"。"三不"即不训斥、不埋怨、不吵架。"四禁"即禁态度冷硬、禁作风推诿、禁接诊草率、禁治疗粗心。"五多"即多一点理解、多一点解释、多一点安慰、多一点温暖、多一点帮助。

4. 加强监督机制，探索新的管理方式 目前护士这一职业的社会地位不高、工作又比较辛苦，如何要求护士自觉无私奉献、发扬人道主义精神是管理者必须思考的问题。护理专业的特殊性要求其从业人员必须恪守职业道德，必须将他人的利益放在第一重要的位置。因此，必须在现有管理方法的基础上，不断探索改进，从外因、内因等多方面提高护理管理质量与水平。通过管理的导向作用，使护理人员逐步实现从"他律"到"自律"的转化，把伦理精神融入护理实践中，从而提高护理人员的性伦理道德修养，更好地维护患者的权益。

5. 提高护士素质，保护患者隐私 护士要严格要求自己，努力提高自己的综合人文素质，树立正确的职业道德观和价值观，关爱患者，自觉约束自己的行为，履行医务工作者应有的道德义务。在临床护理工作中注意患者隐私权的保护具有非常重要的伦理意义。首先，这体现了护理人员对患者权利、人格和尊严的尊重。其次，保护患者隐私是维系良好护患关系的重要保证，是取得患者信任和合作的重要条件。再次，这也是一项必要的保护性措施，可以防止意外和不良后果的发生。

6. 认真按工作流程做好，增强自己的慎独修养 护士要改变心态，要把患者健康放在第一位，提高个人道德修养及自律能力，力求让自己的每一次工作都问心无愧。

7. 满足患者的特殊需求 由于患者生理的原因，总有些特殊的需求。特别是女性患者，特殊需求比较多，如梳洗、经期卫生等。护理人员要及时满足患者的需求，并多跟患者交流，让患者拥有愉悦的心情。

（四）患者性伦理的解决办法

从患者角度来看，解决性相关问题应遵循以下伦理规范与要求。

1. 患者应积极配合诊治和护理　为了获得更好的医疗照顾，患者有义务积极配合医护人员，尽可能详细地提供病史，告诉医生治疗护理后的情况（包括药物的不良反应等），不隐瞒有关信息，否则会影响诊治和护理。在治疗和护理过程中，患者必须积极配合，才有可能达到预期的治疗和护理目标。在疾病明确以后，患者有义务在医护人员指导下对自己的治疗做出负责任的决定，有义务积极关心自己的病对自己及其他人的影响。患传染病的患者有义务了解疾病传播的途径，采取有效的行为防止疾病进一步的传播。

2. 患者应尊重医务人员的人格和劳动　患者有尊重医务人员及尊重他们劳动的义务。战胜疾病是医护人员和患者的共同目标。医护人员掌握诊治疾病、护理患者的专业知识，他们之中的许多人为了解除他人疾苦，辛勤劳动，不辞辛苦，牺牲自己的利益甚至是生命。我国的医疗卫生资源有限，医护人员相对较少，而患者却较多；疾病情况又复杂，既有大量的传染性和感染性疾患，又有大量现代生活方式带来的疾患，为诊疗护理工作带来困难；同时基层医务人员的报酬比较低，他们之中许多人安于清贫，仍然献身于崇高的医疗卫生事业。所以，医务人员应得到包括患者及其家属的尊重。

3. 遵守医院规章制度　医院的各种规章制度是为了维护正常的医疗秩序、保障医疗和护理质量而建立的一系列的有力措施。遵守医院的卫生制度、探视制度，按时交纳合理的医疗费是每一位患者应尽的义务。遵守医院规章制度既有利于患者自己健康的恢复，也是对其他患者利益的维护。

4. 维护健康，养成良好的生活习惯　现代许多疾病与人们的生活方式和生活习惯密切相关。在患病以后，患者有义务努力改变不安全的、不健康的、危险的行为（如吸烟、贪食、不锻炼、无保护的性行为等），使自己不再成为患者，尤其是不能成为"不治之患者"。患者有义务遵循医生和护士的嘱咐，积极与医务人员合作。

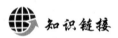 **知识链接**

防止性传播 ABC 教育

目前，世界卫生组织已提出预防艾滋病的 ABC 措施：A(Abstinence)是禁欲，主要针对未婚青少年的婚前性行为而提出的。青少年不发生婚前性行为，就不存在感染艾滋病的危险；对于出门在外的成年人而言，禁欲同样保证不会因为性行为而感染艾滋病，是最为安全的上策。B(Be faithful)是忠诚，对于已结婚的人，预防艾滋病性传播，互相忠诚的一夫一妻性关系是最为安全的选择。C (Condom)是避孕套，对于既做不到禁欲，又做不到忠诚的人，使用避孕套是预防艾滋病感染的最佳选择。

（王　虹）

课后练习

一、选择题

A₁ 型题

1. 实行计划生育，推广节育措施，应主要提倡的是（　　　）

　　A. 人工流产　　　B. 避孕　　　C. 男性绝育　　　D. 女性绝育　　　E. 堕胎术

2. **不属于**开展生殖技术应遵循的伦理原则是（　　　）

　　A. 夫妻双方自愿的原则　　　B. 互盲和保密的原则　　　C. 确保质量的原则

　　D. 商品化的原则　　　　　　E. 知情同意的原则

3. 世界上第一例试管婴儿的诞生地是（　　　）

　　A. 美国　　　B. 英国　　　C. 法国　　　D. 荷兰　　　E. 意大利

A₂ 型题

4. 1992 年底，美国纽约州的水牛城，一位 53 岁的妇女霍络尔丁为渴望孩子的儿子、儿媳做替身母亲，生下了一个小宝宝，然而，究竟这个孩子是她的儿子还是孙子？这体现了辅助生殖技术的哪种弊端（　　　）

　　A. 割裂了生育与婚姻联系　　　B. 扰乱了传统的亲属关系

　　C. 可能导致后代近亲结婚　　　D. 割裂了性的联系

　　E. 辅助生殖技术出身的孩子的一些权利不能得到保障

5. 高中学生李某，女，17 岁，孕 4 个月。独自一人来院就诊，要求实行人工流产手术，经询问得知该女生有不全流产史。此时，医护人员应重点体现哪方面的护理伦理要求（　　　）

　　A. 细致观察，突出重点　　　B. 保护女性隐私

　　C. 尊重服务对象的知情同意　　　D. 关怀体贴，做好心理护理

　　E. 技术精湛，确保安全

二、思考题

1. 简述生育控制技术的基本方法。

2. 简述辅助生殖技术研究的伦理意义。

三、案例分析

【案例资料】

　　某夫妇因女方盆腔粘连，右侧输卵管阻塞行体外受精 - 胚胎移植治疗，B 超提示"宫内三胎妊娠，胚胎均存活"。于是医务人员向患者及其亲属阐明三胎妊娠发生流产、早产、胎膜早破、胎盘早剥、前置胎盘、产后出血等妊娠期和分娩期风险的机会很高，对母体及胎儿的危害很大，建议患者行减胎术。患者夫妇拒绝，经医务人员反复劝说后仍拒行减胎术。结合本章学习内容及文献查阅，分析该案例中医务人员的伦理决策困境。

【伦理分析】

　　1. 人类开展辅助生殖技术的目的是为了解决一些家庭不孕不育的问题，但由于排卵技术的发展，大量卵子的获得使医源性多胎妊娠的机会大大增加。但多胎会对母子

的生命健康会造成极大危害。从双重效益原则出发，《人类辅助生殖技术规范》明确规定："对多胎妊娠必须实施减胎术，避免双胎，严禁三胎和三胎以上的妊娠分娩。"

2. 在实践中，不孕夫妇通常存在多年不孕的负性体验，他们通常有强烈意愿选择继续三胎妊娠。强制减胎有违患者及其家属的意愿，但如果继续三胎妊娠，孕妇要承担巨大的生育风险。本案例中面对目前辅助生殖机构对患者尚不能完全实现选择单胚胎移植的现状，医务人员仍需在技术层面努力提高减胎成功率，致力于单胚胎移植的研究及应用。

3. 辅助生殖机构的医务人员在为患者提供咨询和知情同意的时候，应积极做好健康教育。应把多胎的危险性详细、反复、耐心向患者及其家属解释清楚，也应把减胎法和减胎术的优势详细告知给患者及其家属，取得患者夫妇的信任。若患者夫妇仍然拒绝实施减胎术，他们应在《多胎妊娠减胎术同意书》上写明"不同意"，且注明"自愿承担后果并会在发生意外时及时就医"。

第十章　器官移植与护理伦理

学习目标

1.掌握　器官移植必须遵循的基本伦理原则、伦理规范；能够运用规范要求认识和解决器官移植实践中常见的伦理问题。

2.熟悉　器官移植的供体、受体方面的伦理问题。

3.了解　器官移植的发展。

案例引入

目前，我国器官移植最突出的问题是供体来源。在一次学术讨论会上一位学者提出建议：目前我国计划生育中大月份引产的胎儿，与其让其自然死亡，不如留作器官移植（特别是肾移植）的供体。有的学者指出此举不人道，应持慎重态度。于是就形成了截然不同的观点。

讨论分析：

（1）器官移植过程中供体器官是否可以商品化？

（2）你对上述案例学者们提出的观点有何看法？

解析路径导航：

（1）器官移植技术的发展涉及供体、受体及社会等层面的伦理问题。在认识器官移植专业价值的同时，结合社会价值体系理解不同层面的伦理意义，最终以器官移植伦理规范为指导讨论为什么器官不能商品化。

（2）一是从器官移植的医疗价值提出观点；二是从计划生育国策方面理解与认识该案例的伦理矛盾；三是从生命的价值层面提出观点并找到支撑依据。

器官移植，被誉为"21世纪医学之巅"，是人类攻克疾病征程中的一座丰碑。它使一个即将枯萎的生命从此鲜活，一段绚丽的人生从此延续，一个幸福的家庭得以保全，为无数不治之症患者重开了生命之门。器官移植当之无愧地成了生命的使者。然而太多错综复杂的矛盾和障碍，牵绊了它的发展。器官移植触及了世代相传的生命观念和技术应用的价值导向，陷入了技术、伦理、经济、法律、文化的争议。

第一节　器官移植历史发展

一、器官移植的含义

　　器官移植是用正常、健康的器官置换损坏且无法医治的同类器官，以治疗疾病，延续生命的一项高新技术，其目的是代偿相应器官因致命性疾病而丧失的功能。人体器官移植是指摘除某一个体具有活力的细胞、组织、器官，用手术或其他方法移植到同一个体（自体）或另一个体（异体）的相同或不同部位，从而替代已丧失功能的组织或器官，达到治疗目的的现代医疗技术。广义的器官移植包括细胞移植和组织移植，狭义的器官移植仅以器官作为移植物。由于脏器移植代表了当今器官移植的主题，所以，我们通常所说的器官移植指的是脏器移植。移植过程中，用于移植的身体部分被称为移植物，提供移植物的个体被称为供体，接受移植物的个体被称为受体。

　　作为一种现代医学高新技术，人体器官移植在临床治疗中已全面而有效地用于治疗各种器官衰竭终末期疾病，常见的移植器官包括肾、心脏、肝、胰腺、骨髓、角膜等。随着移植技术的不断发展，包括小肠、肾上腺、胸腺、睾丸、卵巢及干细胞、胎儿组织等在内的移植物也纷纷被应用于器官移植。

二、器官移植的发展与趋势

　　器官移植是人类关于自身科学的伟大成果之一。器官移植经历了幻想阶段、实验研究阶段、临床实践阶段后进入现代器官移植阶段。目前，人体器官移植已由单一器官移植向多器官联合移植发展，为患者提供治愈和康复的机会，展现了巨大的临床应用前景。

（一）器官移植的历史发展

　　1. 幻想阶段　器官移植作为 20 世纪人类医学史上重大发明之一，其思想萌芽早在远古时代就已出现，各国的古代神话都有相关记载。我国公元前 5 世纪，神医扁鹊为两人互换心脏以治病的记载，为人类历史上记载器官移植最古老的文献。1987 年美国华盛顿召开的国际环孢素学术会议以扁鹊像为会徽，以纪念这位神医。1495 年，欧洲的油画中描述了圣柯迈斯和圣达明两位医圣为患者移植肢体的故事。这些都应归为器官移植的幻想阶段。

　　2. 实验阶段　随着十八九世纪近代实验科学的产生，器官移植技术也取得了突飞猛进的进展。外科史关于器官移植最正式的记载是希腊医学教科书中提及的公元 1 世纪印度外科医生苏斯鲁塔采用自体皮肤移植的鼻再造成形术，后被称为印度移植法。18 世纪以来，陆续有零星动物器官移植的实验记录，如鸡睾丸自体移植、小羚羊异体角膜移植等。19 世纪开始游离皮肤、肌腱、神经、软骨、肾上腺等移植，但因不吻合血管，从技术上看属于种植。1902 年维也纳外科医生龙尔门用套接血管法施行自体和异体肾移植，他将一条狗的肾摘除后移植到它的颈部，可谓是首例真正的器官异位移植，具有划时代的意义。

3. **临床实践阶段**　真正具有现代意义的器官移植技术，始于法国外科医生卡雷尔。1902 年卡雷尔首次报告了"三线缝合法"，即将欲缝合的两条血管的末端反折，用特制的极细的针和丝线缝合，使血管内壁光滑，血流不受影响。该法极大地提高了血管缝合的成功率，开创了现代人体器官移植历史的新纪元。世界上第一例成功的肾移植是 1954 年由美国外科医生默里和梅瑞尔在一对同卵双胞胎兄弟罗纳德和理查德之间进行的，术后理查德存活 8 年多。此后，现代人体器官移植技术进入了高速发展的时期。

4. **临床发展阶段**　1963 年，美国医生斯塔泽尔进行了首例肝脏移植。同年，哈迪进行了首例肺移植，但由于支气管吻合口不愈合，直到 20 世纪 80 年代才取得突破性进展。1967 年，美国医生沙姆伟在《美国医学会杂志》上首次介绍了心脏移植吻合技术的实验研究，之后不到 1 个月时间，南非医生巴纳德便成功地实施了世界上第一例人体心脏移植手术，震惊了医学界。与此同时，现代人体器官移植的另外一个重要突破，短期低温保存移植物也获得成功。1967 年和 1969 年美国的贝尔泽和柯林斯分别创制出灌洗技术和细胞内液型溶液降温保存的方法，解决了移植物的保存问题。1983 年医生斯塔泽尔进行了首例临床多器官联合移植，标志多器官移植和器官联合移植开始在临床中应用。

5. **我国器官移植的发展**　我国人体器官移植开始于 20 世纪 60 年代。1960 年著名泌尿外科专家吴阶平教授开展了第一例同种异体肾移植。70 年代器官移植在中国正式展开。1972 年，广东中山医学院梅桦教授实施了首例活体肾移植；1977 年，上海瑞金医院林言箴教授实施了首例原位肝移植；1978 年，上海瑞金医院张世泽教授实施 2 例心脏移植；1979 年，北京结核病研究所辛育龄教授开展了首例肺移植。到目前为止，我国已开展了 28 种以上的人体器官移植，其总量居世界第 2 位。国际上能够开展的人体器官移植手术在我国几乎都能实施，有些还达到了世界先进水平。尽管器官移植已成为终末期器官衰竭患者的常规治疗手段，但由于器官的特殊地位和作用，器官移植引发了巨大的伦理争议。

（二）器官移植发展趋势

1. 为减少免疫排斥反应，器官移植重要的前提之一就是阐明抑制免疫机制，研究器官组织相容性，开发新的免疫抑制技术。

2. 20 世纪 70 年代环孢霉素在临床上的应用，对器官移植影响很大。它可以明显抑制参与排斥反应的机体免疫细胞，保护移植脏器。随着环孢霉素在临床上的广泛应用，同种器官移植取得了划时代的进步。

3. 目前，科学家们利用现代基因工程技术，以转基因动物的脏器作为供体器官移植给人。供体器官血管内皮细胞上所表达的基因，可抑制人体补体的激活，从而保障移植器官不被排斥。目前所进行的转基因动物实验研究，主要集中在带入人体的某个或数个补体调节蛋白基因。

第二节　器官移植伦理问题

器官移植并不是简单地将供体器官移植至受体身躯的简单过程，而是一个复杂的医学和社会伦理学的实践过程。器官移植是一把"双刃剑"，在推动医学发展和进步、给患者带来福音的同时，也使得这一医学技术运用的科学价值、社会价值和道德伦理

我国自 1960 年著名泌尿外科专家吴阶平教授开展第 1 例同种异体肾移植以来，目前人体器官移植技术已达到世界先进水平。

价值失衡。要使器官移植更有效地为人类健康服务，就必须充分考虑与器官移植有关的伦理道德问题。

一、器官移植供体方面的伦理问题

器官移植的成功以合适的供体器官为重要保障。目前不管是我国还是国外，供体器官数量都远远不能满足器官移植的发展，供体器官来源不足已经成为影响和阻碍器官移植开展的最大难题。

（一）供体来源

1. 活体供体　活体器官捐献是指活的供体将身体某一成双器官中的一个（如肾、睾丸）或某一器官的一部分（如肝脏）捐献出来供器官移植。

2. 尸体供体　尸体器官是指从死者的遗体摘取的器官，是目前器官移植的主要供体，占移植器官总数的97%以上。未来尸体器官将仍然是器官移植的主要来源。

3. 异种器官　异种器官是从动物身上采集人类所需的器官用于器官移植。

4. 胎儿供体　指利用不能成活和属淘汰的活胎或死胎作为器官供体，可为细胞移植提供胚胎组织。

（二）供体来源涉及的伦理问题

1. 活体供体　近年来，活体来源器官移植在我国已经逐步开展。活体器官捐献要绝对自愿，这意味着供者是在没有任何威逼利诱情景下知情并做出同意的承诺，其原则是不危及活体供者的生命和健康。许多国家的医疗法规明确禁止非一级、二级亲属关系间的活体捐赠，同时禁止迫于贫困或其他压力下的"自愿"捐献。活体供体在伦理学上存在的问题主要有：对于一个健康的个体有可能造成死亡或出现严重并发症；活体供体常存在成人器官移植给小儿，或者高龄供体的器官移植给中青年患者，这些移植器官的远期功能能否满足患者的需要是目前医学家尚无法回答的问题；受体家庭对于供体实行经济补偿及合理性问题。不同的国家、不同领域的专家对这些问题的看法分歧颇大，有待于进一步探讨。

2. 尸体供体　在我国人们对尸体供体的伦理问题主要是受旧的习俗、传统伦理观念的影响。受封建传统观念影响，所谓"身体发肤，受之父母，不敢毁伤，孝之始也"，在很多地方尤其在农村，谈论死后之事被认为是不吉利的，捐献死者器官被认为是不孝不义之举。因此，死后愿意捐献遗体（或器官）的人和同意捐献亲人遗体或器官的人是很少的。就来源看，尸体器官主要来自死刑犯。由于器官来源的缺乏，死刑犯尸体器官一度成为我国移植手术获取器官的主要途径，直到2015年1月1日才全面停止。

3. 人造器官　人造器官由于其固有的缺陷，暂时还难以解决根本问题。随着免疫学及显微外科学的发展，供体采集途径有异种器官供体、克隆器官供体、人工器官、干细胞移植等。而这些采集方式刚一问世，无一例外地都会在伦理学上引发激烈而长久的讨论。

4. 胎儿供体　指利用不能成活和属淘汰的活胎或死胎作为器官供体。胎儿供体也引发了一系列伦理问题，包括胎儿的生存权利、淘汰性胎儿标准、胎儿死亡鉴定及其

考点提示

目前，器官移植供体来源有活体供体、尸体供体、异种器官和胎儿供体，但因涉及诸多伦理问题，供体来源是影响和阻碍器官移植开展的最大难题。

处置权限等，以及可能出现的胎儿器官、组织和细胞商品化。

二、器官移植受体方面的伦理问题

人体器官是一种稀有的卫生资源，是不可能按需分配的，这就是医生在进行器官分配（受体选择）时面临的重要伦理问题。对于稀有、紧缺的供体器官，做到合理选择器官移植的受体非常重要。但在医疗实践中，所有的受体都希望得到活体或尸体器官，从而使自己能够存活并提高生活质量。面对这个难题，大多数国家的移植中心在选择标准时，是按医学标准、个人能力、社会价值的次序排列的。当然，这种排列不是绝对的，还要具体情况具体分析。

（一）受体选择标准

1. 医学标准 即由医务人员根据医学发展的水平和技能作为判断标准。主要从移植的迫切程度上来考虑，如适应证、禁忌证、组织相容性、成功率等，目前主要是看受体器官是否已经衰竭。理论上来说，即使是所有器官都已经衰竭，受体也应该有同等机会接受器官移植，但就目前的情况来看这是难以做到的。如果利用血缘亲疏、引起并发症可能性的大小及康复能力的强弱等理由来筛选，可以排除一些患者，但问题是医生在面临条件相同的患者时又该如何选择。

2. 社会标准 即根据有关社会因素加以选择。例如，年龄。在病情相同的情况下，年龄小者优先于年龄长者接受移植。但对具体界限还要进一步分析，若是一个婴儿与一个青壮年，这一标准又应如何考虑？其他如对社会贡献的大小、个人的能力、患者配合治疗的能力、经济支付能力、社会能力等，都可以进行客观的判断与选择。

3. 我国器官移植的受体选择 我国器官移植的受体选择一般是由各医院掌握，主要依据适应证、禁忌证、支付医疗费用的能力、排队顺序等。

4. 美国器官移植受体选择 美国伦理委员会制定了合理分配卫生资源的若干准则，可以作为受体选择及器官分配的参考。①照顾性原则：即照顾患者过去的社会贡献；②前瞻性原则：即考虑患者未来对社会的作用；③家庭角色原则：即重视患者在家庭中的地位；④科研价值原则：即有科研价值者优于一般患者；⑤余年寿命原则：即考虑患者生命再生期的长短及质量。⑥中性原则：即广泛被采用的排队原则。这些原则均体现了一定的公平性。

（二）受体选择风险收益

对受体而言，无论移植的是活体器官，还是尸体器官或转基因器官，都有不同程度的风险。统计显示，活体与尸体供体单侧肺移植的存活率相当，即存活半年的为76%，存活一年的为65%，存活3年的为53%，存活3年以上的为50%，有的能存活6年以上。由于移植肺不能完全满足其功能代偿的需要，所以不管是活体肺还是尸体肺都给受体带来一定的风险。尽管有一定的风险，但受者还是受益较多的，特别对活体器官如肺、肝、肾等的移植，可以减少因等待供给不足的尸体器官而死亡的人数。近年来活体器官的应用数量增加，这将为受体提供更多的肺、肝、肾等的移植机会，同时也减轻了由供体器官短缺所带来的压力。活体的肺、肝、肾等的移植更容易进行，由于局部缺血的时间短，是受体最佳的选择。据美国研究人员报道，他们进行肝脏移植时使用了基因疗法，即对供体肝脏进行一次基因疗法处理，能使接受肝脏移植的患者的免疫系统在无须受到进一步免疫抑制的情况下接受移植的器官。

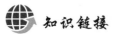 **知识链接**

大约在公元前 600 年，古印度的外科医生就用从患者本人手臂上取下的皮肤来重整鼻子。这种植皮术实际上是一种自体组织移植技术，它及此后的异体组织移植术成为如今器官移植的雏形。

第三节　器官移植伦理原则与实践

一、WHO 制定人体器官移植指导原则

人体器官移植始于 20 世纪，是从死者或活体捐献人身上获取器官，通过外科手术移植给患者或生命垂危者，是在第二次世界大战以后发展起来的。在过去 50 年里，人体器官、组织和细胞的移植已成为全球的做法，它延长了成千上万人的生命，并极大提高了他们的生活质量。

随着医疗技术的进步，特别是在器官和组织排异方面的进步，器官移植越来越成熟。尽管近年来尸体器官捐献数量大幅度增加，同时活体捐献也越来越多，但是需求还是超过供给。可用器官的短缺，不仅促使很多国家建立程序和体系来提高供给，同时也刺激了人体器官的商业买卖，尤其是与器官接受人无亲属关系的活体捐献器官。而且，国际通讯和旅行的便捷，使很多患者到国外的医疗中心接受移植。这些中心利用广告宣传他们在器官移植上具备的能力，他们一次性收取一切费用，同时提供器官。此类商业行为很可能涉及违法行为。

2008 年 5 月，世界卫生组织执委会第 123 届会议上讨论了人体细胞组织和器官移植问题，形成了世界卫生组织人体细胞、组织和器官移植指导原则（草案），共包括 11 项指导原则，旨在为以治疗为目的人体细胞、组织和器官的获得和移植，提供一个有序、可接受的并且符合伦理标准的框架。同时提出，只有在符合 11 项指导原则的情况下，才可以移植为目的，从死者或活体身上摘取细胞、组织和器官。

（一）WHO 制定人体器官移植指导原则

1. 细胞、组织和器官如果已得到符合法律规定的任何同意意见，以及没有理由相信死者生前反对这种摘取，可以从尸体或者活体身上摘取用于移植。

2. 确定潜在捐献人死亡的医生，不应直接参与从捐献人身上摘取细胞、组织或器官，或参与随后的移植步骤；这些医生也不应负责照料此捐献人的细胞、组织和器官的任何预期接受人。

3. 死者的捐献应显现出其最大的治疗潜力，但成年活人可在国内法律允许的范围内捐献器官。活体捐献人一般应与接受人在基因、法律或情感上有关系。活体捐献在以下情况下才可接受：捐献人知情并获得其自愿同意，已保证对捐献人的专业照料和完善组织后续步骤，并已审慎执行和监督捐献人选择标准。应以完整和可理解的方式告知活体捐献人，其捐献可能存在的危险、捐献的益处和后果；捐献人应在法律上有资格和能力权衡这些信息；捐献人应自愿行动，不受任何不正当的影响和强迫。

4. 除了在国家法律允许范围内的少数例外情况，不可出于移植目的从未成年活人身上摘取任何细胞、组织或器官。应当具备保护未成年人的具体措施，在任何可能情况下都应在捐献前获得未成年人的同意。对未成年人适用的内容也同样适用于没有法定能力者。规定整体上禁止以移植为目的摘取法定未成年人的细胞、组织或器官。

5. 细胞、组织和器官应仅可自由捐献，不得伴有任何金钱支付或其他货币价值的报酬。购买或提出购买供移植的细胞、组织或器官，或者由活人或死者近亲出售，都应予以禁止。禁止出售或购买细胞、组织和器官不排除补偿捐献人产生的合理和可证实的费用，包括收入损失，或支付获取、处理、保存和提供用于移植的人体细胞、组织或器官的费用。为细胞、组织和器官付款很可能会不公平地利用最贫穷的和最脆弱的群体，破坏无私捐献，并导致牟取暴利和贩卖人口。此类付款表达的理念是有些人缺乏尊严，并只是被人利用的对象。阻止人体材料交易的同时，该原则旨在肯定捐献人体材料以拯救和增强生命的特殊意义。尽管如此，该原则允许按惯例象征性地向捐献人表示感谢的情况，这种情况不能用货币价值衡量。国家法律应保证任何赠予或奖励均不是实际意义上对所捐献细胞、组织或器官变相的付款行为。对上述各方的金钱回报应予以禁止。该原则允许补偿捐献费用（包括医疗支出和活体捐献人的收入损失），以免打击捐献的积极性。只要人体及其器官不成为财务收益的来源，支付获取供移植的人体细胞、组织产品和器官并保证其安全、质量和功效的合法费用也得到接受，包含捐献人除此之外无法负担的基本项目如医疗保健或健康保险金的激励措施，卫计委应鼓励以接受人的需要和社会公益为动力的捐献。任何鼓励捐献的措施应尊重捐献人的尊严并培养对无私捐献细胞、组织和器官的社会认可。

6. 可依据国内法规，通过广告或公开呼吁的方法鼓励人体细胞、组织或器官的无私捐献。应禁止登广告征求细胞、组织或器官并企图为捐献细胞、组织或器官的个人提供或寻求付款，或在个人死亡情况下，为其近亲提供或寻求付款。参与对此类个人或第三方付款的中间行为也应予以禁止。在不破坏器官分配的法定系统的情况下，该原则不影响鼓励人体细胞、组织或器官无私捐献的一般广告或公开呼吁。相反，该原则旨在禁止对细胞、组织或器官的商业性征求，这种商业性征求包括为细胞、组织或器官向个人、死者近亲或其他拥有者（如殡仪员）付款。该原则的对象既包括直接的购买者，也包括代理商和其他中间人。

7. 如果用于移植的细胞、组织或器官是通过剥削或强迫，或向捐献人或死者近亲付款获得的，医生和其他卫生专业人员应不履行移植程序，健康保险机构和其他支付者应不承担这一程序的费用。

8. 应禁止所有参与细胞、组织或器官获取和移植程序的卫生保健机构和专业人员接受超过所提供服务的正当费用额度的任何额外款项。该条款加强了指导原则五和七的规定，禁止在细胞、组织和器官的获取和移植中牟取利益。卫计委应监测移植服务收取的费用以保证没有变相对细胞、组织或器官本身收费。所有参与的个人和机构应对移植服务的所有费用负责任。医疗或其他卫生保健执业医生在不确定某笔费用是否正当的情况下，应在提出或征收该笔费用前寻求相关发证部门或惩戒机关的意见，就类似服务收取的费用可用作参考。

9. 器官、细胞和组织的分配应在临床标准和伦理准则的指导下进行，而不是出于钱财或其他考虑。由适当人员组成的委员会规定分配原则，该原则应该公平、对外有正当理由并且透明。该条款主要是指在捐献率不能满足临床需求的地方，分配标准应在国家或次区域层面由包括相关医学专科专家、生物伦理学专家和公共卫生专家组成的委员会界定。这种多学科的组成方式十分重要，确保分配活动不仅考虑到了医疗因素，同时也顾及了社区价值和普遍伦理准则。分配细胞、组织和器官的标准应符合人权，特别是不应以接受人的性别、种族、宗教或经济状况为基准。该原则意味着，移植和后续费用，包括适用的免疫抑制治疗，应使所有的相关患者能够承受得起。也就是说，任何接受人都不会仅仅因为钱财原因被排除在外。透明的概念不只针对分配过程，它在移植所有方面都起中心作用。

10. 高质量、安全和功效好的操作程序对捐献人和接受人同样极为重要。对活体捐献人和接受人双方都应进行细胞、组织和器官捐献和移植的长期效果评估，以记录带来的好处和造成的伤害。移植用人体细胞、组织和器官属于具有特殊性质的卫生产品，其安全、功效和质量水平必须不断加以维护并做到最大化。这需要有高质量的系统加以实施，包括可追踪机制和防范机制，对不良事件和不良反应予以报告，这对国内和输出的人体产品都应如此。要使细胞、组织和器官移植的效果达到最佳，需要具有一个以规则为基础的程序，该程序贯穿从捐献人选择到长期随访过程中的临床干预和间接体内法步骤。在国家卫计委的监督下，移植规划应监测捐献人和接受人，以确保他们获得适宜的保健，包括监测负责其保健的移植队伍方面的信息。评价长期风险和获益方面的信息，对于获得同意的过程和充分平衡捐献人及接受人的利益都极为重要。对捐献人和接受人带来的益处一定要大于捐献和移植引起的相关风险。在临床上没有治疗希望的情况下，不可允许捐献人进行捐献。鼓励捐献和移植规划参与国家和（或）国际移植登记。任何捐献或移植的不利后果及所有偏离可接受程序从而可能导致接受人或捐献人面临更高风险的状况均应向卫计委做出报告，并由后者做出分析。

11. 组织和实施捐献和移植活动及捐献和移植的临床后果，必须透明并可随时接受调查，同时保证始终保护捐献人和接受人的匿名身份及隐私。本条款可以概括为维持公众获得关于过程的定期更新的综合数据，特别是关于分配、移植活动及接受人和活体捐献人结果的数据，也包括关于组织、预算和资金供应的数据。遵守指导原则十所确立的可追踪性的同时防止公众获得可确认捐献个体或接受人身份的信息，这与本原则所规定的透明并不冲突。本原则的目标是，不仅要把学术研究和政府监督的数据可获得性最大化，也要确认风险并促进对其进行纠正，以尽量减少对捐献人或接受人带来的伤害。

（二）人体器官移植的国际伦理准则

1. 活体器官移植的准则

（1）只有在找不到合适的尸体捐赠者或有血缘关系的捐赠者时，才可接受无血缘关系者的捐赠。

（2）非牟利和自愿原则。接受者及相关医生应确认捐赠者出于利他的动机，不是为图利，捐赠者完全出于自愿签订"知情同意书"；不能为了个人的利益而向没有血缘关系者恳求或利诱其捐赠出脏器；接受者本人或其亲属、支持捐赠的机构，不可付钱给捐赠者，以免误导人们认为器官是可以买卖的；不过补偿捐赠者在手术与住院期间因无法工作所造成的损失与其他有关捐赠的开支是可以的。

（3）保证捐赠者权益原则。要保证捐赠者捐出器官后发生任何问题均会给予援助；捐赠者应已达法定年龄。

（4）必须符合医学、伦理学的相关标准。活体无血缘关系之捐赠者应与有血缘关系之捐赠者一样，都应符合伦理、医学与心理方面的捐赠标准。

（5）捐赠者与接受者的诊断和手术必须在有经验的医院中施行。

2. 分配尸体器官的准则

（1）最优化原则。所捐赠的器官必须尽可能予以最佳的利用，应依据医学与免疫学的标准将器官给予最适合移植的患者；绝不可以浪费可供使用的器官。

（2）公正分配原则。应成立区域性或全国性的器官分配网，做公平合适的分配；分配器官必须经由国家或地区的器官分配网安排；分配器官的优先顺序，不能受政治、礼物、特别给付或对某团体偏爱的影响。

（3）参与器官移植的外科与内科医生不应在本地、本国或国际上从事宣传。

（4）从事移植的外科医生和小组其他成员不可以直接或间接地从事买卖器官或任何使自己及所属医院获益的行为。

（5）回避原则。宣布死亡的医生不得参与器官的摘除和移植。

二、器官移植必须遵循的基本伦理原则

器官移植过程中，应遵循基本伦理原则。临床移植护理的目的是对器官移植患者提供有效的移植护理措施。通过护理人员对器官移植患者严密的监测、有效护理干预，帮助患者度过移植的危险期，并指导患者康复的方法及事项，保证移植物的存活，提高患者移植存活率与生命质量。

1. 人道主义和功利主义相结合原则　在器官移植中始终坚持人道主义和功利主义相结合的原则；从事器官移植的临床医生应把恢复患者的健康作为首要的目的；开展科学研究，推动医学发展应是第二位的，还应注重辩证统一地分析问题，解决问题。

2. 选择受体原则　严格遵守医学标准审核选择受体。选择受体的医学标准是：器官功能衰竭又无其他办法可以治疗，短期内不进行器官移植则可能死亡；受体健康状况相对较好，机体的心理状态和整体功能好，对移植手术的耐受性强；于供体器官的组织相容性最佳，移植成功的把握最大。受体选择的参考项目有社会价值、家庭的地位及作用、经济支付能力、医疗资源的公正分配。

3. 坚持知情同意原则　知情同意强调自愿捐献，这是器官移植供体的主要来源，也是器官移植首要基本伦理原则。为保证器官来源的合法性从器官分配的合法性、公正性，应加强人体器官捐献者的知情权和同意权，并确定其拥有了解器官移植的可行性、了解手术的过程和撤销捐献人体器官的权利。对尸体器官捐赠者，坚持亲属知情同意、医务人员准确无误地判断死亡后摘取器官，并且抢救人员不参加移植手术。

4. 公正分配卫生资源原则　目前器官移植存在严重的供需失衡。全国可供移植的器官只能满足 10%～20% 患者的需要，多数患者处于苦苦等待之中，不少患者在漫长的等待中死亡。对器官分配，应坚持医学标准和参照社会价值标准，尽量做到公正分配，并且使器官得到最佳利用。同时，鼓励合法器官捐赠，可以扩大器官来源，推动器官移植医学的进步，从而挽救更多人的生命。

5. 严禁器官商品化原则　器官移植立法是人类文明进步的标志，器官移植是人类的一种自愿互救行为，体现了高尚的人道主义精神。人体器官不是法律上的商品，不具有财产性，不能交易，买卖人体器官构成犯罪的，应依法追究其刑事责任。医务人员坚决不参加任何形式的涉及器官移植的商业性活动，以履行医务人员对供者、受者和社会的责任，从而减少器官移植引发的道德问题和难题。我们应进一步规范器官移植行为，严格规定器官捐赠对象，禁止买卖器官行为，鼓励个人生后捐献人体器官。捐献人体器官实行自愿、无偿的原则，禁止以任何方式买卖人体器官，患者不得以任何方式有偿获取人体器官，但应当支付移植手术所需的正常医疗费用，保障医学事业的健康持续发展。

6. 保密原则　从事人体器官移植的医务人员应当对人体器官捐献者、接受人和申请人体器官移植手术的患者的个人资料保密，不得随意将其作为宣传对象。

7. 效用原则　器官移植供体缺乏的现实，使效用原则成为器官移植的必要原则，任何导致有限器官供体的浪费行为和做法都是不道德的。国际移植学会发布的关于活体和尸体器官分配的伦理准则中强调如何保障器官的有效利用。

8. 生命价值原则　生命价值原则包含尊重生命和尊重生命价值两方面，为生命的神圣性和生命质量的统一。在活体器官移植中，这一原则的中心意思是要求人们尊重受体生命的神圣性，还要求考虑受体术后的生存时限及生活质量。这一原则要求严格掌握选择供、受体和移植手术适应证的标准，不做弊大于利的手术。

9. 供受双方健康利益至上的原则　首先器官移植必须对患者有利，针对受体的所有治疗方案，不能给供受双方带来更大的伤害。医务人员一定认真选择适应证，选择所移植器官的合适规格和质量，组织得力的手术人员，选择最佳手术方案，做好手术前的一切准备。同时，对术后抗排斥、抗感染等治疗和护理措施均应有详细的方案，确保供受双方伤害最小。

三、器官移植的护理伦理规范与实践

　　器官移植由于手术费及后续治疗费昂贵，患者心理负担较重，住院周期较长，对护理人员提出了很高的伦理规范与护理实践的要求。

1. **以人为本，以患者为中心**　要把患者放在首位，努力树立"一切为了患者，为了患者的一切"的理念，做到时刻把患者放在心中，视患者为亲人。弘扬高尚医德医风，全心全意为患者服务，永远保持护理人员白衣天使的圣洁形象。

2. **尊重患者尊严，平等对待患者**　器官移植患者的社会地位、经济条件各不相同。不管患者社会地位高低、经济条件好坏，护理人员都应对他们一视同仁。应做到不歧视任何一位患者，维护每一位患者的尊严，让每一位患者享受平等的权利，给予每一位患者热情周到的护理服务，为患者排忧解难。

3. **廉洁奉公，维护患者的利益**　器官移植手术费用昂贵，部分患者支付不起手术费用，靠贷款甚至变卖房产来进行器官移植手术，经济压力很大。护理人员应廉洁奉公，站在患者的角度，为患者精打细算，尽量节约开支，维护患者的利益。

4. **细心体贴，满足患者的心理需要**　器官移植患者大多心理负担较重，容易产生敏感、忧虑、怀疑、紧张等心理反应。护理人员应定期与患者个别交谈，富有同情心，善于倾听，了解患者真实的心态。在交谈的基础上，向患者简要介绍目前的治疗现状和愈后情况，特别强调保持良好的心理状态对身体恢复的重要性，不在患者面前谈论病情的严重性和治疗费用问题。保持病房安静，适当播放一些舒缓明快的音乐，帮助患者克服不良心理反应，调节患者的心态。

5. **任劳任怨，真诚奉献**　器官移植由于手术难度系数大，术后存在不确定性的风险，患者恢复较慢，恢复周期长，甚至可能出现排异反应，术后病情恶化等。所以，护理工作难度大，还可能遇到患者不配合的情况。因此，护理人员应具备任劳任怨，真诚奉献的品质，在工作中不求名、不图利，坚守岗位，努力奉献。

6. **与其他医务人员团结合作，协同一致**　在器官移植手术和护理过程中，医护之间，护际之间，护理工作者与各科室之间应团结合作，协同一致。由于器官移植手术和护理涉及临床医学和护理工作的方方面面，对于患者来说，其诊疗护理过程是需要各方面协作的过程。医护人员必须树立整体观念，以患者的利益和健康为重，科室间要通力协作，密切配合，优势互补。

7. **刻苦学习，不断更新知识**　1962 年美国 J.E. 默里第一次进行人体肾移植获得长期存活，器官移植作为医疗手段成为现实。近半个世纪过去，器官移植不但涉及肾、心、肝、胰、肺脏器移植的许多知识，还涉及体外循环装置等监护系统的应用和各种先进医疗设备的使用，这些都使器官移植护理的内容和范围不断扩大。这就需要护理人员具有合理的知识结构和丰富的知识面，只有加强学习，使自己的知识不断更新，才能适应器官移植护理工作的发展和需要。只有掌握了丰富的器官移植护理知识、护理操作技术和器官移植护理伦理知识，才能出色地完成器官移植护理任务。

8. **维护供者与受者利益**　目前，我国内尚无器官移植的标准，参与移植小组的成员对供者、受者和进行器官分配时必须要有高度负责的精神。对活体捐赠者，坚持在符合标准、无任何压力、明确利弊和出于利他动机的情况下摘取器官，并尽量避免或减少并发症。对接受者，坚持医疗动机是为了接受者的利益，并尽量争取移植手术的成功。同时，护理人员应做好器官移植手术的护理，保证器官移植手术的成功。

重点·考点·笔记

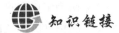 知识链接

我国器官移植的分配原则

2013年8月13日，国家卫计委公布《人体捐献器官获取与分配管理规定（试行）》。该《规定》指出，自9月1日起捐献器官必须通过器官分配系统进行分配。任何机构、组织和个人不得在器官分配系统外擅自分配捐献器官。规定指出，省级卫生（卫生计生）行政部门必须在国家卫生计生委的统一领导下，成立一个或多个由人体器官移植外科医生、神经内外科医生、重症医学科医生及护士等组成的人体器官获取组织（Organ Procurement Organizations，以下简称OPO）。捐献器官的获取工作必须由OPO按照中国心脏死亡器官捐献分类标准实施。

（王爱君）

课后练习

一、选择题

A_1 型题

1. 我国提出通过哪种途径获得供体移植器官（　　　）

  A. 互换器官　　B. 自愿捐献　　C. 强行摘取　　D. 器官买卖　　E. 以上均可

2. 器官移植的最主要来源是（　　　）

  A. 活体供体　　B. 胎儿供体　　C. 人造供体　　D. 尸体供体　　E. 自体供体

3. 器官移植中最重要的基本原则是（　　　）

  A. 认真负责　　B. 技术精湛　　C. 知情同意　　D. 公平公正　　E. 效用第一

4. 选择器官移植受者的首位标准是（　　　）

  A. 受者在家庭中的地位　　B. 受者过去的成就　　C. 受者未来可能的贡献

  D. 移植的禁忌证与适应证　　E. 受者的经济来源

A_2 型题

5. 某大医院眼科医生第二天要为一位患者做角膜移植手术，当天晚上发现准备的角膜不见了。若患者第二天做不了手术，将有完全失明的危险，于是该医生到医院太平间偷偷摘取了一位刚刚死亡患者的角膜。第二天，手术很成功。但不久，死亡患者家属状告了该医生。关于这起案件，下列哪些说法是**错误**的（　　　）

  A. 该医生没有征得死亡患者家属同意，自行摘走角膜，违反了知情同意权

  B. 该医生为了抢救患者才摘走角膜，他的做法没有错误

  C. 该患者已死亡，不用征求家属的同意

  D. 医生有自主权摘走角膜，但最好跟家属商量一下

  E. 该医生没有请示上级同意，但不用和家属商量

二、思考题

1. 简述器官移植的伦理原则有哪些？
2. 试述器官移植遵循的伦理规范。

三、案例分析

【案例资料】

家境贫寒，处于社会底层、生活处境极其艰难的宋某，为了给父母治病，改善家人的生活状况，在网络上刊登广告，出卖自己的肾脏。等待肾移植的患者王某，为了寻找配型成功的合适肾源已苦苦煎熬近 12 个月的时间。但医生告诉他，其所剩时间无几，暂时仍无法确定何时能找到合适的肾源。为了获得一线希望，王某通过网络找到配型成功的宋某，并支付其近 8 万元的经济补偿，购买了宋某的一个肾脏。宋某虽然被摘取了一个肾脏，但没有严重影响其日常生活，同时还用卖肾换来的 8 万元给父母支付了医疗费用，改善了生活质量。

1. 作为肾脏拥有者宋某，在未伤害他人情况下，是否有权卖自己的肾脏以获取利益？
2. 允许器官在市场中自由买卖是否可以有效缓解人体器官供需不平衡的矛盾？

【伦理分析】

1. 该案例中作为肾脏的拥有者宋某，在未伤害他人的情况下，没有权利卖掉自己的肾脏以获取利益。因为器官移植是人类的一种自愿互救行为，体现了高尚的人道主义精神。人体器官不是法律上的商品，不具有财产性，不能交易。在中国，《人体器官移植技术临床应用管理暂行规定》（2006）及《人体器官移植条例》（2007）明确提出人体器官不得买卖，器官捐献应当遵循自愿、无偿的原则。活体器官接受者与活体器官捐献者之间仅限于夫妻关系、直系血亲和三代以内旁系血亲。

2. 该案例中允许器官在市场中自由买卖不能有效缓解人体器官供需不平衡。我国目前器官移植存在严重的供需失衡。全国可供移植的器官只能满足 10%～20%患者的需要，即使允许器官在市场中自由买卖也不能有效缓解人体器官供需不平衡。对器官分配，应坚持医学标准和参照社会价值标准，尽量做到公正分配，并且使器官得到最佳利用。同时，鼓励合法器官捐赠，可以扩大器官来源，推动器官移植医学的进步，从而挽救更多患者的生命。

四、实践活动

1. 活动方式 组织器官移植护理伦理规范与实践研讨活动，就器官移植工作中伦理不良现象及器官移植护理伦理规范与实践展开讨论。

2. 活动目标 加深学生对器官移植护理伦理规范与实践的理解。

3. 活动步骤

（1）向学生讲明本次活动的内容和要求，根据学生人数和教学时数将学生分组。

（2）讨论近年来器官移植工作中的不良伦理现象，请各小组成员对以上伦理现象进行分析，并讨论预防器官移植不良伦理现象发生的措施，以及今后护理工作中如何执行器官移植护理伦理规范。

（3）每组推选一名代表汇报小组讨论结果。

（4）同学互相评价各组汇报结果，教师进行点评及总结。

第十一章 多元文化与跨文化护理伦理

学习目标

　　1. **掌握**　多元宗教信仰及多元价值下的护理伦理规范；能够运用规范要求认识和解决临床护理实践中常见的伦理问题。
　　2. **熟悉**　多元宗教、多元价值观及风俗习惯的伦理冲突。
　　3. **了解**　东西方文化的主要特征及医学伦理准则。

案例引入

　　2010年8月韩国一名女婴出生，被医生诊断患先天性心脏病，医生断定她必须接受手术治疗。但她的父母出于宗教原因，拒绝医院使用输血治疗方法。院方经过争取，10月获得一家法院批准，院方可以不考虑女婴父母的反对而实施手术。但女婴父母拒绝配合，并把女婴转至另一家医院。这对夫妇声称，女儿在新医院成功接受相同手术，没有接受输血。但不到一星期，女婴死亡。此事惹起韩国民众的热议。女婴母亲对媒体说："如果能重新选择，我还会坚持实施不输血手术。作为母亲，我对让孩子出生时患有疾病感到抱歉和难过。"

　　讨论分析：

　　（1）你认为孩子父母有无权利根据自己的宗教信仰而做出这样的决定？

　　（2）其父母这么做合乎伦理道德吗？为什么？

　　（3）此类事件对护理伦理学的发展有何影响？

　　案例解析导航：

　　（1）文化是包括知识、信仰、艺术、道德、风俗习惯等方面的复杂的综合体。正确认识宗教文化对人类活动的影响，从该案例中的社会、家庭文化及不同国家的医疗法规分析家属及医疗行为的合理性。

　　（2）面对具有不同文化底蕴的护理对象，护士应严格按照多元文化伦理规范实践要求评判患者及其家属的决策行为。

　　（3）护理伦理学的发展制约及规范临床实践中的护理行为；反过来，护理实践中不断发生的伦理困境进一步深化护理伦理学的学科内涵。

　　护理学的形成及发展与人类的文化及健康密切相关。研究多元文化护理，从多角度透视事物，认识世界，是当代护理的一个特点。护理工作的对象是具有不同文化背景的人群，护士只有不断了解不同国家、地域、民族等的文化背景、信仰、道德价值观，领悟不同文化背景下的护理伦理规范，才能为服务对象提供适合其文化背景的照护措施，拓展护理服务的新内容。

第一节　多元文化护理伦理

护理是一个为人类健康服务的行业。当不同人群出现生理、心理问题寻求帮助时，护理人员要理解护理对象对健康、疾病的文化信仰和价值观念，全面评估护理对象在特殊文化社会背景下所形成的独特的习惯模式、语言和家庭生活模式及对疾病的应对方式等，为其提供相应的文化护理，满足护理对象生理、心理、精神及社会文化等多方面的健康需求。

一、文化概述

文化是复杂的综合体，反映出一个民族或特定区域人群的世界观和价值观。随着现代社会的进步及科技的发达和交通事业的发展，世界上人与人之间的交流和接触日益增多，各人群文化的交流形成了社会文化的多元性。

1. 文化的概念　"文化"一词来源于拉丁文，英文译为"culture"。1871 年，英国人泰勒在《原始文化》一书中对文化的定义为：文化是一个复合体，包括全部的知识、信仰、艺术、道德、法律、风俗及作为社会一员的人所掌握和接受的任何其他才能和习性。中国学者对"文化"一词的理解，以权威的《辞海》为代表："文化，从广义来说，指人类社会历史实践过程中所创造的物质财富和精神财富的总和；从狭义来说，指社会的意识形态，以及与之相适应的制度和组织结构。"综上所述，文化是在某一特定群体或社会的生活中形成的，并为其成员所共有的生存方式的总和，包括价值观、语言、知识、信仰、艺术、法律、风俗习惯、风尚、生活态度及行为准则，以及相应的物质表现形式。

2. 文化的特征　文化是一个内涵丰富、外延广泛的复杂概念，具有以下特征。

（1）人为性与群体性：文化的首要特征是人为性。文化是人创造的、人工实现的，与人和人的活动有关，包括人类所创造的一切物质的和非物质的财富。人类文化中一些即使纯粹的自然物，如风景、奇石、珊瑚等，只有在人类的精神投射其上时，才呈现出文化的意义。文化的群体性在于文化是在人类群体活动中体现的，是为满足群体的需要而创造，为群体所享用，通过群体而传播与继承。文化所体现的是人的群体本质、群体现象，文化不是对个人的描述，仅仅体现出个人特征的现象不属于文化现象。

（2）普同性与多样性：文化的普同性由人类的本质所致，表现为在不同的时间、空间、民族、时代、阶级、职业的背景中，存在着一些带有普遍性和共同性的文化现象。另一方面，文化在不同条件下又有相当的差异，呈现出丰富的多样性，如民族性、阶级性、地域性、时代性等。

（3）继承性与变异性：文化的继承性表现为从文化发展的一个阶段过渡到另一阶段时，对于整个文化过程的某些现象、方面和特质加以保存、巩固和选择。在文化的历史发展进程中，每一个新的阶段在否定前一个阶段的同时，都会继承它的进步内容，从而使这些成果能够传承下去，同时在过去文化的基础上寻找创新的思路。同时，人类的文化并非一成不变，随着时间、空间及其他条件的变化，文化会不断变迁，由低级到高级、由简单到复杂不断进化，这就是文化的变异性。

（4）功能性与系统性：文化是为满足人类的需要而创造出来的。任何文化，必有特定的功能。失去了功能的文化，迟早会变异或消亡。人类的文化是一个巨大的系统，它是由许多有着特定功能的文化要素按一定结构组合而成的有机整体。最小的文化单位可以是一个不可分割的文化元素，如筷子。最大的文化要素则是由许多同一类的文化元素组成的文化子系统，如经济学、文学、政治等。文化系统中的诸多要素相互联系、相互支持又相互制约，并且发生着如多米诺骨牌的连锁反应。

3. 文化的分类　根据不同的分类标准，文化可以分为很多不同的类型。如根据文化现象的不同特点可将文化分为两类：即硬文化和软文化。硬文化是指文化中看得见、摸得着的部分，如物质财富，是文化的物质外壳，即文化的表层结构。软文化是指活动方式与精神产品，是文化的深层结构。如根据文化出现的地域不同分为十大文化体系，即中国文化、印度文化、阿拉伯伊斯兰文化及欧美文化等。其中，前三种文化都产生在处于世界东方的亚洲及非洲地区，因而人们将其称之为东方文化；欧美文化则产生于欧洲、北美洲等西方地区，属于西方文化。

二、东西方文化及其特征

（一）东方文化及其特征

古代的东方是世界文明的摇篮，东方文化起源于古中华文化、古埃及文化、古巴比伦文化及古印度文化。这些古代的文明不仅为东方地区日后的发展奠定了扎实的文化基础，而且还孕育了影响世界文明的儒家文化及三大宗教。在东方文化中，以中国文化、印度文化对世界的影响最为深远。它不仅一以贯之地延续并传承发展了古代文明至今，而且是既古老又现实的文化。在此仅以它们为代表，阐述东方文化的主要特征。

1. 中国文化的主要特征

（1）中国文化存在的社会基础：任何一种文化类型的产生，都离不开特定的自然环境和社会历史条件。造就与众不同而又无法复制的中国文化的社会基础主要有三个方面。①由家及国。我国先民跨入阶级社会门槛的途径是由过去的氏族首领直接转化为奴隶主贵族，以后又由家族奴隶制发展为宗族奴隶制，因而建立起"家邦式"的国家。血亲意识成为中国社会意识的轴心。这种"家国一体"的色彩渗透到中国社会生活的最深层，形成了家国同构的宗法文化的社会基础。②农业社会。适宜农业生产的气候、肥沃的土壤及充足的劳动力资源，使得中国成为农业文明较早的国家。农业文明追求和平、和谐，生活节奏较为缓慢、悠闲，直接导致中国文化重视和谐，较为保守，缺乏竞争意识。③地处大陆。中国一面临海，三面背山的地理位置，使其在很长一段时间与世界隔绝，形成一种自我封闭式的大陆型文化，从而保持了独立的、一以贯之的连绵不断的发展态势。

（2）中国文化的结构要素：文化的结构要素是指形成文化的精神元素。灿烂的中国文化结构要素主要有以下三个。①血缘：血缘是中国文化最重要的基础和特征，并且凝聚为中国文化的结构要素。在中国文化中血缘具有绝对的意义，如果摒弃血缘，中国人的精神就会失重，价值体系就会瓦解，人们就会丧失文化与精神家园。②情理：情指的是人与人之间的情感，理则指的是人伦之理。而合情合理成为中国文化价值判断的机制。中国文化是由性而理，即从血缘本性、血缘的情感出发，进行"合理"的判断。③人世：血缘和情理陶冶了中国文化的入世意向。由于在现实生活中，人们可以得到人伦的实现和情感的满足，因此人们把安身立命的基地奠定于现世。在文化结构上，中国文化是由儒家、道家和佛教三大文化系统构成的。其中，儒家文化是主干和核心，道家文化和佛教文化是对儒家文化的补充。儒家文化是以修身、齐家、治国、平天下为己任的文化，其根本意向在于人世；道家主张隐世或避世，但其根本精神仍在现世；佛教主张出世，但它的本质不是走出这个世界，而是要摆脱尘世以及自身情欲的困扰，达到人生的永恒。这三种文化的交融要求人致力于现世生活，同时在现世生活中努力把自己塑造成"神"。

2. 印度文化的主要特征

（1）印度文化存在的社会基础：印度的宗教文化在世界上首屈一指，宗教之所以成为印度文化的重要标志，是由其特定的社会基础决定。①宗教与种姓：印度社会是依靠种姓制度来连接的。虽然印度也重视血缘家庭，但家庭只是他们实现人生理想的一个驿站。他们更高的抱负是与看不见的神灵世界发生联系，所以很少关注人与人的关系，更多关心的是人与神之间的关系。因而靠种姓制度维系的社会充满了宗教色彩。②农耕社会：同中国一样，奠基于农耕生产之上的自给自足的自然经济成为印度文化的物质基础和主导力量，从而为潜在的农业文化奠定了基础。③相对封闭的地理位置：印度三面环海，一面是峻岭高山，导致印度成为一个封闭的环境区域，对外交往障碍太多，而对内则相对交通便利。因而印度文化选择了向内发展。

（2）印度文化的结构要素：尽管印度的农耕背景及封闭的地理环境与中国相似，但其文化特征却与中国大不相同。这主要是由于宗教与种姓制度直接导致了印度文化特有的结构要素。①等级。印度的种姓制度把人分为4个等级，即婆罗门、刹帝利、吠舍、首陀罗。每个人一出生就被规定了他的地位与等级。这种等级制度不仅给每位社会成员指定了固有的位置，使其获得固定的身份，并规定了其必须担负的社会义务，而且在很大程度上决定了一个人的职务、地位、上升机会，同时也基本确定了在提升自己的过程中可能遇到的障碍。②出世。印度教不仅引导人们的生活理想、道德操守，而且渗透到印度人生活的各个方面。印度教认为人生有4大目标，分别为：法、欲、利、解脱。其中，寻求精神上的解脱是人生的最高目标。执行社会规范、满足自身情欲及维护自身利益都是为了遁世，为了解脱。所以他们精神的根本指向在于出世，法、欲、利不过是追求解脱过程中的人世而已。

3. 东方文化的共同特征

（1）整体观念：东方文化强调整体本位。在中国文化中，中国人被要求遵从家族伦理；在印度，则要求人们严格遵守在种姓结构中所确定的身份与地位。这就意味着，个人在东方文化中是不被重视的，他仅仅是社会整体或种姓群体中的一部分，因而对整体具有依附性，必须服从整体。

（2）宗教伦理：东方文化重视伦理道德与精神解脱。主张尊重自然、顺应自然，并且要与天地万物和睦相处，追求人与自然的和谐共生。在中国，文化具有伦理性特征，甚至政治都被伦理化了；中国人强调"善"甚于强调"真"，重视研究自己行为的规范，而这一规范恰恰是由自己在家族网络中的人伦位置所决定的，正所谓君君臣臣，父父子子。在印度，人们更重视以精神解脱为目的的宗教文化，他们认为一切事物都变动不居，从而不值得去追求与依靠，只有彼岸世界才是永恒不变的，值得人们花费毕生的精力与时间去追求。东方文化这种形而上学的精神理念使其在整体上积极向上，富有理想与抱负，同时也令其具有无限的魅力。

（3）内向主静：由于东方文化建立在伦理道德及宗教解脱之上，导致其在价值目标的实现上着眼于"内省"式的修身养性。强调反躬自省、独善其身；强调内心修炼、平静和谐。东方文化不鼓励人们通过征服与改造自然去寻求对外在世界的了解，而只希望看重自己，修养内心，平静处事。这种"内向"的文化性格使得东方人追求清静无为，崇尚精神解脱，并形成逃避繁杂现实生活的文化心态。

（二）西方文化及其特征

西方文化起源于古希腊、罗马，经过中世纪基督教文化、文艺复兴运动时期近代文化的兴起直到现代文化，其文化的中心一直随社会经济的发展而变化。西方文化的历史包括古希腊罗马文化、中世纪欧洲文化、文艺复兴及近代启蒙运动的理性文化和科技革命影响下的现代文化。其中，古希腊文化表现出来的对自然世界的好奇与探索，对人文精神的执着与追求，对理性精神的渴望与培养，成为引领西方文化发展的旗帜。现代西方文化主要指的是欧洲、大洋洲和北美文化，这些文化存在的社会基础和结构要素极为相似，因而西方文化具有较一致的文化特征。

1. 西方文化的结构要素

（1）地缘：与城邦国家相对应，西方文化更加注重人与人之间的地缘关系。

（2）法理：西方契约社会、公民社会的建立，使得法律具有至高无上的地位。在西方，崇尚法律、崇尚理性成为文化的主格调。这种法理精神表现在西方社会的方方面面，甚至西方人在生活中对"理"的固执达到了"唯理是从"的程度。

（3）出世：西方人普遍信仰宗教。在西方宗教中，人是带有原罪出生的，所以终其一生要赎罪。这种"罪感文化"使他们更加注重来世，希望通过赎罪最终获得上帝的宽恕，回到上帝的怀抱，因而西方人经常说的一句话就是"上帝与你同在"。这与中国的"耻感文化"导致的中国人更加注重通过修身积德达到"四世同堂"的现世追求大不相同。西方文化以宗教信仰与科学理念为核心，包含丰富的人文精神。因而西方文化是出世的，彼岸世界对他们有着重要意义。

2. 西方文化的主要特征

（1）个人本位：西方文化强调，每个人作为有理智、有尊严、有独立意志的个体，要对自己的命运负责。因而注重个体的权利，提倡个性解放，并且在此基础上形成了个人中心的处世态度。个体既不依附于家庭，也不依赖于他人，而倾向于自我依赖。这种个人本位的文化精神在人们生活中最直接的表现，就是"合理利己主义"。因此，在不损害他人的前提下，西方社会中的每个人都会坚定地维护自己的个人利益。

（2）科学理性：诚如康有为所言："中国人重仁，西方人重智。"西方文化中占主导地位的是科学精神。这种精神主要体现在三个方面，即理性精神、客观态度及对真理的执着精神。西方人重视知识，推崇理性，弘扬科学，形成了"爱智"的精神品格。

（3）外向主动：建立于科学理性基础上的西方文化，渴求探索世界的"真知"，并且致力于征服自然。同时，西方三面临海的地理环境，直接导致其向外拓展的可能性，从而形成了西方文化的外向性与开放性。广泛接受外来文化成为其重要表征。这种兼收并蓄的文化心态使得西方文化不断推陈出新，与东方文化崇古守常的观念形成了鲜明的对比。

三、多元文化护理伦理规范与实践

（一）多元文化护理的含义

1. 多元文化　文化是包括知识、信仰、艺术、道德、风俗习惯等方面的复杂的综合体。多元文化即多种民族各自所具有的不同文化。人类在不断地进行文化创造与交流中，不是受一种文化的影响，而是受到多种文化的影响，世界文化是多元并存的。

2. 多元文化护理　多元文化护理是在生物－心理－社会医学模式下，以人的健康为中心的整体护理观的产物，是现代护理学一个新的研究实践领域。作为一名护理人员，为了满足护理对象的健康需求，需要评估其宗教、种族、性别、职业、受教育程度、经济社会等文化背景，了解他们在一定文化背景下产生的行为，制订个性化的整体护理计划，提供相应的文化护理，满足护理对象生理、心理及社会文化的护理需求。多元文化护理强调人的完整性与自主性，尊重护理对象的权益。多元文化护理要求护士尊重多元文化背景中不同患者的护理要求，要从患者的文化立场出发，不能用自己所属文化的标准去衡量、认识、思考和对待。

（二）多元文化护理的伦理规范与实践

面对具有不同文化底蕴的护理对象，提供具有不同内涵的多元文化护理是当前护理工作的发展趋势。作为护士应了解患者的文化生活背景，帮助患者适应医院环境文化，对不同地区、民族的护理对象做好遵循其文化特点、满足其文化需求的护理服务。

1. 为患者提供舒适的就医环境　就医环境的好坏会使患者产生不同的心理反应，故医护人员应尽自己最大努力使病室清洁、整齐，减少住院环境对患者的刺激。应为患者提供适宜的文化娱乐方式，以减轻患者的孤独感，如为国外患者提供英语电视台、英文相关健康杂志等以丰富其业余生活。应及时介绍住院基本设施、就医流程、主管医护人员信息等，帮助患者尽快适应医院文化环境，使其产生安全感。医护人员为患者进行各项护理操作时，要在了解患者文化背景的基础上给予足够的尊重，防止其不安、抑郁、抵触等负面情绪的产生。

2. 注重患者的饮食文化差异　民以食为天，一日三餐无论在何种情况下人类都有需求。但不同民族、地区、国家的患者具有不同的饮食文化。医护人员要重充分尊重不同护理对象的饮食差异，结合患者的病情变化，在不影响病情的基础上，尽力满足患者的个性化饮食要求。如在环境允许的情况下可将盐、糖、味精、胡椒粉、辣椒等分成小包，连同饭菜送至病房，由患者根据自己的口味来调配。部分病房也可配备必要的灶具或设置一个公共配餐间，使患者或陪护必要时按自己的饮食习惯做些可口的饭菜。但病室管理人员要加强管理，注意安全。

3. 尊重患者的宗教信仰及风俗习惯　不同民族的患者都有其宗教信仰，通过各类宗教活动，患者可以诉说自己内心的困苦与烦恼、希望与祈求，可以增强患者战胜疾病的信心。作为护理人员，不但要了解患者的病情，还要了解他们的宗教信仰及风俗习惯。如有的民族术前不宜剃阴毛，而有的民族患者术前要进行祈祷等，在不影响治疗、护理的前提下应充分尊重他们的宗教行为活动。此外，在病情观察、疼痛护理、临终护理、尸体料理和悲伤表达方式等方面要尊重患者的文化模式。例如，应对伊斯兰教患者的尸体进行特殊沐浴。

4. 为患者创造良好的语言环境　语言是护患交流的重要媒介，良好的语言沟通可促进护患关系的融洽。因此，护士同患者交流时语言要有情感，要符合道德要求，要用婉转、同情的语言恰如其分地给予解释。在护理过程中，在不了解患者文化特点的前提下，护士应特别注意自己的礼貌，谨慎询问患者的家庭、收入、年龄等问题。如护士与患者确实存在语言沟通障碍时，可通过恰当的非语言沟通形式如无声的目光、表情、手势或静态无声的身体姿势、衣着打扮等，传递或表达必要的沟通信息，以使患者感到心理安慰，感受护士对其的关心。

5. 根据不同的社会角色实施护理　在临床实践中，患者因经历不同而存在性格、文化程度、经济条件的差异，使得患者的心理状态对治疗、护理的态度和需求不同。因此，医护人员应根据患者不同社会背景、文化情况实施护理。如具有一定社会地位、经济基础好的患者及其家属护理要求较高，护士应尽可能满足患者及其家属提出的合理要求；对文化修养较高的干部、知识分子，他们希望了解更多的医学知识，医护人员应耐心解释；对文化层次较低的农民或文盲等患者，护士需通过通俗易懂的讲解说明接受某种治疗的意义，以减轻患者的焦虑、不安等情绪。

考点提示

不同文化背景下护士应遵循为患者提供舒适的就医环境、注重患者的饮食文化差异、尊重患者的宗教信仰及风俗习惯、为患者创造良好的语言环境、根据不同的社会角色实施护理的伦理规范。

第二节　跨文化护理伦理

　　当前，经济全球化导致跨文化护理的现实存在，这就要求护士对与本民族文化有差异或冲突的文化现象、风俗习惯等有充分正确的认识，并在此基础上以包容的态度予以接受并适应。护士的职责是发现、分析和解释对个体或群体的健康、疾病或死亡可能造成影响的文化元素，并寻求基于这些不同或相同文化基础之上的照护因素，以促进与提高护理实践水平。一般而言，不同的宗教信仰、价值观念及风俗习惯会不同程度影响到人们对护理的感知、认识、态度及行为实践。

一、跨文化及护理

（一）跨文化护理相关概念

　　跨文化护理是将不同文化渗透到护理工作中，根据服务对象的文化特征，实施整体和全面的护理。20 世纪 60 年代，美国著名的护理理论学家迈德勒恩．莱宁格（Madeleine Leninger）博士创立了跨文化护理理论（trans-culture nursing theory）。莱宁格认为，护理的本质是文化关怀，关怀是护理的中心思想，是护理活动的原动力。莱宁格围绕文化和护理关怀提出了以下新的概念。

1. 文化　指不同个体、群体或机构通过学校、共享和传播等方式所形成的生活方式、价值观、信仰、行为标准、个体特征和实践活动的总称。它以一定的方式传承，用来指导人的思维方式、生活决策和行为活动。

2. 关怀　指与帮助、支持或促进服务对象健康状况和改进生活方式需要有关的指导性行为。莱宁格认为，关怀在护理学中占主导地位，其内容包括生物、文化、心理、社会等方面。不同文化背景的人有不同的关怀体验，其表达程序、结构形式和模式与其他文化存在一定的差异，因而就会形成这种文化所特有的一种关怀模式。

3. 文化关怀　文化关怀是指为了满足自己或他人现有的或潜在的完好健康，应对伤残、死亡或其他状况的需要，用一些符合文化、被接受和认可的价值观、信念和定势的表达方式，为自己和他人提供与文化背景相应的综合性帮助和支持，开展促进性的关怀行为。护理关怀就是一种文化关怀，体现在护士与患者的护患关系中，以及各种各样的护理活动中。

4. 跨文化护理　莱宁格认为跨文化护理是根据服务对象的社会环境和文化背景，了解其生活方式、信仰、道德、价值观和价值取向，向服务对象提供多层次、多体系、高水平和全方位的有效护理。跨文化护理旨在通过环境和文化来影响服务对象的心理，使其能够处于一种良好的心理状态，以利于疾病的康复。

（二）跨文化护理的实践方式

1. 文化关怀保存　是指用帮助、支持和促进康复的专业行为和手段，帮助特定文化中的护理对象保持或维持他们的健康，从疾病中康复或面对死亡。

2. 文化关怀调适　是指用帮助、支持和促进康复的专业行为和手段，帮助特定文化中的护理对象调整、适应不同的文化环境，从而对其健康产生有利、有效和积极的影响。

3. 文化关怀重建　是指用帮助、支持和促进康复的专业行为和手段，帮助特定文化中的护理对象改变其生活方式，或重塑新的、更有益其健康的生活形态。

二、宗教文化与护理伦理

宗教（religion）是人类历史发展到一定阶段而产生的文化现象。作为社会意识形态，宗教的主要特点是相信社会现实之外存在着超自然的、超社会的神秘力量或实体，该力量或实体统摄万物而拥有绝对权威，不仅能主宰自然进化，而且还会决定人的命运。世界上宗教种类繁多，差异巨大，信众也或多或少。其中，信仰人数众多、地域分布较广的佛教、基督教及伊斯兰教被称为世界三大宗教。

（一）宗教教义与护理伦理冲突

在多元文化的前提下，护理工作面对宗教信仰者突出的伦理问题是其宗教信仰可能会与患者自身的生命权益发生冲突。主要表现在以下几个方面。

1. 需要输血与拒绝输血　耶和华见证派的教义要求不能输别人的血，不能使用任何血液制品。当面对需要急救输血的疾病，而患者出于宗教信仰拒绝输血时，到底是输血还是不输，何去何从，常常是困扰护理工作的一大难题。

2. 宗教仪式与治疗护理发生冲突 每一种宗教都有自己特定的宗教仪式，如基督教的祈祷、礼拜、忏悔等仪式，伊斯兰教的朝拜、礼拜、清洁、斋戒仪式，佛教的课诵、讲经与忏悔仪式等。有些仪式必须在规定的时间内以特定的方式进行，而对需要被护理照顾的患者而言，可能这段时间正是需要接受护理的时间。是放弃护理措施以进行宗教活动，还是接受护理暂时放弃宗教活动？患者、护士都需要正确面对这个问题。

3. 宗教治疗方法与科学治疗护理的冲突 一些宗教认为患病是上帝或神对人所犯罪过的一种惩罚，只有通过忏悔或祈祷，得到赦免或饶恕，才能恢复健康。但是医学科学告诉我们，这样做可能会贻误治疗护理的最佳时机。是强行进行治疗护理，还是顺其自然等待结果？这对具有科学精神的护士依然是一种伦理考验。

4. 宗教饮食观念与科学的饮食观念的冲突 食素或其他一些宗教饮食观念，会与患病后需要加强营养这一要求发生矛盾。

5. 患者做主与家庭特定决策者做主之间的冲突 一般医学要求在面临一些护理决策时要求患者自己做主。然而对穆斯林家庭来说，男人是家庭中的决策者，如果坚持让女性穆斯林患者做主的话，可能会令其不知所措。

6. 隐私保护与护理措施的冲突 一般护理中，只要不暴露患者的隐私或隐秘部位即可。而对有宗教信仰的患者，如信仰伊斯兰教的穆斯林则有更高的要求，穆斯林女性不能与不熟悉的男性单独在一起，且其面容一般不能随便暴露。因而在护理她们时，男护士的护理行为或常规的护理措施可能会遭到拒绝。

（二）多元宗教信仰下的护理伦理规范与实践

1. 尊重信仰 信仰是人的一种精神追求，对人起着安身立命的作用。护士伦理学国际法指出："尊重患者的宗教信仰。"宗教信仰象征着人对终极关怀的渴望，它给人的精神世界注入神圣目标，引导人去反省自我、超越自我、塑造自我、完善自我、实现自我，从而为人的生活提供情感、意欲、愿望、行动等的根基。我国宪法第三十六条规定："中华人民共和国公民有宗教信仰自由。""任何国家机关、社会团体和个人不得强制公民信仰宗教或者不信仰宗教，不得歧视信仰宗教的公民和不信仰宗教的公民。"因此，作为护士在护理工作中应该尊重患者的宗教信仰。具体表现为：对有宗教信仰者给予合理的称谓；不得随意评价或指责患者的宗教行为；也不可对其宗教活动随意限制。

2. 满足患者的生活需要 护士应力所能及地为患者的信仰行为提供方便。如与素食主义者及其家属可商量制订合理的饮食计划，提供既符合营养要求又能被其接受的食物。对信仰伊斯兰教的穆斯林，要为其提供清真食品；了解其礼拜、清洁、斋戒的具体要求，尽量合理安排护理服务与宗教活动，若时间发生冲突应提前告知患者，商量合适的计划；在其礼拜时护士态度要庄重、严肃，不要打断礼拜过程，且不得站在礼拜者的面前；在穆斯林斋戒期间，尊重其过午不食的习惯，为其提供护理保障。对佛教的信仰者，不提供荤腥食物（荤指的是肉食，腥指的是葱、蒜、韭等腥味食物）。

3. 处理好宗教活动和病房管理之间的矛盾 患者的宗教活动有时会与护理活动发生矛盾，因而要求护士在制订护理计划时要了解其信仰并充分考虑其宗教信仰的要求。如为基督教信徒提供护理服务时要错开其祷告时间；教友来探望并做弥撒时为其提供方便，同时注意别影响其他患者；如果患者的宗教活动严重影响护理活动或其他患者，护士应提前与患者及其家属沟通，协商处理两者的关系，切不可粗暴行事。

三、价值观文化与护理伦理

价值观（values）是人们关于什么是价值、怎样评判价值及如何创造价值等问题的根本观点。它反映了一定社会、时代及一定环境下的人们对价值的理解、取向及追求。每个个体、专业、社会都有其特定的价值观，人们会依据自己对世界、人生、专业、社会的理解和认识形成固有的特定价值目标及价值评价标准。在价值观形成的过程中，关于什么是有价值的，怎样去追求这种价值的实现，是每一个价值主体所必须思考和回答的问题。固然，不同的个体、专业、社会可以有不同的价值观念，但可以肯定的是，价值观必然会受到其主体所处的社会政治、经济、文化的影响。因而，价值观念的多元化是当代社会的一大特色。

（一）多元价值观特点

1. 具有多样性、多元化、多层次特点　作为社会的价值观具有多样、多元及多层次的特点。其中，处于主导全社会思想和行为的价值体系就是社会的核心价值体系。它是社会制度在价值层面的重要表现，体现了特定社会意识的性质和方向，不仅作用于社会政治、经济、文化各个方面，而且对每个社会成员价值观的形成都会产生深刻影响。

2. 具有与专业目标相一致特点　作为专业的价值观具有与专业目标相一致的特点。如护理专业就有着与护理根本目标即服务患者相一致的特点：无论遇到什么情况，始终将患者的利益置于首位。"增进健康、预防疾病、恢复健康和减轻痛苦"既是护理专业的价值目标，也是护士工作的价值评价标准。

3. 具有依据个体对人生意义的理解和认识而形成的特点　作为个体的价值观主要是依据个体对人生意义的理解和认识而形成的。个体的社会实践、生活环境、受教育状况、宗教信仰、文化积淀等都会影响其价值观。个体的价值观是支配个体一切活动的基础，婚恋观、生死观、金钱观、荣辱观、交友观、医学观等都是个体价值观的具体表现，而个体的社会生活实践无不是在这些观念的指导下所采取的行为。

（二）多元价值观与护理伦理冲突

1. 护士个人价值观、护理专业价值观之间的冲突　护理专业价值观是护士及即将从事护理行业的人员所拥有的专业价值判断，往往表现为护士和专业群体所接受的护理行为准则。护士的专业价值观与护士个人的价值观是两个概念。护士个人的价值观是指作为普通社会成员的，不站在专业角度思考问题的个体的价值理念。护士的专业价值观则属于护理专业人员所公认的、通过训练学习而内化形成的行为准则。它是护士提供高质量护理服务的基石，也是决定护士行为的重要因素。在专业实践中，护士个人的价值观与护理专业价值观有时候是一致的，有时可能是不一致的。比如，面对一个生命垂危而医学无力救治的患者，护理专业价值观告诉护士，只要家属不放弃，就一定要积极加以救治；而护士本人可能认为这种救治是无效的，甚至给患者造成痛苦，应该放弃救护。这两种价值观的冲突在临床实践中可能经常遇到。

2. **患者价值观、患者家属价值观与护士个人价值观之间的冲突**　这些价值观都属于个人的价值观范畴。由于个体的社会实践、生活环境、受教育状况、宗教信仰、文化积淀等不同，人们的价值观也会不同。不同文化背景下成长起来的个体，在价值观的根本指向上甚至可能是相反的。一般而言，东方人的价值观可能更倾向于集体主义或群体主义的价值观，强调集体或群体的利益要高于个体的利益。因而少数服从多数、个人服从社会成为他们行为选择的价值标准。而西方人则不同，他们更加强调个体的重要性，弘扬个人主义，个人的自由及其个性特征的彰显永远都是第一位的，维护国家、群体及家庭的利益正是为了充分地保障个人利益。因而他们的价值取向是个人主义。患者的价值观、家属的价值观与护士的价值观都是多元的，那么当三者相遇时，发生冲突也是在所难免的。

3. **患者价值观与护理专业价值观之间的冲突**　当护士的护理行为遭到拒绝时，可以看到患者的价值观与护理专业价值观之间发生了冲突。当此情况发生时，如把患者家属、护士个人的价值观掺杂其中的话，其复杂程度就更令人难以判断。

（三）多元价值观下的护理伦理规范与实践

1. **尊重差异，学会宽容**　价值观会直接影响护理行为的决策及实施。对与自己价值观不同的患者、患者家属的价值观应该予以理解和尊重。任何人的价值观念都不是一朝一夕形成的，别人无权也往往无力干涉或改变。面对多元文化背景的患者，护士唯一能做的是理解、尊重和宽容。

2. **沟通协调，患者根本利益至上**　作为护士，护理专业价值观是选择护理行为的依据与标准。当护士的个人价值观与专业价值观矛盾时，个人价值观要服从专业价值观。如果患者或者其家属的价值观与护理专业的价值观发生冲突，则应该认识到，此时的冲突在根源上是患者的某种利益与其另一种利益发生了矛盾。此时要分析患者最根本的利益是什么，应如何维护这一利益。在这一过程中，需要护士与患者及其家属进行沟通协调，帮助患者做出符合自己最大利益的行为选择，这也是护士的责任。

四、不同习俗患者的护理伦理规范与实践

习俗（customs）是特定社会文化区域内，历代人们共同遵守的行为模式或规范，表现为个人或集体的传统风尚、礼节与习性。由于习俗是历史原因造成的，所以它对每一位社会成员都有非常强烈的行为制约作用。传统习俗主要包括民族风俗、节日习俗与传统礼仪等。

1. **了解各地风俗习惯**　护理工作的对象是人，人有千差万别，人也是社会性的人。风俗习惯作为个体生活成长的文化背景，对个体的性格、思维、观念、行为有着特殊的意义。护士要做好护理工作，就应首先了解患者所处地区的风俗习惯。

2. **尊重风俗习惯**　风俗是千百年来延续下来的，它的存在是民族或地区文化的表征。护士应尊重患者的风俗习惯，在饮食、服饰、与其交往等方面根据具体的情景及习俗，给予患者能接受的方式施行护理。只要这些风俗不影响护理活动，护士都应尊

重并尽量为其提供方便。

3. 重视风俗习惯的禁忌事项　从科学的角度看有些风俗可能是没有道理的，但风俗会影响患者的情绪，甚至会影响治疗与护理的效果。因此，护士切忌违背患者的风俗习惯，做出不合习俗之事。

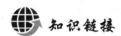 **知识链接**

成功的专业价值观——梅奥精神

美国的梅奥诊所始建于1864年，现已拥有数十家医疗诊所，是一所历史悠久的综合医疗中心。它因其优秀的医生团队、顶尖的外科手术及卓越的服务享誉世界，而使梅奥诊所成功的是梅奥精神。

1. 始终追求服务和非营利的理想。

2. 始终坚持患者需求至上，对每一位患者的健康和幸福给予诚挚和独特的关注。

3. 始终致力于团队成员中每位成员职业素质的共同提升。

4. 善于适时而变。

5. 持续努力，追求卓越。

6. 恪守诚实与正直的道德规范。

梅奥精神包括了一种关怀救助病患和解除疾苦的愿望：一种以科学研究、勤勉的观察和学以致用的态度来推进医学教育进步的愿望，更重要的是一种将以此精神点燃的科学之烛传递给他人的愿望。

（田莉梅）

课后练习

一、选择题

A_1 型题

1. 多元宗教信仰下的首要护理伦理规范是（　　）

　　A. 满足需要　　B. 认真负责　　C. 积极沟通　　D. 精益求精　　E. 尊重信仰

2. 东方文化的共同特征**不包括**（　　）

　　A. 整体观念　　B. 宗教伦理　　C. 内向主静　　D. 个人本位　　E. 修养内心

A_2 型题

3. 患者李某，藏族，因肺心病收住入院。入院后，护士首要应考虑的护理行为是（　　）

　　A. 合理安排病房，方便患者宗教习俗

　　B. 介绍病区环境，尽快熟悉就医流程

C. 尽快执行医嘱，及时给予治疗与护理

D. 尽快了解病史，完善护理病历资料

E. 告知规章制度，要求患者及其家属严格执行

X 型题

4. 多元文化中的护理策略包括（　　）

A. 认同患者的文化背景

B. 理解患者的求医行为

C. 了解患者对疾病的态度

D. 建立文化适应状态下的护患关系

E. 尊重患者风俗习惯的禁忌事项

5. 多元价值观与护理伦理冲突主要表现在（　　）

A. 护士个人价值观、护理专业价值观之间的冲突

B. 患者家属的价值观与护士个人价值观之间的冲突

C. 护理专业价值观与社会价值观的冲突

D. 患者价值观与护理专业价值观之间的冲突

E. 患者的价值观与护士个人价值观之间的冲突

二、思考题

1. 在护理活动中，应考虑哪些文化因素对患者决策的影响？

2. 举例说明中国文化结构要素对中国人群性格及生活的现实影响。

三、案例分析

【案例资料】

患者，男性，33 岁，身高 176 cm，体重 75 kg，藏族，信仰佛教。在玉树地震中受伤，送至青海省人民医院就诊，诊断为"左下肢骨折"收住入院。现患者手术后第 3 天，生命体征稳定，但患者心情低沉、抑郁，不愿与他人交流。该患者在地震中丧亲，听不懂汉语，在地震前从未离开过玉树。

1. 结合本章学习内容对案例中患者的文化特点及护理措施进行伦理分析。

2. 组织实践训练，体验从这个案例中得到的伦理启示。

【伦理分析】

1. 在护理不同文化背景的患者时，跨文化护理要求护士克服不同文化背景下对语言和非语言沟通的理解差异，及时识别护患双方对健康与疾病、信仰与价值等观念上的差异。因此，在护理该患者时护士要从患者的生理特征、社会现状、心理特点、饮食文化及语言需求等方面进行全面评估，从而在尊重其信仰背景的前提下为其提供有针对性、可行、有效的护理行为。

2. 护理该患者时，护理管理者应考虑患者存在的语言障碍及宗教信仰，合理安排病房。护士在护理过程中需表示对该患者宗教信仰的理解，积极引导患者主动参与治疗过程的讨论，选择恰当的沟通方式解释术后护理对疾病的影响，从而引导患者配合医疗护理工作。

3. 住院期间，结合患者从未离开过玉树这一生活特征，应积极帮助患者尽快适应医院环境，适应从正常人到患者角色的转变。积极引导患者适应丧亲的心理调适，防止患者在多重因素的影响下发生文化休克现象。

四、实践训练

1. 训练目的　通过对多元文化的形成、特征及伦理冲突的理论学习，以案例形式讨论及感悟在不同文化背景下护理人员应该遵循的护理伦理规范，并内化为自己的护理行为为患者提供适宜的护理措施，促进患者早日康复出院。

2. 训练计划

（1）训练方式：组织学生进行分组讨论，可引导学生续写上述案例资料，并谈出各自感受。

（2）活动步骤：

1）分组讨论案例资料；按班级人数进行分组，每组 10～15 人。

2）组织各组分别汇报讨论结果及续写案例的感受。

3）重温相关理论知识，教师小结，给予评价。

3. 实践评价

（1）过程评定：积极参与讨论者给予定性评价。

（2）结果评定：每位参与学生提交讨论心得，教师给予定量评价。

第十二章 护理伦理评价、教育与修养

📖 **学习目标**

1. 掌握 护理伦理评价、护理伦理教育及护理伦理修养的概念。
2. 掌握 护理伦理评价的标准、依据和方式。
3. 熟悉 能正确对护理行为进行伦理评价。
4. 了解 护理伦理教育的方法和护理伦理修养的境界。

🌐 **案例引入**

某医院儿科收治一名高热患儿，经医生初诊"发热待查，不排除脑炎"。张护士对患儿仔细观察，发现精神越来越差，末梢循环不好，伴有谵语，但患儿颈部不强直。于是，护士又详细询问家长，怀疑是中毒性痢疾。经肛门指诊大便化验，证实为细菌性痢疾，张护士便及时报告医生。经医护密切配合抢救，患儿得救。

讨论分析：

（1）从护理伦理的角度，如何评价护士的行为和护理伦理修养的境界？

（2）应怎样进行护理伦理教育，才能使护士具备高尚的伦理修养境界？

（3）谈谈自己对案例的收获与体会。

解析路径导航：

（1）护理伦理评价就是护理人员内心的"一杆秤"，需自觉和不自觉地依此来衡量自己或评判同行的行为。结合护理伦理评价的标准及依据准确认识护理伦理修养的境界。

（2）护理伦理教育是护理事件活动的重要形式，正确理解其教育对提高护理服务质量的重要意义，结合案例中护理行为的结果（护士、患者及社会）讨论不同形式伦理教育的效果。

（3）从该案例中分析医护人员医疗行为的价值，进一步升华自己的道德意识，了解成为一名合格、优秀的护士应具备的道德品质及伦理要求。

护理伦理评价、教育和修养是护理伦理学体系的重要组成部分。护理伦理学的基本理论、原则和规范，转化为护理人员的内在护理职业道德品质，主要通过护理伦理评价、护理伦理教育和护理伦理修养等活动形成。护理伦理评价、护理伦理教育和护理伦理修养是构成护理活动的基本形式，三者互为补充，相辅相成，从而使护理人员知晓的护理伦理理论、原则和规范等内化为护理职业道德认识、护理职业道德情感和护理职业道德意志，形成良好的护理职业道德信念，并外化为自觉的护理职业道德行为和习惯。因此，掌握护理伦理评价、教育与修养的规律，对增强护理人员的护理伦理认识，培养护理人员形成良好的护理道德品质，树立良好护理道德风尚，加强医院和社会的精神文明建设起着重要作用。

第一节　护理伦理评价

一、护理伦理评价概述

曾参曰："吾日三省吾身，为人谋而不忠乎，与朋友交而不信乎，传不习乎？"我们每一位护理人员的内心都应有一把尺子，在自己内心深处以护理伦理的基本原则和规范为标准，严格要求自己，不断地进行内心的反思，以此来判断自己或评价他人的行为。而护理伦理评价正是护理人员将护理伦理原则和规范发生作用的那把"尺子"。护理伦理评价用来衡量自己或去评价他人的行为，谴责违背护理道德或护理道德低下的护理行为，赞扬符合护理伦理规范要求并具有高尚伦理情操的行为。

（一）护理伦理评价的概念和类型

1. 护理伦理评价的概念　评价是指按照一定的标准对人或事物的价值做出认识和判断。护理伦理评价（nursing ethical evaluation）是指在护理活动中，人们依据一定的护理伦理原则、规范和范畴，通过社会舆论、内心信念和传统习惯等方式，对护理人员或护理单位的行为所做出的一种道德或不道德的价值判断，是护理人员在职业工作中经常进行的一种重要道德活动。

2. 护理伦理评价的类型　按照评价的主体看，护理伦理评价分为两种类型：自我评价和社会评价。自我评价是护理人员自身对其护理行为和职业活动的伦理价值所做的评价。社会评价是社会和其他医务人员通过各种形式按照护理伦理原则、规范和范畴对护理人员或护理单位的护理行为和职业活动做出的是非善恶的判断。例如，护理人员通过精心的护理、照料患者，使患者康复，心中就会感到愉悦和满足，有成就感；若因为粗心而有损于患者利益，则会受到良心的谴责，感到内疚和不安。在护理实践中，人们总是通过社会评价和自我评价，支持、赞扬和鼓励高尚的护理行为，促进护理人员良好职业素质的养成；批评、谴责和抵制对他人有害的行为，鼓励护理人员自觉用护理伦理规范约束自己的行为。

（二）护理伦理评价的作用

护理伦理评价在培养护理人员的高尚品质、提高护理质量、推动护理道德建设和发展及构建医院的医德医风中都起着十分重要的作用。

1. 对护理医疗行为的善恶起评价作用　道德的标准是善恶的标准，护理行为是否符合道德的要求，应由护理伦理做出评价。护理伦理评价就是对某一主体行为所具有的伦理价值的判断与裁决。护理伦理评价就是护理人员内心的"一杆秤"，自觉和不自觉地依此来衡量自己或评价同行的行为。那些有利于人类健康、有利于医学和护理科学发展的行为就是善的行为，反之就是恶的行为。按照护理伦理标准来评价其行为选择，符合护理伦理原则和规范的行为，会得到社会的肯定和承认；不符合护理伦理原则和规范的行为，则会受到社会的否定和责难。

2. 对护理医疗行为起调节作用 护理伦理评价是使护理伦理原则、规范和范畴转化为护理行为的重要手段。通过社会舆论的作用，使护理人员在受到社会赞赏时感到荣幸，受到批评时产生痛苦；当自我评价"问心无愧"时会欣喜安慰，受到良心谴责时会无地自容。从而使护理人员进一步明确和强化护理工作的善与恶、美与丑，逐渐形成内心信念。从而使护理人员按照护理伦理原则、规范的要求，自觉调节自己的言行，积极向护理职业道德典范和榜样学习，对于违反护理伦理道德的护理行为进行约束和控制，协调好护理工作中的各种人际关系。

3. 对护理人员起深刻的教育作用 护理人员通过分析护理行为的目的和手段、动机与效果，根据护理伦理评价来衡量和评价自己护理行为的善恶。通过社会舆论和内心信念及社会习俗等来认识什么行为是社会褒扬、激励和赞许的，什么样的行为是社会反对、唾弃和遏制的。从而做到去恶从善，克服自身护理职业道德缺陷，提升护理行为的动机、效果、目的和手段，防止护理过错，和谐护患关系，逐步养成良好的护理职业道德品质。每个护理人员良好的护理伦理品质的养成能促进整体优良护理职业道德风尚的形成。

4. 对护理与医学科学发展起促进作用 随着医学高新技术的范围应用越来越广泛，常常会遇到一些和传统的伦理观念相矛盾的问题，必然会带来许多伦理道德方面的新问题。例如，现代生殖技术、器官移植、严重缺陷新生儿的处理、基因技术和安乐死等都存在着伦理难题。对高新技术手段带来的伦理道德问题做出正确的评价，并解决这些问题，必将推动护理科学和医药卫生事业的发展。

二、护理伦理评价的标准与依据

（一）护理伦理评价的标准

道德的评价标准是善与恶。护理伦理评价标准，是指衡量护士行为的善恶及其社会效果优劣的尺度和依据。护理伦理评价的具体标准主要包括以下四个方面。

1. 疗效标准 即护理人员的护理服务行为是否有利于患者疾病的缓解、治愈和康复的疗效标准，是否有利于医学、护理学发展的科学标准，这是评价和衡量护理人员行为善恶的最根本标准。护理人员最基本的义务和责任是救死扶伤、防病治病、维护患者的身心健康。因此，疗效标准成了评价和衡量护士的职业行为是否符合道德及道德水平高低的主要依据和尺度。凡是有利于患者恢复健康、减轻痛苦、提高生命质量的行为就是道德的行为；反之，则是不道德的行为。疗效标准是把人民群众的健康利益放在首位，以此作为护理医疗行为的出发点和落脚点。

2. 社会标准 即护理医疗行为是否有利于人的健康，是否有利于社会的发展和人类生存环境的改善。护理人员和护理医疗单位在采取对患者健康有利的方法和措施时，应考虑这种方法与措施是否会对他人、社会、人类生存环境造成负面影响，应将患者的个人利益与他人、社会、人类生存和发展的整体利益统一起来。如医院废水、废物及化学、放射性物质的处理时，护理人员和护理医疗单位既要考虑患者的卫生安全，又要考虑到医院自身的卫生和安全，同时还要考虑到人民群众的健康安全，以及对生态环境的保护，以利于全人类的生存和发展。只有这样的护理行为才是道德的。

有些医院"前门造福，后门放排毒"的做法是极不负责任的，极不道德的，甚至是违法的。

3. 科学标准 即护理行为是否有利于促进医学和护理科学的发展，是否有利于社会的进步。随着高科技在护理实践中的应用，护理水平不断提高，护理功能不断扩大，护理科研不断发展，护理成效日益显著。只要是在尊重人的身体健康利益的前提下，为了促进护理科学、医学发展和社会进步而采取护理医疗的新技术、新方法和新手段都应该是道德的；反之，则是不道德的。

4. 互助标准 护理科学的发展离不开医务人员之间的相互支持和帮助，多学科之间的协同一致。在护理实践中所讲的互助，主要是指各个科室、各部门之间的密切配合，全体医务人员之间的团结协作。坚持把维护患者的健康利益、促进医学的发展作为共同的目标。

护理伦理评价的四个标准是辩证统一的，是综合性的评价标准。进行护理伦理评价时不要机械套用某一标准，应将四条标准结合起来，从整体上把握。只有这样，才能对护理医疗职业行为做出正确、客观、全面和科学的评价。

（二）护理伦理评价的依据

护理评价的依据是护理行为。护士的行为总是在一定动机、目的支配下采取相应的手段进行，并由此产生一定的行为效果。在评价护理人员道德行为时，是看行为的动机还是看行为的效果，是看行为的目的还是行为的手段，这就是护理职业道德评价的依据。

1. 动机和效果 动机和效果是构成人的行为的两个要素。动机是行为主体去实施一定具体行为的主观愿望和意图，效果是人们的行为所造成的客观结果。动机和效果的问题历来是伦理学家们争论不休的问题，历史上因此形成了唯动机论和唯效果论两大派别。动机论认为只有动机是唯一能够衡量善与恶的标准，其代表人物是18世纪古典唯心主义哲学家康德。康德认为，从道德评价的角度来说，除了"善良意志"以外，再没有什么东西可以称得上是道德的，而一个人的善良意志之所以是道德的，是因为它本身的意向是善良的。这一观点有其合理因素，但其局限性就在于没有实践活动的动机，无法在实践过程中检验所谓的善良意志，只能是一种空想。由于种种原因，良好的动机有时也可能会产生不良的效果。而与动机论相对应的效果论，代表人物是19世纪英国功利主义者穆勒。他认为一个人的动机如何与这个人的道德没有关系，只要一个人行为的效果是好的，那么他的行为就是善的，可见他在片面地强调效果而否认动机。同样，护理人员在护理实践过程中只要能够取得好的护理效果，不管她的动机如何，都是道德的，这显然是一种片面的判断。由此就产生了一个问题，在评价护理伦理行为时究竟应根据行为动机，还是根据行为的效果进行分析。

动机指向效果并制约效果，而效果由动机转化而来，反映着动机。一般来说，护理人员有好的动机就会产生好的效果，坏的动机产生坏的效果。但是，也应看到动机与效果之间还有着相互矛盾的情况，动机好有时不一定产生好的效果，动机不良也可能产生好的结果。护理实践过程中，护理人员良好的愿望不一定能产生良好的效果是常有的事情。如护理危重患者的护士，在护理过程中虽竭尽全力，但往往不能挽救患者的生命。我们不能因此评价护理失败或对护士进行责难。而有时不良动机也可能产生好的效果。因此，要联系动机分析效果，只有从动机和效果两方面的角度去分析，才能对护理人员做出公正、周密的伦理评价。

因此，在对护理伦理行为进行评价时要遵循动机和效果相统一的原则。首先，应以行为在实践过程中所产生的效果对动机做出正确的评价，从而判断护理动机的善与恶。其次，在护理行为的动机与效果都已明确的情况下，把动机与效果结合起来，对行为的善恶性质做出最后的判断。最后，在动机和效果都分别确定之后，对行为总体做善恶判断。结合动机和效果而又着重于动机的善恶，应是最为合理和公正的。

2. 目的与手段　目的与手段是和动机与效果既相联系，又有区别的一个问题。目的是指一个人期望在经历自己努力后到达的目标，手段是指达到这一目标所采取的各种措施、途径和方法。目的决定手段，手段服从目的。没有目的的手段是毫无意义的，同时目的的实现总是通过一定的手段来进行的。在护理实践过程中，护理手段一般最能体现护理目的。因此，从目的与手段相统一的观点出发，根据护理目的应遵循以下原则以体现护理目的与护理手段的统一。

（1）一致性原则：选用的护理手段应与治疗目的相一致。在护理过程中，时刻配合治疗的需要，竭尽全力地为患者创造适合治疗的环境和条件。根据不同对象和患病程度的不同，采取有效的护理手段和措施，以达到治愈疾病的目的。

（2）最佳原则：选用护理手段时，必须是最佳的。对于同一疾病，护理手段会有很多种，应选择在现实条件允许情况下痛苦最小、耗费最小、安全度最高、效果最好的护理手段。

（3）社会原则：选用的护理手段必须考虑社会效果。凡可能给社会带来不良后果的护理手段，都应权衡患者个人利益和社会利益，既要对患者健康负责，更要对社会负责，尽量规避可能给社会带来不良后果的护理手段。当患者利益与社会利益发生矛盾时，护士不但要对患者负责，更要对社会负责。

三、护理伦理评价的方式与方法

护理伦理评价方法是对护理人员的行为善恶、品质好坏进行判断的特有形式，作为医疗护理领域中重要的社会调控手段主要有三种评价方式：社会舆论、传统习俗和内心信念。前两者是来自社会的客观评价，后者是来自自我的主观评价。在进行护理伦理评价时，必须把客观评价和主观评价有机地结合起来，从而使评价更加客观、公正，更好地发挥护理伦理评价的作用。

（一）护理伦理评价的方式

1. 社会舆论　社会舆论（public opinion）是指在一定的生活范围内或一定数量的公众之中，针对某些特定的社会现象和事件的评价性的看法和倾向性的态度和意见。社会舆论作为最重要的护理伦理评价方式，通常表现为两种形式：一是正式的社会舆论，即国家或政府相关部门利用电视、报纸等宣传工具对医疗单位及护理人员进行的赞扬、肯定或谴责、否定的评价，形成权威的社会舆论；二是非正式的社会舆论，即社会人群自觉或不自觉地对周围的人或事发表的言论。无论是权威性高、传播速度快、影响范围广的社会舆论，还是分散的同行评价，在对护理领域和护理行为的道德评价时，都起着广泛而深远的影响。恰当地运用社会舆论来约束和规范引导护理人员的日常工作行为，有助于促进与提升护理伦理的整体水平。

2. 传统习俗 传统习俗（traditional customs）是指人们在社会生活中逐渐形成的，从历史沿袭而巩固下来的稳定的社会风俗和行为规范。因为传统习俗的形成历史悠久，而且对人们日常行为的衡量标准具有普遍的稳定性，比起一般的社会舆论，对人们行为发生的影响，具有稳定性、群众性和持久性的特点。因此，传统习俗在护理伦理评价中也表现出特殊的功能，即传统习俗是评价护理伦理最起码的标准，对护理行为具有相当强的约束力。传统习俗常用"合乎风俗"和"不合乎风俗"来评价人们的行为，从而判断其善与恶。传统习俗有进步的和落后的之分。因此，护理伦理评价必须根据新时期的标准，对于传统习俗要具体分析，支持提倡符合现代文明的传统习俗，摈弃落后的传统习俗。促进新的符合护理伦理的风俗习惯的形成，有助于良好的护理伦理传统在护理伦理评价中发挥积极的作用。

3. 内心信念 内心信念俗称"良心"（conscience），就是人们在履行对他人和社会的义务过程中形成的发自内心地对某种道德义务的真诚信仰和强烈的责任感，是对自己行为进行善恶价值评价的内在精神力量。护理人员的内心信念是指护理人员发自内心地对护理伦理原则和规范的正确性和崇高性的笃信，以及由此而产生的强烈的护理道德意识和护理道德品质。内心信念是护理道德行为最直接的内在动力，对护理人员的伦理行为有着重大影响。外部的社会舆论只有通过内心信念才能起作用。当护理人员竭尽全力护理患者，达到了预期的效果，就会对自己的行为予以肯定；当在护理工作中出现了某些差错，给患者带来一定痛苦或损失时，即使未必他人察觉，也会受到良心的不安和谴责，这种体验比外界的批评和指责更加的强烈和长久。

（二）护理伦理评价的方法

护理伦理评价的方法，是指在进行护理伦理评价时，所采取的操作步骤和方法。具体可以分为两种，即定性评价和定量评价。

1. 护理伦理的定性评价 护理伦理的定性评价是指通过社会评价、同行评价、自我评价等形式，对护理人员的伦理行为做出定性的评价。

（1）社会评价：是指社会、患者和患者家属通过各种形式对护理人员或医院的职业行为进行的善恶判断。对医德医风好的医院和个人给予表扬奖励，反之给予批评和惩罚。这种评价方法是最直接、最具体和最普遍的一种方法。

（2）同行评价：同行评价是指护理人员对某一同行的伦理行为所做出的价值判断。由于护理人员工作在医院，与被评价者同样接触患者，因此他们对护理人员护理行为的评价也容易为被评价者所接受。

（3）自我评价：护理人员根据伦理评价的内容和标准，结合自己的实际工作表现，实事求是地进行自我评价。自我评价在护理伦理评价中具有特殊的地位，起着其他评价所无法代替的特殊作用。护理伦理原则和规范只有"内化"到人的心灵深处，才能实现护理伦理评价的调节作用。护理人员会对自己合乎伦理的行为感到欣慰，并继续坚持这种行为；对于自己不符合伦理的行为感到内疚，促使自己弃旧图新。

2. 护理伦理的定量评价 是指将护理伦理所包含的具体内容加以量化，经过系统分析得出较为客观的评价。这种方法操作简单，实用性强。护理伦理定量评价的具体内容通常是各地医院结合本地的实际情况，运用护理伦理评价的三个客观标准，根据

考点提示

护理伦理评价的标准为有效标准、社会标准、科学标准及互助标准，评价的方式主要是社会舆论、传统习俗和内心信念，其中社会舆论是最重要的护理伦理评价方式。

重点·考点·笔记

不同层次、不同岗位，从服务思想、服务态度、护理作风、护理技术和团结协作等方面确定的。

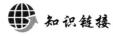 **知识链接**

医疗单位社会评价的几种途径

目前，各医疗单位为社会评价提供了几种基本途径：①建立公开医务制度，实行挂牌服务，实行住院顺序、手术顺序、检查项目的收费价格等公开制度。②建立投诉制度，设立意见簿、意见箱；设立举报信箱、举报电话；定期召开社会各界代表座谈会；设立院长接待日、门诊设行政主任接待室、护士长接待时段等，广泛听取社会各界的意见。③建立社会监督员制度，社会监督员由新闻单位的记者、上级主管部门的领导、合同单位的代表组成，定期或不定期进行评价和报道。④定期召开患者座谈会，对门诊、住院、出院患者进行满意度调查，广泛征求意见，及时反馈改进服务质量。⑤认真受理群众来信、来访和举报、投诉工作。

第二节　护理伦理教育

护理伦理教育作为社会职业道德教育的一种，是护理实践活动中的重要形式。认识和掌握护理伦理教育的概念、原则和过程，对于培养护理人员良好的道德情操，提高护理服务质量都具有非常重要的意义。

一、护理伦理教育概述

（一）护理伦理教育的概念

护理伦理教育（nursing ethics education）是指按照社会主义职业道德要求，由医学教育机构或医疗卫生机构依据护理伦理的基本原则和规范对护理学相关专业的学生和在职护理人员实施有目的、有组织和有计划的系统教育。护理伦理教育目的是提高护理人员的护理伦理品质，帮助护理人员树立良好的职业伦理观念，提高自身伦理素质，增强自律意识，从而使护理人员形成一种对职业道德的自动更新的能力。

（二）护理伦理教育的特点

由于护理伦理是社会职业道德的一种，因此开展护理伦理教育活动，不仅具有社会职业道德教育的共性特征，也具有其自身的特点。

1. **实践性**　护理学是一门技能性很强的特殊学科，在对护理人员进行护理伦理教育的同时，必须紧密结合护理实践，使护理伦理教育与护理实践相统一，避免走过场，空洞说教。只有把护理伦理教育贯穿于护理实践过程中，解决具体的护理实践问题，才能取得满意的教育效果。

2. 层次性　由于护理伦理教育对象的文化知识水平、生活阅历和工作经验等情况各不相同，对护理伦理认识和了解的程度和层次也各不相同。因此，进行护理伦理教育要从实际出发，根据受教育对象的层次不同因人施教，分层次、有针对性地进行。

3. 长期性　护理人员良好的护理道德的形成，需要在长期的护理实践过程中，反复认识、反复实践、不断熏陶和强化才能达到。这是一个日积月累、循序渐进和长期反复的教育过程，决定了护理伦理教育具有长期性。

二、护理伦理教育过程

护理伦理教育的过程就是培养护理人员护理伦理品质的过程。从提高伦理认识开始，进而培养护理伦理情感，锻炼伦理意志，树立伦理信念，最终养成良好行为和习惯。护理伦理教育的过程包括以下五个层次。

（一）护理伦理认知教育

护理伦理认知（nursing ethics awareness）是护理人员对护理伦理的理论、原则和规范的接受和认同。它是护理人员把外在护理伦理要求转化为自身内在伦理理念的前提和基础。认识是行动的先导，护理人员全部的护理实践，都是在一定的思想、认识的指导下进行的。帮助护理人员提高对护理伦理认识，增强明辨是非、善恶、美丑的能力，增强履行护理伦理义务的自觉性，是护理伦理教育的首要环节。

（二）护理伦理情感教育

护理伦理情感（nursing ethics emotion）是在护理伦理认识的基础上产生的，是护理人员对患者和从事的护理工作所产生的热爱或憎恨、喜好或厌恶的内心体验。护理人员对自己从事的工作是否热爱、对患者是否同情会直接影响其采取什么样的工作态度与行为。护理人员只有树立起职业的自豪感、对工作的责任心、对患者的同情心、对社会的良知感，才能履行人道主义精神，关心同情患者。良好的护理伦理情感不是与生俱来的，而是通过示范、指导、劝说等方式逐渐形成的。培养良好的护理伦理情感离不开护理伦理教育，教育者需要促使护理人员认真履行伦理义务，出色地完成本职工作。因此，培养护理伦理情感是进行护理伦理教育的重要环节。

（三）护理伦理意志教育

护理伦理义务的履行会遇到这样那样的困难，这就需要有坚定的意志。护理伦理意志（nursing ethics will）是护理人员在履行护理伦理义务过程中表现出的克服困难和障碍的毅力。护理人员在护理工作中往往需要克服来自各方面的困难和阻力，如落后习俗的阻挠、人情世故的干扰和个人欲望的影响等。如果没有坚强的意志和毅力，就有可能放弃初衷、遇难而退、半途而废。护理伦理教育就是帮助护理人员加强自身情感调控，始终不渝地去实现自己的信念和承诺，认真履行护理伦理义务。因此，培养坚强的护理伦理意志在护理伦理品质的形成过程中起着非常重要的作用。

（四）护理伦理信念教育

护理伦理信念（nursing ethical beliefs）是护理人员将护理伦理认识、护理伦理情感与护理伦理意志有机结合成个人行动的指南和原则。它是护理人员内心强烈的责任感和对于自己从事工作的精神支柱。护理人员一旦树立了牢固的护理伦理信念，就能自觉地按照坚定的信念指导行动，并依据自己的信念评判自己和他人行为的善恶与是非。因此，启迪、培养和强化护理伦理信念，是护理伦理教育的中心环节。

（五）护理伦理行为与习惯教育

护理伦理行为和习惯（nursing ethical behavior and habits）是护理人员在一定的护理伦理认识、情感、意志和信念的支配下，采取和形成的一种经常的、持续的、自然而然的行为活动方式，是衡量护理伦理水平高低和护理行为好坏的重要标志。通过护理伦理教育，使护理人员在护理行动中形成一种个人内在的人格特征和外在的行为习惯，培养良好的护理伦理行为和习惯是护理伦理教育的落脚点和归宿。

三、护理伦理教育的原则和方法

（一）护理伦理教育的原则

1. 理论联系实际的原则 理论是实践的先导，护理人员高尚的护理伦理道德意识的提高、行为的养成离不开护理伦理理论的指导。因此，向护理人员进行护理伦理的基本理论、原则和规范的教育是必要的。但是，离开了实践，再丰富的理论教育也会失去意义，失去护理伦理教育的真正目的。在护理伦理的教育过程中，必须坚持从实际出发，适应时代和社会发展的客观要求。面对临床护理中出现的新问题，尤其是社会与行业中的敏感问题，教育者要用正确的理论做出科学合理的解答。培养护理人员分析和解决实际问题的能力，逐步使护理伦理的理论原则和规范转化为良好的护理伦理行为和习惯，从而养成良好的护理品质，这才是护理伦理教育的真正目的。护理人员只有在实践的过程中，才能意识到伦理的重要性，才能逐步去发现和弥补自己的不足之处。因此，护理伦理教育必须注重把护理伦理理论与护理工作的实际紧密结合起来，把"知"和"行"有机地统一起来。

2. 因材施教原则 因材施教原则是教育学的一个基本原则，也是护理伦理教育所必须遵循的原则之一。由于每个护理人员的成长环境和受教育程度不同，决定了他们在性格、气质、兴趣、爱好、需要、层次、工作经验和工作种类等方面具有不同的特点。因此，进行护理伦理教育必须依据教育对象的特点，采用不同的方法，有针对性地进行。只有这样，才能取得良好的教育效果。

3. 自主性原则 在进行护理伦理教育过程中，要充分发挥护理人员的主观能动性，使护理伦理教育成为一个自觉的过程。在教育过程中，是否能够发挥护理人员的内因作用是决定教育成败的关键一环。同样，在护理伦理教育中，启发护理人员进行自我教育、自我完善、自我实现的主动性，从内心真正理解和懂得应该怎样做。只有实现"有需要这样做"到"应该和乐于这样做"的转化，才能真正激发护理人员进行自我教育，才是真正的教育。

4. 目的明确原则 在护理伦理教育中要明确教育的目的和方向，即培养具有全心全意为人民服务的高尚护理伦理修养的护士，并始终坚持运用这一原则指导护理伦理教育的全过程。

（二）护理伦理教育的方法

护理伦理教育是一个长期性的复杂系统工程，目的是要培养有高尚护理伦理道德的护士，在教育过程中需要遵循一定的教育方法。

1. 专业教育法　护理伦理教育与专业教育密不可分，应该寓护理伦理教育于护理实践之中。如在临床见习和实习阶段结合护理实践进行教育，临床带教教师在教学工作中面对患者向学生展示护理伦理在护理工作中的体现，对学生起到好的示范作用。护理人员在进入临床工作岗位之前，应介绍医院护理工作概况、医院护理管理规章制度及护理安全教育等。每年利用"5·12"国际护士节举行"礼仪表演""授帽仪式""护理操作技能大赛"等形式多样的活动，使护理伦理教育显得更加自然、生动和形象。

2. 榜样示范法　在护理伦理教育过程中，教育者要充分发挥社会舆论的作用，弘扬正能量，奖励优秀护士。用卫生战线典型模范人物的优秀事迹进行引导、教育，使受教育者受到感染和熏陶。激发护士的工作热情，巩固专业思想，增加荣誉感，使护理人员的行为规范化。

3. 案例警示法　针对那些发生在护理人员身边的"活教材"或典型案例进行教育，如对护理人员在工作中因服务态度生硬造成的护患冲突、因责任心不强或不按时巡视患者而造成的护理事故等案例进行讨论，并给出合理建议，达到思想一致。从而使护理人员理解到不良的护理伦理品质的危害，从内心深处接受正确的知识和道理，达到护理伦理教育的效果。

第三节　护理伦理修养

护理服务是护理人员的天职，使患者早日康复是护理人员的最终目的。无数护理人将自己的耐心、细心、爱心、责任心奉献给了患者，为人类的健康事业做出了卓越贡献。这是护理伦理规范的要求，但也离不开护理人员的护理伦理修养。

一、护理伦理修养概述

（一）护理伦理修养的概念

修养是指理论、知识、艺术、思想等方面的一定水平，通常也是一个人综合能力与素质的体现。护理伦理修养（nursing ethics cultivation）是指护理人员在护理伦理品质形成中按照护理伦理学的基本原则和规范要求所进行的自我教育、自我磨炼和自我陶冶的过程和到达的伦理修养境界。护理人员的伦理修养不是与生俱来的，它是通过学校教育、毕业后的规范化培训及后天的护理实践中艰苦磨炼，逐步形成的。

（二）护理伦理修养的作用

1. 有利于提高护理工作质量　护理人员伦理修养水平的高低关系到患者的根本利益，直接影响到护理工作质量的高低。护士只有加强护理伦理修养，提高道德品质，培养强烈的事业心、责任感，工作中认真、亲切和周到地为患者服务，才能出色地完成本职工作，促进护理工作质量的提高。

2. 有利于强化医院的整体管理　护理作为医疗工作重要的领域，工作内容涉及医院大部分科室，工作职责和任务关系到医疗、教学、预防保健和医院管理等很多方面。护理人员不仅要和患者、患者家属打交道，还要注意处理好与医院内部各科室人员的关系。加强护理伦理修养，可以帮助护理人员树立良好的工作作风，促进医院整体管理水平的提高。

3. 有利于建设和谐社会　护理伦理修养不仅对护理人员、对医院建设是必要的，对社会也有重要意义。医院是社会的窗口，护理人员面对着社会从事各种职业的人群。护士在医院肩负着双重任务，既是患者的服务者，又是社会主义精神文明的传播者。护理人员的医德修养高，工作一丝不苟，热情地对待患者，人们就可以从护理人员身上感受到社会充满着温暖，从而促进社会和谐和推动精神文明建设。因此，护理人员的护理伦理修养对建设和谐社会也有重要的意义。

二、护理伦理修养的境界

（一）护理伦理修养境界的概念

境界是事物发展水平或程度的深浅。护理伦理修养境界（the realm of nursing ethics cultivation）是指护理人员在伦理修养过程中所形成伦理修养水平、觉悟水平的状况。在现实生活中，由于每个护理人员的世界观，以及对人生价值和社会责任的认识能力等方面存在着差异，护理人员的道德水平也不尽相同，护理伦理修养水平呈现出不同层次。依据护理人员对待个人与患者、个人与社会关系中的精神境界和实际表现，护理伦理修养的境界大致可以分为以下四个层次。

（二）护理伦理修养境界的层次

1. 自私自利的伦理境界　处于这种境界的护理人员，一切以自我为中心，做任何事都以自己利益为主，而且永远不能满足。自私自利，遇事先替自己打算，一切行为活动就是满足个人的私欲。寻找机会和借口以职业之便，获取个人名利。如果不能满足其私欲，就刁难患者。这种护理人员虽然并不多见，但给护理队伍造成极坏的影响，这类护理人员必须加强伦理教育，促使其尽快转变。

2. 合理利己的伦理境界　这种境界具有一定的普遍性，在自己的个人利益得到一定满足的前提下能够考虑到患者和集体的利益，也就是在追求和获得个人利益的同时，不伤害他人和集体的利益。但当个人利益和集体利益或者他人利益发生冲突时，往往把个人利益摆在最重要的位置。这种境界虽有其合理性，但处于这种境界的护士，处事的根本出发点还是为了个人利益，与自私自利仅一步之遥。因此，这种境界的护理人员也要加强护理伦理教育，引导其向先公后私境界迈进。

3. 先公后私的伦理境界　这种境界是大多数护理人员所要达到的伦理境界，无论做什么事情，都以社会利益、集体利益为重，能够自觉处理好社会、集体和个人三者之间的利益关系。先集体后个人，先他人后个人，通过自己的努力获得应得的合理合法个人利益。绝不会去损害社会和他人利益，在必要的时刻，能够毫无怨言地克制自己的利益。这种境界的护士，随着时间的推移，阅历积累，不断进行自身伦理修养，就可到达护理伦理最高境界。

4. 大公无私的伦理境界　这是护理伦理修养的最高境界。这种境界的护理人员在处理任何事情时都全心全意为患者着想，热爱护理事业，对工作高度负责，廉洁奉公，公而忘私，能够为患者的利益牺牲个人的利益。南丁格尔、王秀英、林菊英等护理前辈，历届南丁格尔奖章的获得者，参加抗击 SARS 疫情的护士，以及自然灾害救援时涌现出来的优秀护士们，都是大公无私伦理境界的楷模，体现了护理人员的理想人格，是众多护理人员学习的楷模。

三、护理伦理修养的途径与方法

伦理修养是一个长期艰苦的过程，护士需要通过各种途径和方法，自觉地进行自我教育和锻炼，才可能形成高尚的护理伦理修养。

1. **学习**　护理工作是一项责任重大的服务性工作，没有广博的知识和精湛的技术是难以满足患者的健康需求的。因此，护理人员必须不断学习补充更新知识。不但要学习护理专业知识，精通护理基础知识和熟练掌握专业技术操作；而且要努力学习护理伦理知识，向身边优秀的护理人员学习。护理人员要在工作中锻炼和提高自己伦理修养，在学习中不断进步，不断完善自己。

2. **内省**　内省就是对自我内心的审视，是一种自律心理，也是一种自我反省的精神。这就是要求护理人员经常自我反省自己的品行是否合乎护理伦理的要求。要随时了解自己的思想、情绪与态度，时刻保持道德自觉，做出正确的伦理判断和选择，进而强化伦理信念，护理伦理修养才能逐渐提高和完善。

3. **慎独**　慎独是护理人员伦理修养的最高境界，也是护士应具备的最基本的护理伦理意识。慎独指在道德行为上具有高度的自觉性、一贯性和坚定性。对护理人员而言，慎独即凭借自我的道德克制力来对个人内心深处比较隐蔽的意识、情绪进行管理和自律。随着医学模式的转变，护理工作多由个人独立完成，尤其是夜班。在无人监督、单独工作时，护理方式正确与否，与患者的生命健康和家庭的幸福息息相关。这就需要护士培养慎独精神，时刻审视自己的行为是否符合护理伦理规范的要求，努力达到慎独境界。

4. **实践**　实践是培养和提高护理人员护理伦理修养的根本方法。护理伦理修养来源于护理实践，服务于护理实践。因此，护理人员只有投身于全心全意为人民健康服务的护理实践中，才能真正理解伦理的内涵。护理人员只有通过护理实践，才能认识到个人的品德和行为有哪些与护理伦理相抵触或不协调的地方，从而促使自己积极地进行思想斗争，积极地提高护理伦理修养水平。

（孔　伟）

考点提示
伦理修养的途径与方法包括学习、内省、慎独和实践。

课后练习

一、选择题

A₁ 型题

1. 护理道德修养的根本途径是（　　　）

　　A. 医学实践　　　B. 理论学习　　　C. 自我反省　　　D. 慎独　　　E. 接受患者监督

2. 护理伦理教育的特点主要是 （　　　）

    A. 稳定性　　　B. 独特性　　　C. 教育性　　　D. 专业性　　　E. 原理性

3. 护理伦理评价方式中，最主要的评价方式是 （　　　）

    A. 道德教育　　B. 道德认识　　C. 内心信念　　D. 传统习俗　　E. 社会舆论

4. 医护人员的医德情感具有 （　　　）

    A. 易变性　　　B. 稳定性　　　C. 理论性　　　D. 实践性　　　E. 理想性

A_2 型题

5. 某患者夜间突发急腹症被送往医院急诊，初诊为急性胆囊炎。接诊医生因自己年轻，怕担风险，未做任何处理，即让家属将患者转送到十多公里以外的中心医院。致使延误了治疗时间，患者胆囊穿孔。后虽经抢救挽救了生命，但医药费用去了两万多元。对该医生正确的伦理评价是 （　　　）

    A. 没有什么问题，不想接诊的患者就可以让他转走

    B. 没有什么问题，风险大时首先要学会保护自己

    C. 没有什么问题，当时的情况可以转诊

    D. 错误，违反了首诊负责制的要求，对患者造成了严重伤害

    E. 错误，没有将此事报告上级，擅自决定转诊

二、思考题

1. 简述护理伦理修养的途径及方法。

2. 试述护理伦理教育的过程。

三、案例分析

【案例资料】

某医院急诊收治一名脑出血患者，行开颅手术，术后连夜送至重症监护室。值班护士认真细致护理患者并随时监测生命体征。凌晨5时，护士仔细观察发现，患者突然出现呼吸急促、双侧瞳孔不等大等异常现象，迅速向值班医生报告，并打开呼吸机，做好二次手术的准备。后经开颅手术证实，患者脑部又有一动脉破裂出血。由于发现及时，医护密切配合抢救，患者得救。请对该护士的行为作伦理分析。

【伦理分析】

1. 该护士的行为符合护理伦理原则和规范的要求，体现了护士具备良好的伦理修养和伦理品质。

2. 从护理伦理评价的依据来分析，好的动机产生好的效果，该护士所采取的护理手段与目的一致；从服务思想、服务态度、护理作风、护理技术、团结协作等方面考核护士的行为，符合护理伦理评价的疗效标准，即护理行为有利于患者疾病的缓解和痊愈。

四、实践训练

1. 训练目的　在班级开展护理伦理自我教育活动，弘扬南丁格尔精神，提高护生的护理伦理品质，帮助其树立良好的职业伦理观念，训练护生良好的逻辑思维及语言表达能力。

2. 训练计划

（1）训练方式：每班分为 4 组或 5 组，每组 8～10 人，以护理先进事迹为主题，开展"讲故事"实践活动。

（2）活动步骤：

1）分组查询我国近五年"南丁格尔"奖获得者或其他著名护理届前辈的先进事迹，结合自己的就医经历或社会见闻，每小组编写一个具有教育意义的小故事并面向全班同学进行演讲或表演，形式各组自定。

2）各组表演或演讲不超过 10 分钟，各组成员可相互补充并就自己的故事组织进行讨论。

3）重温相关理论知识，教师小结，给予评价。

3. 实践评价

（1）过程评价：教师对各组成员的参与性及教育效果进行定性评价。

（2）结果评定：各组上交实践教学案例及本组就该教育活动开展的总结及收获，教师给予定量评价。

第十三章　护理伦理与卫生法规

📖 **学习目标**

1. 掌握　卫生法律法规的概念、特征和基本原则。
2. 熟悉　卫生法律关系的概念、特征和构成要素。
3. 了解　卫生法律法规的制定、实施和卫生法律责任。

🌐 **案例引入**

　　患者，男，73岁，肺气肿收住入院。值班护士误为其进行链霉素0.5 g肌内注射。注药大约0.1 ml时，发现自己打错针，立即停止注射，采取补救措施但未向医生汇报。3～4分钟后，患者突发心前区不适、发绀、呼吸困难，该护士立即请来医生抢救。查患者重度缺氧，抽搐，意识不清，血压测不到，给0.1%盐酸肾上腺素1 ml皮下注射，吸氧，静脉给强心药等。经多方抢救无效死亡。

讨论分析：

（1）本案例是否属于医疗事故？请分析说明。

（2）本案中护士有哪些违法行为？

（3）护理工作中有哪些常见的伦理问题与法律问题？

解析路径导航：

（1）结合执行医嘱的法律问题分析该案例护士的医疗行为是否违法。

（2）准确理解医疗事故的定义及分级标准，结合案例中影响护士行为的主客观因素及护理行为的结果分析说明本案例是否属于医疗事故及如何从法律层面界定医疗事故分级。

（3）从法律层面认识并遵循护士的职业义务及伦理规范，结合临床实践及该案例护理行为的结果和社会影响明确护士在职业范围内应承担的法律责任。

　　护理是与人类生命和健康相关的专业，有赖于健全的法律法规和良好的伦理道德来规范专业行为，保证服务的安全性和有效性。而这一切必须建立在从业人员对其法律责任与伦理规范正确认识和严格履行的基础上。

第一节　卫生法律法规概述

　　卫生法律法规是指调整保护人体的生命健康，规范与人体生命健康相关活动中形成的各种社会关系的法律规范总和。本节主要从卫生法律法规的概念、调整对象、特征、基本原则几个方面进行阐述。

一、卫生法律法规的概念与作用

（一）卫生法律法规的概念

法律法规是体现统治阶级意志并由国家强制力保证实施的行为规范体系。卫生法律法规是指由国家制定或认可，以保护人体生命健康为目的，以权利义务为调整机制，并通过国家强制力保证实施的调整卫生社会关系的一系列法律规范的总和。我们通常说的卫生法就是指卫生法律法规，简称卫生法规。它不仅包括宪法、刑法、民法和行政法律中用于调整卫生领域的法律规范，也包括卫生法律、卫生行政法规、地方性卫生法规，以及卫生规章、卫生决定与卫生办法等。卫生法规有以下几层含义。

（1）卫生法规的表现形式是以生命健康、人口素质、医药卫生为主要内容的卫生法律文件，以及其他法律中有关医药卫生的条文。

（2）卫生法规的目的是保护社会公共卫生秩序，规范卫生行为，保证医药卫生、预防、保健活动的正常进行，与其他法律规范有重大区别。

（3）卫生法则以卫生权利和义务为基本内容，规定卫生法律关系参加人享有什么样的权利和应承担什么义务。

（二）卫生法律法规的作用

1. 贯彻党的卫生政策，促进卫生事业发展 在社会主义建设中，卫生事业占有重要地位，它决定着能否提高人民的健康水平和促进民族的繁衍。党和国家为保证人民的心身健康，按照社会主义初级阶段的发展规律制定了正确的卫生政策以指导卫生工作。加强卫生立法，可将经过实践证明是科学、有效的卫生政策具体化、法制化、制度化，成为具有相对稳定性、国家强制性与规范性的法律条文，改变长期以来形成的卫生工作"人治"现象。发展卫生事业，除采取行政、经济、科技、教育等手段外，还必须采取强力的法律手段。通过卫生立法，可使国家卫生管理工作有章可循，有法可依，使卫生工作向科学化、社会化和法制化发展，从而促进社会主义卫生事业的发展。

2. 增强卫生法律意识，保护人体健康 长期以来，由于我国卫生法制不健全，卫生法律意识淡薄，有法不依，甚至"以言代法""以权代法"的现象时有发生，致使环境污染日趋严重，危害人体健康的假冒伪劣食品、药品、物品泛滥成灾。鉴于此，在卫生行政管理中，采用法律手段，进行卫生法制教育，增强卫生法律意识，使国家机关、企事业单位、社会团体、医疗卫生机构和公民明确各自在卫生活动中的权利和义务并努力改善和提高卫生条件，同时对违反卫生法的行为进行制裁，从而起保护人体健康的作用。

3. 促进医学科学和经济社会的发展 当今，高新科技不断被运用到医学领域，如试管婴儿、器官移植等，促进了医学科学的发展，同时也带来了一系列的问题。这些问题如得不到解决，势必影响医学科学的进一步发展。新的价值观念冲破了某些传统的道德观念，如安乐死的提出，新病种如艾滋病等的出现，都对医学科学的发展提出了挑战。而卫生法规就是保证和促进医学科学发展的重要手段。卫生法的实施还可促进企业加强自身管理，推动企业生产和技术革新，提高产品卫生质量，促使人们自觉遵守卫生法规，提高生产水平和经济效益，从而推动经济不断发展。

4. 维护国家主权，促进国际卫生合作　随着对外开放政策的实行，我国同世界各国的友好往来日益增多，食品、药品、医疗用品的进口贸易不断扩大，传染病的传播机会增多，卫生活动中的争议也会增加。卫生法规对于预防国内外一些疾病的传播，解决外贸索赔争议，维护我国主权和其他合法权益，保护我国公民的身体健康，起着日益重要的作用。我国于 1979 年 6 月正式承认《国际卫生条例》，参加了国际《麻醉品单一公约》和《精神药物公约》的缔约，并在卫生法上注意与有关的国际条例、公约相协调，既维护了国家主权，又履行了国际义务，有利于促进国际卫生合作。

5. 明确责任，健全卫生管理体制　卫生机构包括卫生管理机构和卫生业务机构。这些机构的设置和职责的明确，并不是凭个人意志而是依据卫生法的规定。因此，这些机构是依法建立的机构，其职责成为法定职责，其法律地位和行为合法性、权威性都有了法律依据。同时，法律明确了不同的机构、人员各自的职责，健全了我国的卫生管理体制。

二、卫生法律法规的特征与原则

（一）卫生法律法规的特征

1. 保障生命健康权利　生命健康权是指公民对自己的生命安全、身体组织、器官的完整和生理机能及心理状态的健康所享有的权利，包括生命权、身体权和健康权。生命健康权是公民人身权中一项最基本的权利。卫生法规以保障公民生命健康权为根本宗旨，是指卫生法规的制定和实施要从广大人民群众的根本利益出发，使每个公民依法享有基本医疗保健的权利，增进身体健康。

2. 紧密联系自然科学　卫生法规的许多内容是依据现代医学、药学、生物学、公共卫生学等学科的基本原理及研究成果为基础制定的，更有许多内容是这些学科研究成果的具体体现。可以说现代医学科学的发展推动着卫生法的发展，使卫生法不断地进步和完善，使其符合现代社会的需要，更有利于现代社会人体生命健康权益的保护。

3. 吸收大量的道德规范和技术规范　卫生法规要保护的是人体健康这一特定的对象，加之医疗卫生工作本身就是一项技术性很强的工作，这就必然要将大量的技术规范法制化。即卫生法规将直接关系到公民生命健康安全的操作规程、卫生标准等确定下来，成为技术规范，并把遵守技术规范确定为法律义务，使公民生命健康权得到保障。

4. 调整内容十分广泛　保障公民健康权利是一项非常复杂、非常具体的社会工程。它不仅涉及人们在劳动、学习和生活中的卫生条件和居住环境，而且涉及对疾病的治疗、预防和控制；不仅关系到优生优育和社会保障事业，而且还关系到公民自身的健康权益；不仅要处理因卫生问题而产生的人际关系，而且要解决卫生工作中的技术问题。因此卫生法规的内容几乎涉及了社会生活的各个领域，凡是对人体健康产生影响的产品、环境、活动和行为等，都在卫生法规的调整范围之内。

5. 调节手段多种多样　卫生法规调整内容广泛，决定了其调节手段多样。为了有效保护公民的健康权利，卫生法规既要采取行政手段来调整卫生行政组织管理活动中产生的社会关系，又要采取民事手段来调整卫生服务活动中的权利义务关系，还要借助刑法的规定惩处危害公民生命健康的犯罪行为。

6. 反映社会共同需求　疾病的发生和流行没有国界、地域和种族人群的限制，也不因国家贫富、强弱和社会制度的不同而使疾病防治的根本目的有所不同。预防和消灭疾病，保障人的生命健康权利，这是全人类的共同目标。尽管卫生法规同其他法律一样体现的是统治阶级的意志，然而就其规范的具体内容而言，也体现出其他阶级和阶层人士对健康的需求。因此，如何保障国民得到最高水平的医药健康保健服务，如何最大限度地维护国民的生命健康权益，一直是世界各国共同关注的主题，也是世界各国卫生法的首要宗旨和根本目的。

（二）卫生法律法规的基本原则

1. 保护公民身体健康的原则　健康权是指公民以其身体的生理功能的完整性和保持持续、稳定、良好的心理状态为内容的权利。卫生法的制定和实施就是从保护公民身体健康合法权益出发，以维护公民身体健康为最高宗旨，使每个公民都依法享有改善卫生条件、获得基本医疗保健的权利，以增进身体健康。

2. 全社会参与原则　全社会参与原则是指卫生工作必须把各级政府、部门和企事业单位及群众的积极性调动起来，参与进去。卫生事业在社会发展中发挥着不可替代的特殊作用，也为社会各级政府、组织和个人所认识，成为全社会的共同行为。通过为全社会成员提供医疗保健和卫生防疫服务，保护社会劳动力，使劳动者具有健康的体魄、良好心理素质和社会适应力；同时通过优生优育和儿童保健工作，提高人口质量，促进民族繁荣昌盛。

3. 卫生监督原则　卫生监督原则是指政府卫生行政部门和法律授权承担公共卫生事务管理的组织，对管辖范围内的社会组织和个人贯彻执行国家卫生法律、法规、规章的情况，要予以监察督导。坚持依法办事，严格执法，同一切违法行为做斗争，直到追究法律责任。卫生法律监督包括医政、药政、防疫监督和其他有关卫生监督。

4. 预防为主原则　预防为主原则是我国卫生工作长期的基本方针和政策的概括。凡有可能对人体生命健康产生影响的行为和活动，或可能引起疾病广泛传播的重大传染病疫情及影响较大的食品中毒和职业中毒事件，卫生法规定了相应的监测、预警、报告、强制性检疫、强制隔离与治疗、封锁疫区等多项制度与措施，并强化了相关人员的职责及法律责任。

5. 依靠科技进步的原则　生命科学是当今科技发展最活跃、最重要的领域，它不断给医学发展提供巨大的动力，使人类对自身生命现象和疾病本质的认识不断进入新的阶段。所以，以维护人体生命健康为宗旨的卫生法，必然把依靠科技进步作为自己工作的原则，以推动医学科技发展、保障医学科研工作秩序、维护医学研究人员合法权益。

6. 中西医协调发展原则　中西医协调发展原则是指在对疾病的诊疗护理中，正确处理好祖国传统医学和西医的关系，促进两者协调发展。卫生法把中西医协调发展纳入自己的基本原则，立法上予以具体规范，运用上予以保障，有利于实现维护公民健康权利的根本宗旨。

三、卫生法律责任的概念与特点

（一）卫生法律责任的概念

卫生法律责任是指公民、法人或其他组织违反卫生法律法规给其他人或社会造成损害应承担的法律后果。卫生法律责任是法律责任中的一种，对卫生法律责任的规定是规范卫生法律关系主体行为，是确保公民生命健康权益的重要措施。

（二）卫生法律责任的特点

必须有法律的明文规定；有专门的认定机关；承担方式必须法定；法律责任不具有连带性；与法律制裁有密切的联系；不同的法律责任有完全相同的制裁方法。

第二节　护理工作中的伦理与法律

一、护理工作中常见的伦理与法律问题

在护理工作中，护士应懂得护理伦理并熟悉国家的法律法规。要明确护理工作中常见的法律问题，自觉遵纪守法，用法律来保护患者和自身的合法权益，提高护理质量。

（一）护士资格的问题

护士的法律资格是法律赋予护理专业人员在执业过程中的权利和义务，一般通过护理法律来确定。在我国《中华人民共和国护士条例》（以下简称《条例》）对护士的法律资格做了规定。

1. 护士的执业资格　护士是经执业注册取得执业证书，依照条例规定从事护理活动，履行保护生命、减轻病痛、增进健康职责的卫生技术人员。要取得护士资格必须通过卫生部统一执业考试，取得《中华人民共和国护士执业证书》，经护士执业注册后方能从事护士工作。从法律上讲，护生必须按照卫生行政部门的有关规定，在执业护士的严密监督和指导下，为患者实施护理。护生进入临床实习前，应明确自己法定的职责范围，严格遵守操作规程。带教老师应严格带教，护生应虚心学习，勤学苦练，防止发生差错或事故。

申请护士执业注册，应当具备下列条件。①具有完全民事行为能力。②在中等职业学校、高等学校完成国务院教育主管部门和国务院卫生主管部门规定的普通全日制3年以上的护理、助产专业课程学习，包括在教学、综合医院完成8个月以上护理临床实习，并取得相应学历证书。③通过国务院卫生主管部门组织的护士执业资格考试。④符合国务院卫生主管部门规定的健康标准。⑤护士执业注册申请，应当自通过护士执业资格考试之日起3年内提出；逾期提出申请的，还应当在符合国务院卫生主管部门规定条件的医疗卫生机构接受3个月临床护理培训并考核合格。

2. 护士的权利　护士权利是护士在护理执业中应享有的权利和应获得的利益。护士明确自身的权利，依法执业，对促进护理工作顺利开展具有重要意义。

（1）人格尊严和人身安全不受侵犯的权利：护士依法执业过程中，人格尊严和人身安全受到法律保护，任何单位和个人不得侵犯。对于扰乱医疗秩序，阻碍护士依法

开展执业活动，侮辱、威胁、殴打护士或有其他侵犯护士合法权益的行为，依照《治安管理处罚条例》的规定由公安机关给予处罚；构成犯罪的，依法追究其刑事责任。

（2）安全职业的权利：在执业活动中，护士享有获得与其所从事的护理工作相适应的卫生防护、医疗保健服务的权力。直接接触有毒有害物质、有感染传染病危险的护士，有依法接受执业健康监护的权力。患职业病的护士有依法获得赔偿的权利。

（3）获取专业技术职称和学习、培训的权利：护士有按照国家相关规定获得与本人业务能力和学术水平相应的专业技术职务、职称的权利。有参加专业培训、从事学术研究和交流、参加行业协会和专业学术团体的权利。

（4）获得履行职责相关的权利：护士有获得与患者疾病诊疗、护理相关信息的权利和其他与履行护理职责相关的权利，有对医疗卫生机构和卫生主管部门的工作提出意见和建议的权利。

（5）获得表彰、奖励的权利：国务院相关部门对在护理工作中做出杰出贡献的护士，应当授予全国卫生系统先进工作者荣誉称号或者颁发白求恩奖章。受到表彰、奖励的护士应当享受省部级劳动模范、先进工作者待遇。对长期从事护理工作的护士应当颁发荣誉证书。

（6）经济待遇权：经济待遇是社会给予某一职业从业者的物质报酬，包括工资、津贴、福利等。这是护士维持个人和家庭生活，保持其工作能力的基本保证。在执业活动中，护士享有按照国家相关规定获取工资报酬、享受福利待遇、参加社会保险的权利。任何单位、个人不得克扣护士工资，不得降低或者取消护士的福利待遇。

3. 护士的义务　护士的义务是指在护理工作中，护士对患者、对社会应尽的职责，包括对患者的法律和道德的责任。护士履行义务的目的在于维持和促进患者的生命及健康。护士依法履行的义务如下。

（1）遵守法律、法规、规章和诊疗护理规范的义务：这是护士从事护理工作的根本原则，即合法性原则；也是护士必须向医疗卫生机构、患者、社会履行的最基本的义务之一。护士在执业活动中，应当严格遵守医疗卫生法律、法规、部门规章和诊疗护理规范的规定，如"三查七对"制度、消毒隔离制度、疾病护理常规等，从根本上避免护理差错和事故的发生，从而为患者提供安全、有效的护理。

（2）向患者解释和说明的义务：在护理活动中，护士应将患者的病情、诊疗护理措施、医疗费用和预后等情况如实告诉患者，及时回答患者的疑问和咨询。如果因诊断结果不良如恶性肿瘤、精神性疾病等，需对患者实行保护性医疗时，护士应将相关情况告知患者家属。

（3）正确执行医嘱的义务：在护理工作中，护士应按规定核对医嘱。当医嘱准确无误时，应及时正确的执行；当医嘱违反法律、法规、规章或诊疗技术规范时，应及时向开具医嘱的医生提出；必要时，应当向该医生所在科室的负责人或者医疗卫生机构负责医疗服务管理的人员报告。如果明知医嘱有误却不提出或由于疏忽大意未发现而执行造成严重后果的，护士将与医生共同承担法律责任。

（4）及时救治患者的义务：护士在执业过程中，发现患者病情危急，应立即通知医生进行抢救。在紧急情况下为抢救垂危患者生命，护士应先行实施必要的紧急救护，如给氧、吸痰、止血、建立静脉通道、行胸外心脏按压和人工呼吸等，待医生到达后，护士应立即汇报抢救情况并积极配合医生进行抢救。

（5）尊重和保护患者隐私的义务：由于治疗护理的需要，护士在工作中不可避免地会接触患者的隐私，如婚姻状况、生理缺陷、实验室检查结果、疾病的诊断和预后等，护士有为患者保密的义务和责任。同时，未经患者同意，护士不得复印或转发患者病历，不得将患者的个人信息泄露给与治疗护理无关的其他人员。若护士泄露或公开谈论患者的隐私，则侵犯了患者的隐私权，患者可追究护士的法律责任。

（6）参与突发公共卫生事件救护的义务：护士肩负着保护人民群众生命安全的使命。当发生自然灾害、公共卫生事件等严重威胁公共生命安全的事件时，护士应当服从县级以上人民政府卫生主管部门或所在医疗卫生机构的安排，立即奔赴现场或临床一线，全力参与伤员的救治，决不能推诿、逃避或耽误患者的抢救工作。对发生自然灾害、公共卫生事件等严重威胁公众生命健康的突发事件时，不服从安排参加医疗救护的护士，县级以上卫生行政部门可根据情节严重程度，给予警告、暂停执业活动和吊销护士执业证书的处罚。

（7）如实记录和妥善保管病历的义务：病历是记录患者病情的病史资料，是进行医学观察、研究或提供医学证明的重要依据，也是处理医疗纠纷时重要的法律证据。护士应按卫生行政部门的要求书写并妥善保管病历资料。

（二）执行医嘱的法律问题

医嘱是医生根据患者病情的需要拟订的书面嘱咐，由医护人员共同执行。根据《条例》规定，护士在执业中应当正确执行医嘱，观察患者的身心状态，对患者进行科学的护理。护士在执行医嘱时应注意以下几点。

1. 严格遵循"三查七对"的给药原则，仔细核查医嘱无误后，认真及时准确执行医嘱，不可随意篡改或无故不执行医嘱。

2. 若护士发现医嘱有明显错误，有权拒绝执行，并向医生提出；反之，若明知该医嘱可能给患者造成损害，酿成严重后果，仍旧执行，护士将与医生共同承担相关的法律责任。

3. 当患者对医嘱提出疑问时，护士应首先核实医嘱的准确性，必要时向医生反映后再决定是否执行。

4. 当患者病情发生变化，护士应及时通知医生，并根据自己的知识和经验与医生协商，确定是否继续或暂停、修改医嘱。

5. 慎对口头医嘱和"必要时"等形式的医嘱，一般不执行口头医嘱或电话医嘱。在抢救、手术等特殊情况下必须执行口头医嘱时，护士应向主管医生复诵一遍口头医嘱，双方确认无误后方可执行。在执行完医嘱后，应及时记录医嘱的时间、内容、患者当时的情况等，并让医生及时补上书面医嘱。

（三）分级护理中的法律问题

根据患者病情的轻、重、缓、急及患者自理能力，医生给予患者不同级别护理的医嘱，护士执行。通常将护理级别分为4个等级，即特级护理、一级护理、二级护理及三级护理。执行分级护理强调医护协调，但不同医生对分级护理的认识不一致，掌握的尺度也不同。若医生开具过多不必要的一级护理会额外增加护士劳动强度，无法按要求巡视患者、提供护理及书写护理记录。若护士未领会分级护理的意义，未切实实施分级护理，导致护理级别流于形式，部分真正需要特级护理、一级护理的患者护理不到位，影响患者的切身利益及护理服务质量。分级护理若划分不当、执行不力，造成护士执行时在巡视时间、病情观察、提供护理范围等方面产生偏差，不能按级别实施护理，一旦发生意外，引发护理纠纷时，护士很难举证证明自己无过失。

（四）护理文件书写中的法律问题

护理文件是护士在护理活动中通过评估、诊断、计划、实施等过程获得。护理文件既是医护人员观察诊疗效果、调整治疗及护理方案的重要依据，也是检查、衡量护理质量的重要资料，是病历资料的重要组成部分。为规范病历书写行为，提高病历质量，保障医疗质量和医疗安全，卫计委于2010年1月22日制定《病历书写基本规范》。为了避免护理文件中的法律问题，书写符合规范要求，护士应注意以下几点。

1. 客观规范书写文件 护理文件书写应当客观、真实、准确、及时、完整、规范。护理文件书写应当使用蓝黑墨水、碳素墨水，需复写的病历资料可以使用蓝色或黑色的油水圆珠笔。计算机打印的病历应当符合病历保存的要求。病历书写应当使用中文，通用的外文缩写和无正式中文译名的症状、体征、疾病名称等可以使用外文。病历书写应规范使用医学术语，文字工整，字迹清晰，表述准确，语句通顺，标点正确。病历书写过程中出现错字时，应当用双线画在错字上，保留原记录清楚、可辨，并注明修改时间，修改人签名。护士不得采用刮、粘、涂等方法掩盖或去除原来的字迹。因抢救急危患者，未能及时书写病历的，相关医护人员应当在抢救结束后6小时内据实补记，并加以注明。若护士不认真记录、漏记和错记等都可能导致误诊，甚至因误诊导致疾病的恶化。病历一律使用阿拉伯数字书写日期和时间，采用24小时制记录。在记录护理文件过程中，应逐页、逐项填写，每项记录前后不得留有空白，以防添加。医护人员可通过护理文件全面、及时、动态地了解患者的情况。

2. 认真执行规范签名 护理病历应当按照规定的内容书写，并由相应护士签名。护士执业注册后，才具有相应治疗护理的资格。当执业护士执行完医嘱后，应清楚、认真地在相应文件上签全名。上级护士有审查修改下级护士书写病历的责任。实习护士、试用期护士书写的病历，应当经本医疗机构注册的护士审阅、修改并签名。进修护士由医疗机构认定其能够胜任本专业工作后书写病历。见习、实习护士，应在执业护士老师的指导下完成某项操作后由指导护士签字，见习学生、实习护士不得在病历中独立签名。

3. 妥善保管护理文件 护理文件是护士执行职务是否合乎法律规范的重要档案和证据。病历资料应当完善，及时归档，避免遗失或不全。病历应专人妥善保管，避免遗失、被抢和被盗。医疗机构应建立病历借入借出的书面登记管理制度。《侵权责任法》第61条规定："医疗机构及其医务人员应当按照规定填写并妥善保管住院志、医嘱单、检查报告、手术及麻醉记录、病历资料、护理记录、医疗费用等。患者要求查阅、复制前款规定的病历资料，医疗机构应当提供。"医疗人员对医疗文书和资料负有保管和提供查询的法定义务，不得"隐匿或者拒绝提供与纠纷有关的病历资料""伪造、篡改或者销毁病历资料"，对违反该法定义务的行为直接推定为医疗过失。由卫生行政部门责令改正或者对负有责任的主管人员和其他直接责任人员依法给予行政处分或者纪律处分。

（五）药品管理中的法律问题

病房应有严格的药品管理制度，特别是麻醉药品。麻醉药品主要指哌替啶、吗啡类药物，临床上限用于晚期癌症或术后镇痛等患者。麻醉药品应由专人负责保管。若护士利用自己的权力将这些药品提供给不法人员倒卖或吸毒者自用，就在行为事实上构成了参与贩毒、吸毒罪及盗窃公共财产罪。因此，护理管理者应严格贯彻执行药品管理制度，并经常向有条件接触这类药品的护士进行法律教育。另外，护士还负有保管及正确使用各种贵重药品、医疗用品和办公用品等的责任。决不允许护士利用职务之便，将这些物品占为己有。如护士占为己有，情节严重者，可被起诉犯盗窃公共财产罪。

根据《侵权行为法》第五十九条规定，因药品、消毒药品、医疗器械的缺陷，或者输入不合格的血液造成患者损害的，患者向医疗机构请求赔偿的，医疗机构赔偿后，有权向负有责任的生产者或者血液提供机构追偿。

二、护士的伦理和法律责任

护士在执业过程中，应遵循护理伦理规范和法律要求，正确处理护理工作中所涉及的伦理和法律问题，为患者提供科学、安全、恰当的治疗和护理。若护士违反护理伦理原则和法律规范，给患者造成权利的损害，则应承担相应的伦理责任和法律责任。

（一）护士的伦理责任

护士伦理责任（ethical responsibility of nurse），是指护士违背护理良知及护理伦理要求，具有护理伦理过失，造成患者人身损害及其他合法权益受到损害时应承担的医疗损害责任。护理伦理损害责任类型主要包括以下几种。

1. 违反信息告知的损害责任 患者到医疗机构接受医疗服务，有对自己病情和医疗措施的知情权，相对应的医疗机构则有对患者病情和医疗措施的告知义务。违反信息告知的损害责任，是指医疗机构及医护人员未对患者充分告知或说明病情，未对患者提供及时有用的医疗建议的医疗损害责任。承担这种医疗损害责任的前提是医疗机构及医护人员违背医疗良知及医疗伦理，没有履行对患者所负的告知、说明及建议等应积极提供医疗信息的义务，损害患者知情权。

2. 违反患者同意的损害责任 违反患者同意的损害责任，是医疗机构及医务人员违反其应当尊重患者自主决定意愿的义务，未经患者同意，即积极采取某种医疗措施或者消极停止继续治疗的医疗损害责任。这种不经患者同意，就采取积极行动或者消极行为，侵害患者的自我决定权。

3. 违反保密义务的损害责任 由于护患关系的特殊性，护士知晓患者的生理、心理等有关患病情况、病史及其他的个人重要信息，这些都是患者的重大隐私信息。患者有维护自己的隐私不受侵害的权利，护士及相关知情人员负有保密义务。护士随意泄露患者隐私，违背职业道德，应当承担违反保密义务的损害责任。医疗机构及其医务人员应当对患者的隐私保密，泄露患者隐私或者未经患者同意公开其病历资料，造成患者损害的，应当承担侵权责任。

4. 违反管理规范的损害责任 科学、有效的护理管理是保证患者获得优质护理的基本保证。违反管理规范的损害责任，是指医疗机构及医护人员违反护理管理规范，造成患者的权利损害的医疗损害责任。例如，由于抢救室的管理不当、抢救器械的完好率未达到100%或使用无效呼吸机，导致患者未能得到及时的救护而死亡的行为，侵犯了患者的生命健康权。该类行为违反了护理良知和护理伦理，使患者受到损害，医疗机构及医护人员应承担相应责任。

（二）护士的法律责任

由于行为人违反卫生法律规范的性质和社会危害程度不同，护理违反法律行为可分为民事违法、刑事违法和行政违法三种。其所承担的法律责任也有所不同，分别为民事责任、刑事责任和行政责任。

1. 民事责任 民事违法是指护士违反卫生法律规范，侵害了公民、法人和其他组织的合法权益，应当承担相应的法律责任的行为。

（1）侵权行为：侵权行为是行为人侵害他人的人身和财产并造成损害的行为，分为三种：侵犯国家、集体或者他人的财产；侵犯公民的生命权利；侵犯患者隐私权、知情同意权、生命健康权等。构成侵权民事责任必须具备：①损害事实存在；②行为人有过错；③行为的违法性；④行为人的过错与损害事实之间有直接的因果关系。护士与患者的接触比其他医务人员更多，因此应注意防止侵权行为的发生。当护士的侵权行为给患者造成一定的损害后果，护士还将根据侵权行为和后果的严重程度承担相应的法律责任。

（2）违约行为：是指根据医疗服务合同的约定，护士没有履行或没有完全正确地履行合同约定的义务时所应当承担法律责任的行为。例如，违反医疗服务合同中有关护理等级的约定、时间的约定或承诺，造成患者权利受到损害的行为。患者就医后与医院形成医疗合同关系，若医疗机构及医务人员未尽到合同约定的责任和义务，给患者身体或财产带来损害，则构成违约。根据《民法通则》规定承担民事责任的方式有：停止侵害，排除妨碍，消除影响，恢复名誉，赔礼道歉等。

（3）医疗过失：医疗过失的判断标准通常以医疗法律、法规、规章及医疗诊断规范和常规的违反为客观标准。护理技术损害责任应当具备的构成要件包括违法行为、损害事实、因果关系和医疗过失。医护人员因过失侵犯患者人身权而依法应当予以赔偿的法律事实，包括医疗差错与医疗事故。医疗差错指在诊疗护理过程中，医护人员虽有失职行为或技术过失，但未给患者造成死亡、残疾、组织器官损伤导致功能障碍的不良后果。医疗事故则指医护人员在诊疗护理工作中，违反医疗卫生管理法律、行政法规、行政规章，以及诊疗护理规范、常规，造成患者人身损害的事故。

2002年9月1日起国务院公布施行的《医疗事故处理条例》，根据对患者人身造成损害的程度，将医疗事故分为4级：一级医疗事故：造成患者死亡、重度残疾的；二级医疗事故：造成患者中度残疾、器官组织损伤导致严重功能障碍的；三级医疗事故：造成患者轻度残疾、器官组织损伤导致一般功能障碍的；四级医疗事故：造成明显人身损害的其他后果的。当医务人员由于严重不负责任，造成患者死亡或严重损害患者身体健康时，应承担刑事责任。

有下列情形之一的，不属于医疗事故。①在紧急情况下为抢救垂危患者生命而采取紧急医学措施造成不良后果的；②在医疗活动中由于患者病情异常或者患者体质特殊而发生医疗意外的；③在现有医学科学技术条件下，发生无法预料或者不能防范的不良后果的；④无过错输血感染造成不良后果的；⑤因患方原因延误诊疗导致不良后果的；⑥因不可抗力造成不良后果的。

2. 刑事责任 刑事违法也称犯罪，是指行为人触犯刑事法律依法应受到刑法处罚的行为。根据行为人主观方面的不同，犯罪可分为故意犯罪和过失犯罪。故意犯罪是行为人明知自己的行为会发生危害社会的结果，并且希望或放任这种结果发生，因而构成犯罪；过失犯罪是行为人应当预见自己的行为可能发生危害社会的结果，因疏忽大意而没有预见或已经预见但轻信能够避免，以致发生不良结果而构成犯罪。与医护人员有关的常见犯罪类型有妨害传染病防治罪，非法组织卖血罪，非法采集、供应血液、制作、供应血液制品罪，医疗事故罪，非法行医罪，破坏节育手术罪等。

三、护理发展中的伦理和法律问题

我国护理法制建设近年来已经有了很大发展，但与西方发达国家比较，起步较晚，护理法律法规不尽完善。随着护理实践的发展、护士角色的拓展及人们维权意识的增强，护士比以往任何时候都更容易遭遇伦理困境和面临法律风险，同时也凸显出护理伦理和法律方面的诸多问题。

（一）护理专业发展和护士角色变化带来新的伦理和法律问题

随着现代科技的发展，新的医学护理技术不断进步，如器官移植、试管婴儿等，护理专业化进程不断推进。同时，护理科研不断完善，人们的护理需求也在不断增强。护士的角色及功能范围日益扩大，新技术的发展和运用也产生新的护理伦理和法律问题。因此，护士了解护理学及不同专业发展所引起的一系列问题，面对问题给予正确的判断和科学的决策，对防止和减少护理中的潜在问题可以起到重要作用。

（二）护理法制建设相对滞后

护患纠纷是医患纠纷的重要组成部分，近年呈大幅上升趋势。护士工作范围广、接触患者多，使其在工作中易作为直接负责人或间接负责人被患者投诉或起诉，也使护患纠纷比一般医患纠纷发生率高。护患纠纷原因复杂，法律牵涉范围广，处理难度加大。当前我国的护理法规多参照医疗法规执行，《条例》的出台在保护护士权益和规范护士执业行为方面起到了一定作用，但各级医疗机构对《条例》的重视和执行还需加强。随着各级医院专科护理建设及整体护理的开展，护士实践角色不断拓展，护理研究日益广泛和深入，以及新护理项目的不断涌现，我国护理学科建设有长足进步。但是，目前还需要建立与之相对应的法律法规指引和规范，从而保护护患双方权益，保障护理学科健康发展。

（三）护理法规与维权中的伦理困境

1. 自我保护和患者利益最大化的冲突 护患关系法律化以后，护士自我保护与患者利益最大化成为护理伦理决策常常面临的困境。护理专业法律的滞后和不完善使护理专业抗风险能力降低，这就可能造成护理工作中"防御护理"。出于防御的需要，护士在临床实践中可能为规避法律和纠纷问题，不愿意从事高风险的技术操作，造成工作主导性和创造性降低。这不仅不利于护理学科专业范畴的拓展和护理专业性、自主性、独立性的建立，也会对患者的健康利益造成影响。

2. 知情同意与医疗保护的矛盾 知情同意是每一个公民的基本权利。对于癌症等不治之症患者，我国医护人员的传统做法是回避隐瞒，或采取告知患者家属的方式，并称之为实施医疗保护。在患者维权意识逐步增强的今天，面对这类患者，是"实话实说"，还是"回避隐瞒"，令许多护士难以抉择。同时，受传统文化和医疗保障制度影响，我国对患者知情同意权的规定仍存在不足，知情同意主体有"患者、家属、关系人"三种。中国家庭本身的传统使患者家属作为代理人合理化，而家属权利的扩大使家属在患者完全有能力履行自主权时也全权代替患者行使知情同意等权利，致使知情同意主体发生混乱。此外，受医疗费用等因素的影响，保险公司、患者单位等医疗费用出资方也会对患者的知情同意权带来影响。所有这些都使护士在保护患者知情同意权时陷入两难境地。

第三节 医疗事故的预防与处理

一、医疗事故的概念和构成要件

（一）医疗事故的概念

根据《医疗事故处理条例》规定，医疗事故是指医疗机构及其医务人员在医疗活动中，违反医疗卫生管理法律、行政法规、部门规章和诊疗护理规范、常规，过失造成患者人身损害的事故。

（二）医疗事故的构成要件

1. 医疗事故的主体 医疗事故的主体是合法的医疗机构及其医务人员。医疗机构是指按照国务院发布的《医疗机构管理条例》取得《医疗机构执业许可证》的机构。医务人员是指依法取得执业资格的医疗卫生专业技术人员，包括：①医疗防疫人员，中医、西医、卫生防疫、地方病防治、职业病防治和妇幼保健人员；②药剂人员；③护士；④其他专业人员，如检验、理疗、口腔、同位素、放射、营养技术等专业人员。

未取得执业资格，或虽有执业资格但在非医疗机构进行医疗活动，或未经卫生行政部门批准而开展的医疗活动造成患者人身损害的，属非法行医，不构成医疗事故。当然，对于非法行医者，也要追究其相应的民事责任、行政责任，情节严重的，还要追究其刑事责任。

2. 医疗事故的主观方面 医疗事故的主观方面是指医疗事故的行为人造成医疗事故危害的主观心理态度。根据《医疗事故处理条例》的规定，医疗事故行为人的主观心理态度是过失，而不是故意。所谓过失是指行为人对自己的行为可能给患者造成不良后果所持有的心理状态。过失可分为疏忽大意的过失和过于自信的过失。疏忽大意的过失，是指在医疗事故发生中，根据医务人员的职称和岗位责任的要求，应当预见自己的行为可能会对患者造成危害结果，由于疏忽大意而没有预见到，以至于发生了危害患者的严重不良后果。过于自信的过失，是指医务人员虽然预见到自己的行为可能会造成对患者的危害结果，但由于自信凭借自己的技术与经验或有利的客观条件能够避免，因而造成了对患者的危害结果。如果主观上没有过失，即使具备了医疗事故的其他要件，也只能称作医疗意外。如果医务人员存在伤害患者人身的主观故意，那可能构成故意伤害罪，而不构成医疗事故罪。

3. 医疗事故的客体　在医疗事故中，医疗机构及医务人员的过失行为侵犯了患者的生命健康权和医疗单位的正常活动。

4. 医疗事故的客观方面　即行为人行为的违法性、损害后果、违法行为与损害后果之间存在因果关系。行为的违法性是指医疗机构及其医务人员因违反医疗卫生管理法律、行政法规、部门规章和诊疗护理规范、常规而发生的医疗事故。损害结果是指患者要有"人身损害"的后果，且要符合法律规定的程度。在医疗活动中，由于各种原因难免会出现一些不良后果，危害程度可能不一，不能把行为人具有一般过失，就简单地认为是医疗事故。损害结果必须达到《医疗事故分级标准（试行）》所规定的程度，才构成医疗事故。违法行为与损害后果之间存在因果关系，是指两者之间具有前后相继、引起与被引起的关系。如果主观上存在过失，但其行为并未给患者造成损害后果；或者虽然存在损害后果，但与行为人的行为无关，均不能判定为医疗事故。因此，因果关系是判定是否是医疗事故的一个重要方面，也关系到医疗机构的责任大小、具体赔偿数额的确定等问题。

医疗事故有别于医疗纠纷。医疗纠纷是指患者与医疗机构及其医务人员在形成了医疗法律关系的基础上，就医疗法律行为的需求、采取的手段、期望的结果及双方权利义务的认识上产生分歧，并以损害赔偿为主要请求的行为。医疗事故与医疗纠纷既有联系又有区别，医疗纠纷不是法律术语，而医疗事故则是严格的法律概念。医疗事故肯定是医疗纠纷，但医疗纠纷不一定是医疗事故。医疗纠纷只有同时具备医疗事故的四个要件才构成医疗事故。因此，正确区分医疗事故与医疗纠纷，不仅可以公正地保护患者及其家属的利益，也可以使医务人员公平合理承担法律责任。

二、医疗事故的分级与预防

（一）医疗事故的分级

医疗事故的分级是为了确定医疗机构及其医务人员的过失行为对患者所造成的人身损害的程度，以便确定医疗事故主体应承担的事故责任，并给予患者以不同额度的经济赔偿。

按照《医疗事故处理条例》第4条的规定，根据对患者人身损害的程度将医疗事故分为四级，其中一级乙等至三级戊等对应伤残等级为一至十级。

一级医疗事故　是指造成患者死亡、重度残疾的医疗事故，分为甲、乙两等。造成患者死亡的，是一级甲等医疗事故；造成患者残疾的，是一级乙等医疗事故。

二级医疗事故　是指造成患者重度残疾、器官组织损伤导致严重功能障碍的医疗事故，分为甲、乙、丙、丁四等。

三级医疗事故　是指造成患者轻度残疾、器官组织损伤导致一般功能障碍的医疗事故，分为甲、乙、丙、丁、戊五等。

四级医疗事故　是指造成患者明显人身损害的其他后果的医疗事故。

具体分级标准，应按照国务院卫生行政部门2002年7月19日颁布的《医疗事故分级标准（试行）》进行。医疗事故的分级及其标准是医疗事故的技术鉴定、卫生行政部门对是否构成医疗事故进行判定、事故双方当事人协商解决医疗事故争议的主要依据。

（二）医疗事故的预防

1. 加强对医务人员的法制及道德教育，加强医疗质量管理 医疗机构对其医务人员负有监督管理的职责，要为医务人员提供接受培训和教育、促进综合素质全面提高、保证自身发展的条件和空间。各级医疗机构及其医务人员在医疗活动中必须严格遵守医疗卫生管理法律、行政法规、部门规章和诊疗护理规范、常规，恪守职业道德，增强责任心。医疗机构应建立职业道德考核与评价制度，检查医务人员执业情况，并将其作为一个重要指标纳入岗位目标管理。目前，多数医疗机构由医务部（处、科）承担医疗服务质量监控工作，定期进行医疗质量的检查、分析和评价，接受患者的投诉，处理医疗事故争议，进行医疗工作的全面管理。

2. 加强医务人员的业务学习和技术培训，提高其业务素质 医疗机构要加强医务人员专业知识的学习，特别是医学前沿领域的新知识、新概念，提高医务人员的专业理论水平。要强化医务人员基本理论、基本知识、基本技能的训练，组织医务人员外出进修学习深造，提高医疗技术水平。邀请知名专家来医院指导临床工作，提高医院的整体医疗水平，为预防医疗事故的发生奠定基础。

3. 病历管理 根据《医疗机构病历管理规定》，患者的病历资料由医疗机构书写并加以保管。患者门诊病历保存不少于 15 年，住院病历保存不少于 30 年。医务人员要及时书写病历。住院病历中入院记录应在患者入院后 24 小时内完成。因抢救急危患者，未能及时书写病历的，有关医务人员应当在抢救结束后 6 小时内据实补记，并加以注明。严禁医务人员涂改、伪造、隐匿、销毁病历资料。与此同时，患者及其家属不得抢夺病历。正常情况下医生因笔误或者上级医生审查需对病历做出修改时，应保证原记录清楚、可辨认，修改时使用不同颜色（一般为红色）墨水书写，注明修改时间并签名。如遗漏重要内容需要补记时，医生应在发现后及时补写，位置与上次相关病程记录紧邻，注明补记时间并签名，也可以与上级医生同时签名。

发生医疗事故争议后，医生不得再对病历进行修改。当患者提出复印病历的要求时，无论是否发生医疗事故争议，医疗机构均应提供复印或复制服务。复印或复制病历时，医患双方共同在场，以确保复印或复制病历的真实性、有效性。复印或复制病历完成后，经核对无误，医疗机构应在复印或复制病历的每一页上加盖医疗机构印章。复印或复制病历时，医疗机构可以向患者收取工本费，收费标准由本地区省级价格主管部门和卫生行政部门共同制定。

4. 满足患者知情权 患者对其疾病及疾病的诊断、治疗具有知情同意权，医疗机构和医务人员应承担告知义务。患者有权了解其疾病情况，有权了解为其实施的检查及治疗的方法、内容等。总之，患者有在充分"知情"的基础上做出"同意或不同意"的权利。

在医疗活动中，医务人员和患者都具有独立的人格，因医务人员对患者的健康状况掌握主动权，应当为解除患者病痛做出最佳选择，但患者并不因此丧失独立自主的地位。医务人员在疾病诊治过程中，应尊重患者的意愿，并且在不影响治疗的前提下，将病情、诊疗措施及有可能存在的医疗风险如实告诉患者，使患者及时了解有关诊断、治疗、预后等方面的消息，行使本人对疾病诊治的相应权利。这是减少医疗纠

重点·考点·笔记

考点提示 ▶

医疗事故分为四级，其中一级乙等至三级戊等对应伤残等级为一至十级。

纷很重要的一个环节。

5. 制定应急预案 医疗机构应采取切实有效的措施防止医疗事故的发生，尽可能地做到事前防范。要始终贯彻"预防为主"的原则，防患于未然。在日常的工作管理中应制定出切实可行的应急预案，包括预防医疗事故预案和处理医疗事故预案。前者重在对易导致医疗事故发生的医疗服务质量、医疗技术水平、医务人员态度等方面制定预防措施，实行重点管理，定期考评，确保医疗服务水平。后者重在完善医疗机构报告、预防损害扩大、证据保全、患方调解等制度，万一发生医疗事故，能够及时处置，合法化解矛盾。

三、医疗事故鉴定程序

（一）医疗事故鉴定的提起

1. 医患双方共同委托鉴定 双方当事人协商解决医疗事故争议。需进行医疗事故技术鉴定的，应当共同书面委托医疗机构所在地负责首次医疗事故技术鉴定工作的医学会进行医疗事故技术鉴定。

2. 卫生行政部门移交鉴定 卫生行政部门接到医疗机构关于重大过失行为的报告或者医疗事故争议当事人要求处理医疗事故争议的申请后，对需要进行医疗事故技术鉴定的，应当书面移交负责首次医疗事故技术鉴定工作的医学会进行鉴定。

（二）医疗事故鉴定的受理

医学会应当自受理医疗事故技术鉴定之日起 5 日内，通知医疗事故争议双方当事人提交医疗事故技术鉴定所需的材料。当事人应当自收到医学会的通知之日起 10 日内提交有关医疗事故技术鉴定的材料、书面陈述及答辩。

（三）专家鉴定组的组成

医疗事故技术鉴定，由负责组织医疗事故技术鉴定工作的医学会组织专家鉴定组进行。专家鉴定组成员由医患双方在医学会的主持下从专家库中随机抽取，包括在异地专家库中抽取。异地专家可按工作需要，采取函件咨询方式参加鉴定工作。鉴定专家组人数应为单数，涉及主要学科专业的专家不得少于鉴定组成员的一半。涉及死因、伤残等级鉴定的，应从专家库中随机抽取法医参加鉴定组。

（四）医疗事故技术鉴定

医学会应当自接到双方当事人提交的有关医疗事故技术鉴定材料、书面陈述及答辩之日起 45 日内组织鉴定并出具医疗事故技术鉴定书。

负责组织医疗事故技术鉴定工作的医学会可以向双方当事人调查取证，进行调查取证时不得少于 2 人。专家鉴定组应当认真审查双方当事人提交的材料，听取双方当事人的陈述及答辩并进行核实。双方当事人应当按照规定如实提交进行医疗事故技术鉴定所需要的材料，并积极配合调查。当事人任何一方不予配合，影响医疗事故技术鉴定的，由不予配合的一方承担责任。

《医疗事故处理条例》规定，医疗事故技术鉴定，可以收取鉴定费用。经鉴定，属于医疗事故的，鉴定费由医疗机构支付；不属于医疗事故的，鉴定费用由医疗事故处理申请的一方支付。鉴定费用标准由省、自治区、直辖市人民政府价格主管部门会同同级财政部门、卫生行政部门规定。

四、医疗事故责任

（一）医疗事故行政责任

行政责任是指行为人违反法律、法规，不履行法律、法规规定的义务，国家行政机关依法给予的一种行政制裁。行政责任追究形式主要包括行政处罚和行政处分两种形式。行政处罚常用的形式有警告、罚款、没收违法所得、没收非法财物、责令停产停业、暂扣或者吊销有关许可证等。行政处分的种类有警告、记过、记大过、降级、降职、撤职、留用察看和开除。发生医疗事故后，依法追究责任人的行政责任是运用国家行政权力给予行政制裁，对于保证法律、法规的实施，保护患者的合法权益，维护医疗秩序，具有重要意义。

（二）卫生行政部门的行政责任

1. 卫生行政部门的工作人员在处理医疗事故过程中利用职务上的便利收受他人财物或者其他利益，滥用职权，玩忽职守，或者发现违法行为不予查处，造成严重后果尚不够刑事处罚的，依法给予降级或者撤职的行政处分。

2. 卫生行政部门违反《医疗事故处理条例》的规定，有下列情形之一的，由上级卫生行政部门给予警告并责令限期改正；情节严重的，对负有责任的主管人员和其他直接责任人员依法给予行政处分。

（1）接到医疗机构关于重大医疗过失行为的报告后，未及时组织调查的。

（2）接到医疗事故争议处理申请后，未在规定时间内审查或者移送上一级人民政府卫生行政部门处理的。

（3）未将应当进行医疗事故技术鉴定的重大医疗过失行为或者医疗事故争议移交医学会组织鉴定的。

（4）未按照规定逐级将当地发生的医疗事故及依法对发生医疗事故的医疗机构和医务人员的行政处理情况上报的。

（5）未依照本条例规定审核医疗事故技术鉴定书的。

（三）医疗机构的行政责任

1. 医疗机构发生医疗事故的，由卫生行政部门根据医疗事故等级和情节，给予警告；情节严重的，责令限期停业整顿直至由原发证部门吊销执业许可证。对负有责任的医务人员依法给予行政处分或者纪律处分。对有关医务人员还可以责令暂停6个月以上1年以下执业活动；情节严重的，吊销其执业证书。

2. 医疗机构违反《医疗事故处理条例》的规定，有下列情形之一的，由卫生行政部门责令改正；情节严重的，对负有责任的主管人员和其他直接责任人员依法给予行政处分或者纪律处分。

（1）未如实告知患者病情、医疗措施和医疗风险的。

（2）没有正当理由，拒绝为患者提供复印或者复制病历资料服务的。

（3）未按照国务院卫生行政部门规定的要求书写和妥善保管病历资料的。

（4）未在规定时间内补记抢救工作病历内容的。

（5）未按照本条例的规定封存、保管和启封病历资料和实物的。

（6）未设置医疗服务质量监控部门或者配备专（兼）职人员的。

（7）未制定有关医疗事故防范和处理预案的。

（8）未在规定时间内向卫生行政部门报告重大医疗过失行为的。

（9）未按照本条例的规定向卫生行政部门报告医疗事故的。

（10）未按照规定进行尸检和保存、处理尸体的。

3. 医疗机构或者其他有关机构违反《医疗事故处理条例》的规定，有下列情形之一的，由卫生行政部门责令改正，给予警告；对负有责任的主管人员和其他直接责任人员依法给予行政处分或者纪律处分；情节严重的，由原发证部门吊销其执业证书或者资格证书。

（1）承担尸检任务的机构没有正当理由，拒绝进行尸检的。

（2）涂改、伪造、隐匿、销毁病历资料的。

（四）参加医疗事故技术鉴定工作人员的行政责任

参加医疗事故技术鉴定工作的人员违反《医疗事故处理条例》的规定，接受申请鉴定双方或者一方当事人的财务或者其他利益，出具虚假医疗事故技术鉴定书，尚不构成刑事处罚的，由原发证部门吊销其执业证书或者资格证书。

（五）医疗事故民事责任的构成要件

1. 医疗事故民事责任主体 医疗机构是医务人员实施医疗行为的场所，医务人员在其执业机构所实施的诊疗护理行为属于职务行为，由此导致医疗事故而产生的民事责任归属于医疗机构。因此，医疗事故民事责任主体为医疗机构。

2. 医疗机构主观方面存在过失 医疗过失主要是行为人违反了其对受害人的注意义务，这些注意义务来源于医疗卫生管理法律法规和行业规范所规定的从事医疗活动所应遵循的操作规程及行业惯例。

3. 医疗机构存在违反义务的行为 医疗机构违反义务的行为包括违反法定义务和违反约定义务。其中，违反法定义务的行为主要是指医务人员在诊疗护理过程中存在违反法律、法规、规章和诊疗护理规范、常规及医疗机构职业道德的行为。

4. 造成患者的人身损害后果 医疗机构违反义务的行为对患者造成了损害后果。

（六）医疗事故民事责任的承担方式

医疗事故民事责任的承担方式主要有赔礼道歉、赔偿损失、返还财产、实际履行、消除影响、恢复名誉等方式。

赔礼道歉是一种较为实用的化解医患双方矛盾的方式。赔偿损失是根据《医疗事故处理条例》的规定，对患者因医疗事故造成的损失予以实际赔偿，是最为常见的医疗事故民事责任承担方式。返还财产主要是指医疗机构没有妥善履行其法定义务或约定义务，甚至导致患者因医疗事故而受到损伤，医疗机构应返还患者支付的医疗费用。实际履行是指医疗机构未曾妥善履行义务，患者可以要求医疗机构实际履行，如因医疗事故而未达到手术治疗目的，医疗机构免费再为患者实施手术。

（七）医疗事故刑事责任

刑事责任是指行为人对其犯罪行为所应承担的法律后果。刑事责任是一种最严重的法律责任，它不仅可以剥夺犯罪人的财产权和政治权利，而且还可以限制和剥夺犯罪人的人身自由，甚至剥夺其生命。我国现行《刑法》规定，违反《医疗事故处理条例》构成的犯罪有以下几种类型。

1. 医疗事故罪 我国《刑法》第335条规定了医疗事故罪，即医务人员由于严重不负责任，造成就诊人死亡或者严重损害就诊人身体健康的，可以判处三年以下有期徒刑或者拘役。

医疗事故罪从犯罪构成上看：犯罪的主体是达到刑事责任年龄并具有刑事责任能力的医务人员；犯罪的主观方面是过失；犯罪的客体是医疗单位的工作秩序及公民的生命健康权利；犯罪的客观方面表现为医务人员严重不负责任，造成患者死亡或者严重损害患者人身体健康的行为。

2. 受贿罪 受贿罪是指卫生行政部门的工作人员在处理医疗事故过程中利用职务上的便利，索取他人财物，或者非法收受他人财物，为他人谋取利益的，以受贿罪追究刑事责任。

3. 滥用职权罪 滥用职权罪是指负责处理医疗事故的卫生行政人员超越职权范围或者违背法律授权的宗旨，违反《医疗事故处理条例》规定的处理程序行使职权，造成重大损失的，以滥用职权罪追究刑事责任。

4. 玩忽职守罪 玩忽职守罪是指负责处理医疗事故的卫生行政人员严重不负责任，不履行或者不正确履行处理医疗事故的职责，造成重大损失的，以玩忽职守罪追究刑事责任。

此外，还包括非医务人员违反刑法规定，依法应当承担的聚众扰乱社会秩序罪、非法行医罪、非法进行节育手术罪。

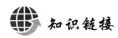 **知识链接**

《关于依法惩处涉医违法犯罪维护正常医疗秩序的意见》的制定背景

一段时期以来，多地相继发生暴力杀医、伤医及在医疗机构聚众滋事等违法犯罪行为。例如，浙江温岭第一人民医院杀医案、黑龙江齐齐哈尔北钢医院杀医案、广东广州伊丽莎白妇产医院打砸案等。此类恶性案件严重扰乱了正常医疗秩序，侵害了人民群众的合法利益，引发社会广泛关注。为构建安全和谐的医疗环境，切实保障医务人员、就诊患者的合法权益，中央综治办会同最高人民法院、最高人民检察院、公安部、司法部、国家卫生计生委等11个部门，决定自2013年12月起，在全国范围内开展为期一年的维护医疗秩序、打击涉医违法犯罪专项行动，其中一项重要措施是完善打击涉医违法犯罪的法律法规。

（朴永春）

课后练习

一、选择题

A_1 型题

1. 医疗事故的主体包括（　　）

    A. 卫生行政机关、企事业单位和社会团体

    B. 卫生行政机关、企事业单位和社会团体

    C. 企事业单位、社会团体和自然人

    D. 未取得执业许可的医疗机构及其医务人员

    E. 合法的医疗机构及其医务人员

2. 护理违法行为**不包括**（　　）

    A. 侵权行为　　　B. 违约行为　　　C. 医疗过失　　　D. 医疗事故　　　E. 医疗纠纷

3. 医疗事故分为（　　）

    A. 一级　　　　B. 二级　　　　C. 三级　　　　D. 四级　　　　E. 五级

A_2 型题

4. 某医院一护士李某，在春节探亲回家的火车上遇到一位旅客突发晕厥。在没有其他医务人员的情况下，李某及时评估判断患者呼吸、心跳停止，即刻给予徒手心肺复苏术急救，令人遗憾的是最终抢救无效患者死亡，李某医疗行为的性质为（　　）

    A. 属于违规操作，构成医疗事故

    B. 属于非法医疗活动，不属于医疗事故

    C. 属于超范围执业，构成医疗事故

    D. 属于见义勇为，不构成医疗事故

    E. 虽造成不良后果，但不属于医疗事故

5. 某县县医院发生医疗事故争议，需进行医疗事故技术鉴定，按照《医疗事故处理条例》规定，负责首次医疗事故技术鉴定工作的组织应当是（　　）

    A. 该县卫生行政部门的上级组织

    B. 该县卫生行政部门

    C. 该县医学会

    D. 市级医学会

    E. 省级医学会

二、思考题

1. 简述护士的伦理及法律责任。

2. 试述医疗事故的概念及分级。

三、案例分析

【案例资料】

一对夫妇，均 45 岁。由于妻子李某在 20 年前因输卵管疾病行双侧输卵管结扎术，一直没有生育，遂领养一女婴叫贝贝。为避免外界知道自己孩子身份，影响亲情和孩子的成长，于是搬家到 30 公里外的一个居民小区生活。贝贝 10 岁时李某因卵巢

肿瘤到附近一家医院就诊，巧的是给她做手术的妇产科医生王某某就是她现在居住的对门邻居。王某某平时就爱打听闲事且好奇心特别重，作为资深妇产科专家，王某某从李某这次诊疗中知道贝贝不是他们的亲生孩子。随后，王某某就将此事告诉了小区一些邻居，很快小区内很多孩子知道了贝贝的身世。小区孩子们在嬉闹中不小心告诉贝贝她的真实身份，并以此取笑她。此后，贝贝就像换了一个人，父母很少看到她的笑容，而且学习成绩急剧下降，一年后贝贝被诊断为抑郁症。李某夫妇一下陷入痛苦的深渊，随即将传播他们隐私的王某某告上了法庭。

请对妇产科医生王某某的言行进行伦理分析。

【伦理分析】

1. 尊重患者隐私，为患者保守秘密，是临床医疗工作中一个非常重要的伦理原则，也是医务人员应履行的义务。在医疗活动中，有关患者的私人信息都是机密性的。《医疗机构从业人员行为规范》规定："遵守医学伦理道德，尊重患者的知情同意权，为患者保守医疗秘密和健康隐私，维护患者合法权益。"这对构建和谐医患关系有着重要意义。

2. 由于医疗行业的特殊性，对患者的隐私医务人员很容易知晓。如果医务人员不注意用生命伦理学、法律法规约束自己的行为，就容易有意无意泄漏患者隐私，这不仅给患者造成伤害和损失，也严重影响医患关系。本案中，医生王某某利用自己职务的便利和权利，了解到李某的隐私，但没有遵循基本的医德规范而传播李某隐私，导致李某夫妇及女孩贝贝受到巨大身心伤害且无法弥补。其行为严重违反了医务人员的职业道德和相关法律规定，也严重侵害了患者的隐私权，理应受到道德的谴责及法律责任的追究。

3. 隐私权是公民的最基本民事权利，医生在诊疗过程中应当注意保护患者的隐私权不受侵犯。本案中王某某的行为发生与她的"伦理与法制观念"淡薄有关，职业素养也太差，没有从伦理学及法学的角度规范自己的医疗及日常行为，没有从生命伦理学的角度关心患者的身心健康。在临床实践中，各级医务人员都应以此案例为教训，不断强化自己的法律意识，并加强职业道德素养。

综合模拟测试

一、选择题

A₁ 型题

1. 护理伦理学的研究对象**不包括**（　　）
    A. 护士和患者的关系　　　　　B. 护士和社会的关系　　　　　C. 护士和家人的关系
    D. 护士和护士的关系　　　　　E. 护士和医生的关系

2. 伦理学的基本问题是（　　）
    A. 道德和利益的关系问题　　B. 物质和精神的关系问题　　C. 人和自然的关系问题
    D. 人和人的关系问题　　　　E. 人和社会的关系

3. 用来调节人与人之间关系的行为原则和规范的总和，即是（　　）
    A. 道德　　B. 道德意识　　C. 道德关系　　D. 道德活动　　E. 道德的基本内涵

4. 《国际护理学会护士守则》规定："护理从本质上说就是尊重人的生命，尊重人的尊严和尊重人的权利。"这一规定体现了护理道德的哪一特点（　　）
    A. 社会性　　B. 广泛性　　　C. 人本性　　　　D. 规范性　　　　E. 自觉性

5. 西方医学道德的奠基人是（　　）
    A. 迈蒙尼提斯　　B. 希波克拉底　　C. 胡弗兰德　　D. 南丁格尔　　E. 盖伦

6. 护理伦理学的学科性质是指它属于（　　）
    A. 医德学　　　　B. 道德哲学　　　C. 元伦理学　　　D. 应用伦理学　　E. 生命伦理学

7. 医学模式的转变对护理伦理学重要的影响力在（　　）
    A. 促进了护士知识结构的现代化　　　B. 促进了护理思维模式的转变
    C. 提高了社会防治疾病的地位　　　　D. 加速了祖国医学的整理和提高
    E. 实现了在更高层次上对人健康的全面关怀

8. 护理伦理自主原则适用的护理对象是（　　）
    A. 婴儿　　B. 昏迷患者　　C. 截瘫患者　　D. 精神分裂症患者　　E. 阿尔茨海默病患者

9. 当妊娠危及孕妇生命时，选择人工流产和引产，这符合（　　）
    A. 自主原则　　B. 行善原则　　C. 公正原则　　D. 不伤害原则　　E. 情理相融原则

10. 护士的权利**不包括**（　　）
    A. 安全执业的权利　　　　　B. 获得报酬的权利　　　　　C. 正确查对医嘱的权利
    D. 获得学习、培训的权利　　E. 获得表彰、奖励的权利

11. 护患双方的非技术关系是（　　）
    A. 平等关系　　B. 主从关系　　C. 双向关系　　D. 单向关系　　E. 商品关系

12. 当代医护关系应是一种（　　）
    A. 主从关系　　B. 交流－主从关系　　C. 并列关系　　D. 并列－互补关系　　E. 独立关系

13. **不属于**患者的法律权利主要有（　　）
    A. 生命与健康权　　B. 身体所有权　　C. 放弃医疗权　　D. 疾病认知权　　E. 诉讼索赔权

14. 在近百年时间里，一些国家和国际性群众团体相继成立，1899 年国际护士会（ICV）建立者是（ ）

    A. 夫利德涅　　　B. 南丁格尔　　　C. 芬威克　　　D. 白求恩　　　E. 桑德斯

15. 建立良好护患关系的基础是（ ）

    A. 爱岗敬业　　　B. 认真负责　　　C. 尊重患者　　　D. 保守秘密　　　E. 语言贴切

16. 关于基础护理叙述不妥的是（ ）

    A. 基础护理是一项人道的、有价值的科学性劳动

    B. 基础护理要一切服从患者利益和工作的需要

    C. 基础护理要把患者安全放在首位

    D. 基础护理只涉及护患关系

    E. 基础护理工作与医生关系密切

17. 整体护理的工作特点，不包括（ ）

    A. 整体性　　　B. 专业性　　　C. 全面性　　　D. 系统性　　　E. 局限性

18. 做好整体护理的首要道德条件是（ ）

    A. 独立思考　　　B. 尊重患者　　　C. 积极主动　　　D. 自觉承担责任　　　E. 刻苦钻研

19. 医院急诊是抢救患者生命的场所，也是医院的重要部门。因此，护士应树立的首要伦理观念是（ ）

    A. 认真负责　　　B. 时间就是生命　　　C. 严谨求实　　　D. 热爱专业　　　E. 灵敏机智

20. 不属于临终关怀理念的是（ ）

    A. 以治病为主的治疗变为以对症治疗为主的照料

    B. 以延长患者的生存时间转为提高患者的生命质量

    C. 尊重临终患者的尊严和权利

    D. 注意临终患者家属的心理支持

    E. 做好临终患者的心理护理和生活护理

21. 世界上第一个现代临终关怀机构是（ ）

    A. 美国新港临终关怀病院　　　　　　　B. 西欧修道院

    C. 英国圣·克里斯多弗临终关怀院　　　D. 加拿大姑息护理协会

    E. 天津医学院临终关怀研究中心

22. 我国成立临终关怀中心的时间和地点（ ）

    A. 1982 年的北京　　　B. 1988 年的天津　　　C. 1994 年的上海

    D. 2000 年的浙江　　　E. 2002 年的杭州

23. 护理临终患者的伦理要求有以下内容，除了（ ）

    A. 尊重和理解临终患者　　　B. 尊重临终患者的生活　　　C. 维护临终患者的权利

    D. 限制临终患者的生活方式　　　E. 尊重临终患者的人格

24. 对于失去治愈希望的患者，在生命即将结束前实施的积极地综合照护称为（ ）

    A. 临终　　　B. 临终护理　　　C. 居家照护　　　D. 居家护理　　　E. 社区护理

25. 临床上进行尸体护理的依据是（ ）

    A. 呼吸停止　　　　　　　　B. 心跳停止　　　　　　　　C. 意识丧失

    D. 医生做出死亡诊断后　　　E. 各种反射消失后

26. 尸体护理的操作方法哪项是**错误**的 (　　)

　　A. 填好尸体识别卡　　　　B. 撤去治疗用物　　　　C. 擦净胶布与药物痕迹

　　D. 放平尸体，去枕仰卧　　E. 用未脱脂棉花填塞身体孔

27. 临终患者最早出现的心理反应期是 (　　)

　　A. 否认期　　　B. 愤怒期　　　C. 协议期　　　D. 忧郁期　　　E. 接收期

28. 对濒死期患者的心理护理下列哪项**不妥** (　　)

　　A. 理解患者的心理需求　　　　　B. 对患者的攻击语言以无声应对

　　C. 尽量满足患者的意愿　　　　　D. 对患者否认期的言行应好心矫正

　　E. 语言亲切，照顾要周到

29. 对死者家属的护理**不包括** (　　)

　　A. 说明患者的病情及抢救过程　　B. 对患者遗物的整理与移交

　　C. 态度真诚，表达同情、理解　　D. 做好对死者家属的随访

　　E. 尸体护理时，必要的话请家属在旁以便安慰

30. 对尸体护理**不正确**的是 (　　)

　　A. 患者如有义齿应装上，维护患者脸部形象

　　B. 尸体仰卧并垫一小枕，体现对死者尊严的维护

　　C. 传染患者应按隔离技术进行尸体料理

　　D. 协助家属洗脸，帮助闭合眼睑

　　E. 家属如不在，责任护士应清点遗物，交其他护士保管

31. 安乐死概念的本质是指个体死亡状态的 (　　)

　　A. 死得快乐　　　　　B. 死得安逸　　　　　C. 死得无痛苦

　　D. 死得安详无痛苦　　E. 死得快而无痛苦

32. 我国称为临终患者的估计存活时间为 (　　)

　　A. 2～3个月　　　B. 3～6个月　　　C. 6～8个月　　　D. 1年　　　E. 1年半

33. 现代脑死亡标准**不包括** (　　)

　　A. 可逆的深度昏迷　　B. 自主肌肉运动和自主呼吸消失　　C. 脑电波消失

　　D. 呼吸心跳消失　　E. 诱导反射消失

34. 关于安乐死理解**错误**的是 (　　)

　　A. 安乐死原意为无痛苦死亡

　　B. 安乐死要在患者要求下施行

　　C. 安乐死是用人为的方式帮助患者无痛苦快速死亡

　　D. 安乐死是人类历史发展到一定程度而高度文明化的表现

　　E. 安乐死已得到人们的一致认可

35. 关于脑死亡标准描述**错误**的是 (　　)

　　A. 不可逆的深度昏迷　　　　B. 自发呼吸停止　　　　C. 心跳停止

　　D. 脑电波消失　　　　　　　E. 脑干反射消失

36. 根据我国目前的法律，如医生开医嘱给患者实行安乐死，护士应该 (　　)

　　A. 执行医嘱　　B. 拒绝执行医嘱　　C. 在患者及家属签字同意的前提下执行医嘱

　　D. 在有关上级行政部门批准下执行医嘱　　E. 按照患者的意愿进行

37. 脑死亡标准的伦理学意义具体体现为（　　）

A. 为处置处于植物状态的患者提供了科学依据

B. 有利于人们从整体上认识死亡

C. 有利于减轻患者家属的负担

D. 能激励人们珍视生命

E. 能激励人们努力工作

38. 突发公共卫生事件应急护理的特点**不包括**（　　）

A. 协作性强　　　B. 时间紧迫　　　C. 社会性广　　　D. 信息性强　　　E. 牵涉群众多

39. 预防接种中的护理伦理规范**不包括**（　　）

A. 满腔热情　　　　B. 认真负责　　　　C. 团结一致，通力协作

D. 尊重科学，实事求是　　　　　　E. 心理护理、治病救人

40. 健康教育服务的对象是（　　）

A. 初愈的患者　　　　　　　　　　　　B. 需要进行家庭病床护理的患者

C. 有患病危险且极可能要发病的人群　　　D. 社会各类人群

E. 需要住院治疗但因种种原因不能入院的患者

41. 健康教育适用于（　　）

A. 基层卫生机构　　　　B. 上级卫生机构　　　　C. 整个社会

D. 整个医疗机构　　　　E. 三甲医院

42. 社区卫生保健的特点**不包括**（　　）

A. 连续性　　　B. 综合性　　　C. 单调性　　　D. 可及性　　　E. 负责性

43. 下列各项中**不属于**健康教育的护理伦理规范与实践的是（　　）

A. 坚持人人健康，人人参与的原则

B. 积极开展健康指导，完善知识结构

C. 坚持以基层和农村为重点，普及卫生保健知识

D. 针对患者进行健康教育

E. 坚持以人为本的理念，尊重服务对象，树立服务思想

44. 突发公共卫生事件应急处理伦理规范与实践**不包括**（　　）

A. 救死扶伤　　　　B. 密切配合，团结协作　　　　C. 甘于奉献

D. 尊重科学　　　　E. 刻苦钻研，不断进取

45. 社区卫生保健的重点人群包括（　　）

A. 老年人　　　B. 妇女　　　C. 儿童　　　D. 残疾人　　　E. 慢性病患者

46. 世界上第一个有关人体实验的国际准则是（　　）

A.《赫尔辛基宣言》　　　　B.《日内瓦协议》　　　　C.《纽伦堡法典》

D.《东京宣言》　　　　E.《国际护士伦理规范》

47. 人体实验的对象是指（　　）

A. 特殊病情的患者　　　　B. 健康人　　　　C. 临终患者

D. 各种不同受试者　　　　E. 一般病情患者

48. **不道德**的人体实验是（　　）

A. 天然实验　　　B. 自体实验　　　C. 自愿实验　　　D. 强迫实验　　　E. 志愿实验

49. **不属于**人体实验的道德原则是 (　　)

    A. 知情同意的原则　　　　　　B. 符合科学的原则　　　　C. 实事求是的原则

    D. 维护受试者利益的原则　　　E. 严谨的科学态度

50. 护理科研特点哪项**不包括** (　　)

    A. 内容广泛　　B. 过程复杂　　C. 科研成果的两面性　　D. 任务紧迫　　E. 科研对象特殊

51. 最能体现护理科研人员高尚情操的人体实验是 (　　)

    A. 天然实验　　B. 自体实验　　C. 诱导实验　　D. 自愿实验　　E. 强迫实验

52. 护理质量管理的道德要求**不包括** (　　)

    A. 一视同仁，任人唯贤　　B. 学术民主，争鸣自由　　C. 强化安全意识

    D. 关心人才，爱护人才　　E. 《东京宣言》

53. 护理管理的基本出发点和归宿是 (　　)

    A. 发挥管理者的主观能动性　　B. 调动护士的积极性　　C. 方便患者有利于患者

    D. 提高护理管理水平　　　　　E. 体现管理者管理才能

54. 以下对人体试验的意义认识**错误**的是 (　　)

    A. 人体试验是医学研究者提高学术地位和学术影响的重要手段

    B. 人体试验是基础医学研究和发展的重要手段

    C. 人体试验是临床医学进步与发展的重要手段

    D. 人体试验是动物实验之后，常规临床应用之前不可缺少的环节

    E. 人体试验是促进人类健康的重要方法和手段

55. 辅助生殖技术的应用使得诞生的婴儿最多可以拥有五种身份的父母亲，包括遗传母亲、养育母亲、代孕母亲、遗传父亲和养育父亲，我国法律规定孩子真正的父母是 (　　)

    A. 遗传母亲　　B. 养育父母　　C. 代孕母亲　　D. 遗传父亲　　E. 亲生父母

56. 以下哪项**不属于**护理性伦理的范畴 (　　)

    A. 无公害原则　　B. 自主原则　　C. 公平原则　　D. 不伤害原则　　E. 公平原则

57. 我国卫生部颁布的《人类辅助生殖技术管理办法》**不允许**实施 (　　)

    A. 人工授精　　B. 体外受精　　C. 代孕技术　　D. 治疗性克隆　　E. 组织克隆

58. 利于护士加强护理道德修养，达到"慎独"境界的是 (　　)

    A. 培养"慎独"精神必须打消一切侥幸、省事的念头　　B. 提高护理道德认识水平

    C. 经常学习护理道德规范　　D. 在临床实践中感悟　　E. 提高医学人文素养

59. 高中学生李某，女，17岁，孕4个月，独自一人来院就诊，要求实行人工流产手术，经询问得知该女生有不全流产史。此时，医护人员应重点体现 (　　) 的护理道德要求。

    A. 细致观察，突出重点　　　　　B. 保护女性隐私

    C. 尊重服务对象的知情同意权　　D. 关怀体贴，做好心理护理

    E. 告知其父母

60. 我国对生殖细胞商品化采取的态度是 (　　)

    A. 支持　　B. 赞同　　C. 不支持也不反对　　D. 反对　　E. 无意见

61. 我国于 (　　) 颁布实施了《中华人民共和国人口与计划生育法》。

    A. 1999 年　　B. 2000 年　　C. 2001 年　　D. 2002 年　　E. 2003 年

62. 卫生部实施的《人类辅助生殖技术规范》中说明：供精赠卵不得商业化，同一供者的精子卵子最多受孕（　　）

  A. 3 人   B. 4 人   C. 5 人   D. 6 人   E. 7 人

63. 护理道德属于（　　）

  A. 社会道德 B. 职业道德 C. 科学规范 D. 心理调整 E. 法律范畴

64. 器官移植的来源主要来自（　　）

  A. 活体供体 B. 胎儿供体 C. 人造供体 D. 尸体供体 E. 克隆器官供体

65. 器官移植最主要的基本原则是（　　）

  A. 认真负责 B. 技术精湛 C. 知情同意 D. 公平公正 E. 保密

66. 器官移植相关标准中涉及卫生资源分配伦理问题的社会标准是（　　）

  A. 患者的财力   B. 患者的文化程度   C. 患者的社会价值

  D. 患者的人际关系   E. 患者拥有物质

67. 我国器官移植始于（　　）

  A. 20 世纪 50 年代   B. 20 世纪 60 年代   C. 20 世纪 70 年代

  D. 20 世纪 80 年代   E. 20 世纪 40 年代

68. 最早成功开展器官移植的器官（　　）

  A. 皮肤   B. 角膜   C. 肾脏   D. 肝脏   E. 胰腺

69. 获得器官的首要标准是（　　）

  A. 生命价值 B. 生命质量 C. 供者的意愿 D. 随机确定 E. 买卖器官

70. 在器官移植技术的应用中，无论何时，都必须作为医生行为是否合乎伦理的第一评判标准是（　　）

  A. 患者健康利益至上   B. 唯一性原则   C. 保密原则

  D. 尊重和保护供者原则   E. 效用原则

71. 按移植物植入的部分分类，肝移植多属于（　　）

  A. 原位移植 B. 异位移植 C. 单独移植 D. 结构移植 E. 联合移植

72. 人们依据一定的护理伦理原则、规范和范畴，对护理人员的言行所做出的评判是（　　）

  A. 护理伦理修养   B. 护理伦理教育   C. 护理伦理评价

  D. 护理伦理意识   E. 护理伦理行为

73. 以下属于护理伦理评价标准的是（　　）

  A. 疗效标准 B. 社会标准 C. 科学标准 D. 互助标准 E. 环境标准

74. 医疗事故构成要件的主观方面是（　　）

  A. 直接故意 B. 间接故意 C. 过失 D. 意外事件 E. 正当防卫

75. 下列情形中属于医疗事故的是（　　）

  A. 医生对解剖关系辨认不清，误伤邻近重要器官，造成患者功能障碍

  B. 因患者体质特殊而发生难以防范的后果

  C. 发生现有技术难以预料的并发症

  D. 诊疗护理存在过失，虽未造成死亡、残疾等身体损害，但延长患者的治疗时间

  E. 无过错输血造成患者感染

76. 根据《医疗事故处理条例》的规定，医患双方对患者的死因有异议时，应在患者死亡后（　　）之内进行尸检，如具备冻存条件的，可延长至（　　）

    A. 24 小时；5 天　　　　　　B. 24 小时；7 天　　　　　　C. 48 小时；7 天

    D. 48 小时；5 天　　　　　　E. 72 小时；10 天

77. 《医疗事故处理条例》规定，造成患者轻度残疾、器官组织损伤导致一般功能障碍的属于（　　）

    A. 一级医疗事故　　　　　　B. 二级医疗事故　　　　　　C. 三级医疗事故

    D. 四级医疗事故　　　　　　E. 严重医疗事故

78. 因抢救危急患者，未能及时书写病历的，有关医务人员应在抢救结束后多长时间内据实补记（　　）

    A. 2 小时　　　　B. 4 小时　　　　C. 6 小时　　　　D. 8 小时　　　　E. 12 小时

79. 下列哪项不是医疗机构应当在 12 小时内向当地卫生行政部门报告的重大医疗过失行为（　　）

    A. 发生死亡的　　　　B. 有重度残疾的　　　　C. 有中度残疾的

    D. 同时两人人身损害后果的　　　　E. 同时三人人身损害后果的

80. 医疗事故的主体是医疗机构及其医务人员，这里所说的医务人员是指（　　）

    A. 本院的医生、护士　　　　B. 本院的医生、护士及外聘人员

    C. 依法注册的医生、护士　　　　D. 本院从事医疗活动的所有有关人员

    E. 本院从事医疗活动的所有有关医疗技术人员

81. 《医疗事故处理条例》规定患者在发生医疗纠纷的时候可以封存和复印病历，下列资料中哪项属于可以封存但不能复印的病历资料（　　）

    A. 会诊记录　　　　B. 门诊病历　　　　C. 手术及麻醉记录单

    D. 病历报告单　　　　E. 化验报告单

82. 医学会在收到医疗事故当事人材料后，经书面陈述及答辩之后，出具鉴定书期限应为（　　）

    A. 7 天　　　　B. 10 天　　　　C. 15 天　　　　D. 30 天　　　　E. 45 天

83. 医疗事故构成要件中所说的危害结果不包括（　　）

    A. 组织器官损伤导致功能障碍　　　　B. 残疾　　　　C. 严重毁容

    D. 死亡　　　　E. 仅加重了患者医疗费用负担

84. 《医疗事故处理条例》规定，残疾生活补助费应根据伤残等级，自定残之月起最长赔偿（　　）

    A. 5 年　　　　B. 10 年　　　　C. 15 年　　　　D. 20 年　　　　E. 30 年

85. 《医疗事故处理条例》规定，对 60 周岁以上的患者因医疗事故致残的，赔偿其残疾生活补助费的时间不超过（　　）

    A. 5 年　　　　B. 10 年　　　　C. 15 年　　　　D. 20 年　　　　E. 25 年

86. 突发事件发生后，医疗机构在医疗救治过程中为防止交叉感染和污染，应当采取的措施是（　　）

    A. 采取应急技术措施　　　　B. 采取卫生防护措施　　　　C. 及时供应药品

    D. 及时治疗患者　　　　E. 保证医疗设备的供应

A_2 型题

87. 为解决医院经济效益不好的问题，某县级医院负责人在会议上提出，医生要多给患者开检查项目，尽量开进口药，护士则要多增加收费服务项目，并将医生的开方情况及护士的收费多少作为发放奖金的依据。对这一提议，医护人员有的赞同，有的反对。下列说法中最合乎医护伦理的是（　　）

 A. 在市场经济条件下，医院可多做些可做可不做的项目，以增加医院收入

 B. 即使是在市场经济条件下，医院也不应该注重经济效益

 C. 医院应该把社会效益放在首位，处理好社会效益和经济效益之间的关系

 D. 为医院的生存，适当牺牲患者利益也可以理解的

 E. 可实行分级收费，对公疗患者适当增加收费项目，对自费患者应坚持适度收费原则

88. 当护士得知正在救治的患者是名小偷时，仍然一丝不苟，专心诊治。护士这种行为主要体现了美德论内容中的（　　）

 A. 进取 B. 廉洁 C. 奉献 D. 公正 E. 严谨

89. "非典"期间，护士主动参与一线救治的行为主要体现了美德论中的（　　）

 A. 仁慈 B. 廉洁 C. 奉献 D. 公正 E. 进取

90. 患者男，63 岁，糖尿病晚期，足部严重坏疽，经保守治疗病情未缓解，并有发生败血症的危险，为了患者的生命安全行截肢术，这依从的护理伦理原则是（　　）

 A. 自主原则 B. 公正原则 C. 不伤害原则 D. 人道主义原则 E. 整体效益原则

91. 患者女，32 岁，舞蹈演员，完美主义者，体检时查出乳腺癌早期，需行患侧乳房切除术，但患者拒绝。医护人员及家属反复向其陈述不做手术的危害，患者仍不接受，最终决定对该患者采取保守治疗。此决定依据的护理伦理原则是（　　）

 A. 自主原则 B. 行善原则 C. 公正原则 D. 不伤害原则 E. 情理相融原则

92. 某护士按临时医嘱准备为一患者注射胰岛素，可她记得该患者以往血糖并无异常，随即查阅了该患者全部化验单仍未发现有血糖升高的报告，询问医生后发现是医生开医嘱时拿错了病历。护士的行为属于（　　）

 A. 维护患者尊严   B. 维护安全执业权   C. 正确查对执行医嘱

 D. 保护患者服务选择权 E. 维护患者获得赔偿权

93. 某内科护士在完成繁忙工作之余，撰写的论文被中华护理学会全国内科护理学术会议录用并作大会发言，她为此向相关领导请假 5 天。领导高兴地说："支持！开会费用全报。"你认为该护士实现的权利是（　　）

 A. 获得表彰的权利 B. 获得奖励的权利 C. 获得物质报酬的权利

 D. 获得学习培训的权利 E. 获得履行职责相关的权利

94. 某护士误将青霉素当成链霉素给患者注射，此时医护人员正确的做法是（　　）

 A. 不可告诉任何人

 B. 告诉给自己亲人，缓解自己的压力

 C. 主动告诉给护士长，并向患者承认错误

 D. 密切观察患病情况，没有意外就不用处理

 E. 以上都不对

95.护士发现医生医嘱错误时,请帮助她选择最佳行为 (　　)

　　A.通知患者,请求谅解　　　　　　　B.不让任何人知道,神不知鬼不觉,侥幸心理

　　C.及时与医生沟通,拒绝执行医嘱　　D.只报告护士长　　　E.继续执行

96.一名护士发现自己给患者发错药,不知如何是好,请帮助她选择最佳行为 (　　)

　　A.通知患者,请求谅解　　　　　　　B.不让任何人知道,神不知鬼不觉,侥幸心理

　　C.报告护士长,立即调换药品,并向患者致歉

　　D.只报告护士长,不需调换药品　　　E.不报告护士长,也不需调换药品

97.病区护士接待新入院患者时,处理错误的是 (　　)

　　A.热情接待、迅速安置床位使患者安心　　B.介绍环境消除患者的陌生感

　　C.及时测体温、脉搏、呼吸、血压　　　　D.满足患者的一切需求

　　E.尊重患者,及时沟通了解需求

98.王先生食欲不振,并出现右上腹疼痛,巩膜黄染。医生诊断是肝癌晚期,护士小张选择的护理措施正确的是 (　　)

　　A.对患者有什么说什么,实情相告

　　B.先通知家属,并配合家属一起鼓励和关怀患者

　　C.向患者、家属同时宣布病情,并安慰患者想吃什么就吃什么

　　D.将诊断书交给患者,隐瞒部分实情

　　E.对患者和家属均采取保密,待病情危重时再告诉家属

99.儿科护士定期到某小学为低年级学生测量身高、体重,检查五官,取外周血检测血常规,同时了解、指导学生的膳食安排等。她们所做的工作属于 (　　)

　　A.临床护理　　B.整体护理　　C.计划免疫　　D.健康保健　　E.疾病调查

100.某护士戴手套给传染病患者注射药物时无任何交流、解释,致使该患者非常紧张、害怕,导致患者紧张的最主要原因是 (　　)

　　A.护士行为　　B.技术操作　　C.不被重视　　D.环境陌生　　E.自我实现的需要

101.有一位心肌梗死患者,病情危重,非常焦虑。护士安慰患者说:"没关系,您很快就会好起来的。"护士行为最符合的伦理规范是 (　　)

　　A.认真负责,一丝不苟　　B.作风严谨,科学实护　　C.处事果断、反应敏捷

　　D.理解患者,审慎护理　　E.细致观察,耐心解惑

102.一天傍晚,急诊科送来一位无家属及友人陪伴的患者,患者严重摔伤并伴有休克。此时医护人员正确的做法是 (　　)

　　A.找到患者家属并等其来院后再抢救　　B.待查明摔伤原因后再抢救

　　C.等交足了预付金再抢救　　　　　　　D.交足一定医药费后再抢救

　　E.在仔细分析病情的同时,争分夺秒地抢救

103.患者张某,男,66岁,因肺癌晚期住院治疗。由于患者不堪忍受疾病折磨,多次向主管医生提出实施安乐死,均被医生拒绝。张某只有以拒绝治疗的方式来摆脱难以忍受的痛苦,医生的做法是 (　　)

　　A.符合医学人道主义要求　　B.是对患者的临终关怀　　C.体现了生命的神圣

　　D.我国法律没有授权医务人员帮助患者死亡的权力

　　E.体现了社会对人的生命价值的尊重

104. 一位 32 岁的舞蹈演员住进了北京松堂关怀医院，清秀、文雅、美丽的她已到了乳腺癌晚期，虽经过手术及化疗，仍不能控制病情发展，现只剩下 1 个月的生命时间。身为舞蹈演员的她，舞台是她的生命，美丽就是她的全部。为了满足她爱美的天性，医务人员特地采用化妆技术掩盖她胸部瘢痕及苍白、没有血色的面容。医务人员的这种做法（ ）

    A. 对缓解患者的病情没有多大实际意义

    B. 可以帮助患者忘记疼痛

    C. 可以给患者精神支持，使患者在最后一刻仍能保持人的尊严

    D. 对家属是一种安慰

    E. 可以使患者在舒适、安然的状态下走向死亡

105. 某社区付大爷，原是一政府要员，退休后因为脑卒中瘫痪，社区卫生服务中心的工作人员根据付大爷的具体情况为其设立了家庭病床。某日社区王医生和护士小张按访视时间约定，上门为付大爷提供护理。小张在为付大爷提供家庭护理中应该遵循的伦理规范**不包括**（ ）

    A. 热情服务   B. 目标明确，密切协作   C. 不辞辛苦，定时服务

    D. 自律慎独，慎言守密   E. 区别对待，加倍讨好

106. 某医院，急诊科护士小李学习护理伦理意义内容，以下内容中哪项最能显示学习护理伦理学意义（ ）

    A. 可以培养和提高护士的高尚医德品质   B. 可以提高和加强护士的科研精神

    C. 可以提高医院的管理水平   D. 可以促进社会主义精神文明建设

    E. 可以改善临床护理中护患关系

107. 护士小王和小刘对护理科研伦理理解出现分歧，请判定以下理解**不正确**的是（ ）

    A. 护理科研道德是护理科研成功的基础

    B. 护理科研道德是护理科研重要价值目标

    C. 护理科研道德以护理科研为指导

    D. 护理科研道德以护理科研为存在前提

    E. 护理科研道德是实现现代护理科学研究的重要保证

108. 患者张某患尿毒症晚期，接受肾脏移植，医护人员在为张某进行脏器移植应遵循伦理原则，其中最重要的是（ ）

    A. 知情同意   B. 坚持自愿、无偿原则   C. 坚持公平、公正分配原则

    D. 坚持非商业化原则   E. 坚持健康利益至上原则

109. 患者刘某患尿毒症晚期，接受肾脏移植，患者刘某向护士询问自己接受肾移植按移植物植入的部分分类，属于（ ）

    A. 原位移植   B. 异位移植   C. 单独移植   D. 结构移植   E. 联合移植

110. 产妇李某住院分娩，分娩过程中由于医护人员操作错误，造成李某大出血死亡。此后其家属进行的下列哪项行为是**不恰当**的（ ）

    A. 要求医院方就患者死亡给出合理解释

    B. 要求死者家属在场的情况下封存病历

    C. 要求将死者尸体冻存在医院停尸房，待 5 天后进行尸检

    D. 要求死者生前的主治医生先行赔付

    E. 要求进行医疗事故鉴定

111. 某医院的医护人员工作疏忽造成患者重度残疾，经鉴定组织认定为医疗事故，下列费用中哪项**不属于**该医院应承担的（　　）

  A. 医疗事故鉴定费 B. 患者为此支出的律师咨询费

  C. 误工费 D. 残疾生活补助费 E. 被抚养人生活费

112. 内科医生王某，在春节探家的火车上遇到一位产妇临产，因车上无其他医务人员，王某遂协助产妇分娩。在分娩过程中，因牵拉过度，导致新生儿左上肢臂丛神经损伤。王某行为的性质为（　　）

  A. 属于违规操作，构成医疗事故

  B. 属于非法行医，不属医疗事故

  C. 属于超范围执业，构成医疗事故

  D. 属于见义勇为，不构成医疗事故

  E. 虽造成不良后果，但不属医疗事故

113. 张医生最近被任命为医务科的科长，其工作中的一个重要内容是处理医疗事故。对于处理医疗事故他有自己的理解，下列他的理解中哪项是正确的（　　）

  A. 因为要求病历书写要及时，所以如遇抢救危急患者未能及时书写病历时，不能根据回忆补记，仅写一份抢救患者未能记载的报告上交医院管理部门即可

  B. 患者要求复印病历的时候，医疗机构自行将相关内容复印之后交给患者即可

  C. 医院为患者复印病历不能向患者收取任何费用

  D. 医院方可以单独委托相关医学会对医疗事故进行鉴定

  E. 医院发生了有患者死亡的医疗事故应该在 12 小时内上报所在地卫生行政部门

114. 青年王某，右下腹痛难忍，到医院就诊。经医生检查、检验，诊断为急性阑尾炎，遂对其施行阑尾切除术。手术情况正常，但拆线时发现伤口愈合欠佳，有淡黄色液体渗出。手术医生告知，此系缝合切口的羊绒线不被王某组织吸收所致，在临床中少见。经过近 1 个月的继续治疗，王某获得痊愈。根据《医疗事故处理条例》规定，本案应当属于（　　）

  A. 二级医疗事故 B. 三级医疗事故 C. 四级医疗事故

  D. 因患者体质特殊而发生的医疗意外 E. 因不可抗力而造成的不良后果

115. 1992 年底，美国纽约州的水牛城，一位 53 岁的妇女霍络尔丁为渴望孩子的儿子儿媳做替身母亲，生下了一个小宝宝，然而，这个孩子究竟是她的儿子还是孙子？这体现了辅助生殖技术的哪种弊端（　　）

  A. 割裂了生育与婚姻，性的联系

  B. 扰乱了传统的亲属关系

  C. 可能导致后代近亲结婚

  D. 通过辅助生殖技术出生孩子的一些权利不能得到保障

  E. 可能影响亲情关系

A_3 型题

【116 ~ 117 题共有题干】

一女性患者卵巢癌术后 7 天排尿不畅，早班护士按医嘱要求准备为其导尿，却遭到患者拒绝。护士遂退出病房，说：“真不懂事，为她好都不知道，咱们着什么急。”护士长闻讯询问患者，得知其拒绝的理由是：不知导尿是否有必要，且无保护隐私的措施。

116. 面对患者的拒绝，护士做何种选择最符合伦理原则（　　　）

    A. 尊重患者意见，不予导尿   B. 报告护士长，让护士长处理

    C. 询问患者家属，以求得家属同意   D. 教育患者，使其明白导尿是为她好

    E. 向患者询问拒绝理由，有针对性地讲明导尿意义，在患者同意的情况下为其导尿

117. 此案例中，护士的行为说明在其眼中（　　　）

    A. 患者是有躯体疾病的人，护士的本职工作就是做好躯体护理

    B. 患者是有心理活动的人，关注患者的心理也是护士的本职

    C. 患者是有尊严的人，护士应尊重患者的人格

    D. 护士是有尊严的，患者应尊重护士的劳动

    E. 患者有拒绝护理治疗的权利，护士应尊重其决定

【118～120题共有题干】

患者，女性，19岁，高三学生。因每月阴道出现棕黑色分泌物来医院就诊，被诊断为"子宫内膜息肉"，遂住院治疗，医生计划行宫腔镜子宫内膜息肉切除术。

118. 术前责任护士向患者及其家属解释了病情及手术预后，体现了护理人员（　　　）

    A. 体现了护士的告知及维护患者安全的义务   B. 体现了护士保护患者权益的义务

    C. 体现了护士及时救助患者的义务   D. 体现了护士保护患者隐私的义务

    E. 体现了护士认真执行医嘱的义务

119. 患者及其家属要求医务人员不要将她的病情告诉来看望她的亲朋好友，体现了患者的（　　　）

    A. 知情同意权   B. 公平公正权   C. 隐私保护权   D. 服务选择权   E. 被尊重权

120. 患者及其家属了解病情后最终签字同意手术治疗，体现了护理伦理学中的（　　　）

    A. 有利原则   B. 公平原则   C. 行善原则   D. 自主原则   E. 不伤害原则

X型题

121. 护理伦理教育的过程是（　　　）

    A. 提高护理伦理认识   B. 培养护理伦理情感   C. 锻炼护理伦理意志

    D. 坚定护理伦理信念   E. 养成护理伦理行为和习惯

122. 护理伦理修养境界可分为如下的层次（　　　）

    A. 大公无私   B. 合理利己   C. 先公后私   D. 自私自利   E. 同情心

123. 护理伦理评价的方式（　　　）

    A. 社会舆论   B. 传统习俗   C. 内心信念   D. 良知   E. 责任心

124. 护理伦理教育的原则（　　　）

    A. 理论联系实际原则   B. 因人施教原则   C. 自主性原则

    D. 正面引导原则   E. 知行统一原则

125. 护理伦理修养的途径和方法（　　　）

    A. 学习   B. 内省   C. 慎独   D. 实践   E. 分析

二、案例分析

1. 患者女性，93岁，老年痴呆症，中晚期胃癌术后8年，右手肱骨骨折1个月。近日因进食少，精神萎靡，夜间吵闹，子女在家照顾困难遂送入医院。住院期间经系统检查，患者不仅

患有脑萎缩、老年痴呆，而且有胃癌转移、上消化道出血等问题。与其照顾子女商议后给予积极治疗 20 天，患者血红蛋白上升，消化道出血停止，精神也有所好转，食欲尚好，能下地适当活动，患者右手固定夹板也在延迟 10 天后给予拆除。拆除夹板当天，其子女突然指责医务人员延迟拆除夹板是为了赚钱，且对在场医护人员进行辱骂。有子女甚至指责医生应该让自己的母亲早点过世，活着也是受罪，且影响他们分割财产。

试分析：当患者利益与患者家属利益发生冲突时，我们如何抉择？

2. 患者张某，男，60 岁，船舶工程师。肝癌术后 2 年，术后右肾上腺转移，入住舒缓疗护病房。入院之初的张某，性格卑微内向，常有悲观、绝望神态。他的妻子外向健谈，一边说给予她丈夫的治疗是延长痛苦，一边强烈要求使用抗生素，并签字为据。妻子一边抱怨丈夫得病带给她的痛苦与折磨，一边表示要积极为丈夫救治，要求输液、输注清蛋白等药物，甚至愿意倾注家庭所有财力来延长丈夫生命。虽经不遗余力地抢救，但患者最终仍离世。

试分析：舒缓疗护中对患者家属的教育与指导。

参考答案

课后练习参考答案

第一章 绪论	1—5	C D A B B
第二章 护理伦理学的基本理论	1—5	D E D A B
第三章 护理人际关系伦理	1—5	E B A E ABCD
第四章 基础护理伦理	1—5	A D A C C
第五章 临床护理伦理	1—5	C A E A BCDE
第六章 临终关怀与死亡护理伦理	1—5	C D D C BCD
第七章 公共卫生与社区保健伦理	1—5	C B E B B
第八章 护理科研与护理管理伦理	1—5	C A A D A
第九章 现代生殖技术与性伦理	1—5	B D B B A
第十章 器官移植与护理伦理	1—5	B A C D A
第十一章 多元文化与跨文化护理伦理	1—5	E D A ABCD ABDE
第十二章 护理伦理评价、教育与修养	1—5	C D E B D
第十三章 护理伦理与卫生法规	1—5	E E D D C

综合模拟测试参考答案

一、选择题

A_1 型题

1. C	2. A	3. A	4. C	5. B	6. D	7. E	8. C	9. D	10. C
11. C	12. D	13. C	14. C	15. C	16. D	17. E	18. B	19. B	20. E
21. B	22. B	23. D	24. B	25. D	26. D	27. E	28. D	29. D	30. E
31. D	32. A	33. A	34. E	35. C	36. C	37. B	38. D	39. E	40. D
41. A	42. C	43. D	44. E	45. E	46. C	47. C	48. D	49. C	50. D
51. B	52. B	53. C	54. A	55. B	56. A	57. C	58. A	59. C	60. D
61. C	62. C	63. B	64. D	65. C	66. C	67. B	68. A	69. C	70. D
71. A	72. C	73. D	74. C	75. D	76. C	77. C	78. C	79. C	80. C
81. A	82. E	83. E	84. E	85. C	86. B				

A_2 型题

87. C	88. D	89. C	90. C	91. A	92. C	93. D	94. C	95. C	96. C
97. D	98. B	99. D	100. A	101. E	102. E	103. D	104. C	105. E	106. A
107. C	108. A	109. B	110. D	111. B	112. D	113. E	114. D	115. B	

- 213 -

A₃ 型题

116. E　117. A　118. A　119. C　120. D

X 型题

121. ABCDE　122. ACD　123. ABC　124. ABDE　125. ABCD

二、案例分析

1. 当患者利益与患者家属利益发生冲突时，我们如何抉择？

(1) 伦理学理论强调"有利原则"，指医务人员在不伤害患者基础之上应做对患者有利的事情。但在具体的临床实践中维护患者自身利益有可能与患者亲属狭隘的经济、家庭等利益产生矛盾，易造成医务人员与患者家属之间的矛盾。因此，为防止相关问题的出现，医务人员诊疗类似患者过程中对医疗信息的收集不能停留在影响患者身心健康的医学信息，还应考虑其家庭支持系统及社会利益。

(2) 该案例也提示医务人员在为老年人、精神疾病、神志不清等弱势人群提供医疗服务时，除遵循身心－社会医疗模式外，还应留心收集疾病诱因及相关影响因素，如亲情、家庭角色、经济和社会群体活动等，以做出对医生、患者、家属及社会有最大利益的抉择，达到医疗护理满意度和患者就医目的。此外，对于长期患慢性病的老年患者，其亲属特别是子女因生活、工作及照顾患者的压力，易导致他们将不良情绪发泄在医务人员身上。因此，患者家属有时比患者更需要医务人员的专业帮助、心理疏导。此案例中患者 93 岁高龄且老年痴呆，其生命质量确实很低，在此情况下医务人员应及早和其子女进行沟通、提前告知相关诊疗信息，必要时也需了解他们需求，指导做出正确抉择。但始终要记住的是医务人员决不能因其子女的社会性功利要求，就侵犯患者的生命健康权。

(3) 总而言之，在临床实践过程中，利益冲突无处不在，医务人员在提高诊疗水平的同时，还需汲取社会、心理、法律等人文社科知识，丰富自己的人生阅历，以便在面对不同经历、背景、年龄等的患者群体时有较好的沟通、交流能力。此外，医务人员在提供诊疗、护理活动时还要注重收集患者及社会支持系统的心理健康、社会需求等信息，多角度评估相关资料，必要时及时向上级伦理机构或管理组织反馈信息，以便妥善处理临床难题，实现对患者及患者亲属全面的利益维护。

2. 舒缓疗护中对患者家属的教育与指导。

(1) 舒缓疗护的目的是使患者平静安详地度过人生最后的旅程。在舒缓疗护中，不仅要使患者体验到医学的关爱，也要享受家庭的温暖。因此，患者亲属的配合就显得尤为重要。该案例中的主要伦理问题，一是当家属对患者的医疗照顾进行干预时，舒缓疗护的医务人员该怎么办？二是当亲属的干预对患者造成风险或伤害时，舒缓疗护的医务人员应该怎么办？

(2) 在医患关系中患者亲属常常作为患方代表参与到医疗护理决策中，他们处于患者利益的考虑提出自己的意见和主张。由于家庭对患者的经济和精神支持，使得家庭知情同意或家庭决策成为我国临床比较普遍的现象。因此，当亲属对患者的医疗护理照顾进行干预时，医务人员应该尊重患者亲属的自主性。

(3) 该案例中，妻子在面对丈夫临终生命状态时，采取否认临终的痛苦抉择，要求积极治疗，其结果是人财两空。其丈夫在生命最后一段历程中无法获得应有的舒缓疗护，而是在妻子意志力的指导下痛苦地接受治疗。这个抉择所表现出的是患者家属的想法和决定，而缺乏意识尚在的患者本人想法。

（4）舒缓疗护应该为患者及其亲属提供专业性的介入帮助。要给予患者亲属专业方面的支持，提高其应对能力，使其参与和配合舒缓疗护，提高舒缓疗护效果。舒缓疗护的长期性一方面为患者的生命延续提供了时间，另一方面也为患者与患者亲属进行更充分的交流与沟通提供了时间与空间。

参考文献

[1] 曹志平 . 护理伦理学 [M]. 2 版 . 北京：人民卫生出版社，2007.

[2] 翟晓敏 . 护理伦理学 [M]. 上海：复旦大学出版社，2007.

[3] 况成云，郭淑英 . 护理伦理学 [M]. 西安：第四军医出版社，2010.

[4] 王锦蓉 . 临床护理典型案例分析研究 [M]. 甘肃：甘肃科学技术出版社，2010.

[5] 魏万红，杨春香 . 护理伦理学 [M]. 郑州：郑州大学出版社，2011.

[6] 曹志平 . 护理伦理学 [M]. 北京：人民卫生出版社，2012.

[7] 孙丽芳，张志斌 . 护理伦理学 [M]. 2 版 . 南京：东南大学出版社，2012.

[8] 张家忠 . 护理伦理学 [M]. 江苏：江苏科学技术出版社，2012.

[9] 卢省花，胡俊秋 . 护理伦理学 [M]. 武汉：华中科技大学出版社，2012.

[10] 张绍翼，何俊康 . 护理伦理学 [M]. 西安：第四军医大学出版社，2012.

[11] 袁丽容 . 护理伦理学 [M]. 北京：科学出版社，2012.

[12] 李玲，杨金奎 . 护理伦理学 [M]. 北京：人民卫生出版社，2012.

[13] 王卫红，杨敏 . 护理伦理学 [M]. 北京：清华大学出版社，2013.

[14] 姜小鹰 . 护理伦理与法律法规学 [M]. 北京：人民卫生出版社，2014.

[15] 刘运喜，焦雨梅 . 医学伦理学 [M]. 武汉：华中科技大学出版社，2014.

[16] 何宪平 . 护理伦理学 [M]. 北京：高等教育出版社，2014.

[17] 叶萌，Adeline Nyamathi，王俊 . 多元文化与护理 [M]. 上海：复旦大学出版社，2014.

[18] 唐启群，张武丽，崔香淑 . 护理伦理与法律法规 [M]. 北京：北京大学医学出版社，2015.

[19] 高玉萍 . 护理伦理与法规 [M]. 北京：高等教育出版社，2015.

[20] 黄秀凤 . 护理伦理学 [M]. 北京：中国医药科技出版社，2016.

[21] 崔香淑，苏碧芳 . 护理伦理与法律法规 [M]. 北京：人民卫生出版社，2016.

[22] 黄秀凤 . 护理伦理学 [M]. 北京：中国医药科技出版社，2016.

[23] 姜小鹰 . 护理伦理学 [M]. 北京：人民卫生出版社，2016.

[24] 张绍翼 . 护理伦理学 [M]. 北京：中国协和医科大学出版社，2016.

[25] 李振良，李红英 . 临床医学实践案例伦理解析 [M]. 北京：人民卫生出版社，2016.